（第二版）

高维滨 高金立 编著

高维滨电针十六绝

——神经病针刺新疗法

中国健康传媒集团 ·北京
中国医药科技出版社

U0741674

内容提要

本书在介绍腧穴现代研究、针刺现代研究、针刺配穴处方方法、常用新穴及针刺新疗法的基础上，以高维滨教授50余年的临床经验和科研成果为主，重点介绍了神经病的常见症状及120余种疾病的病因、诊断和治法，探讨了针刺治疗神经病的机制及规律。书中的"电针十六绝"治法突破了原有的模式，是自主创新的电针新技术，多次荣获国家级、省部级奖励，独具特色，读后令人耳目一新，用后让人拍案叫绝。本书具有创新性、科学性，学术价值高，实用性强，可供针灸科、康复科、神经科、疼痛科医师在临床、教学及科研中参考。

图书在版编目（CIP）数据

高维滨电针十六绝：神经病针刺新疗法 / 高维滨，高金立编著. -- 2版. -- 北京：中国医药科技出版社，2025.7. -- ISBN 978-7-5214-5474-1

Ⅰ. R246.6

中国国家版本馆 CIP 数据核字第 2025KM2020 号

美术编辑　陈君杞

版式设计　南博文化

出版　**中国健康传媒集团** | 中国医药科技出版社
地址　北京市海淀区文慧园北路甲 22 号
邮编　100082
电话　发行：010-62227427　邮购：010-62236938
网址　www.cmstp.com
规格　710×1000mm $^1/_{16}$
印张　22
字数　380 千字
版次　2025 年 7 月第 2 版
印次　2025 年 7 月第 1 次印刷
印刷　河北环京美印刷有限公司
经销　全国各地新华书店
书号　ISBN 978-7-5214-5474-1
定价　**69.00** 元

获取新书信息、投稿、为图书纠错，请扫码联系我们。

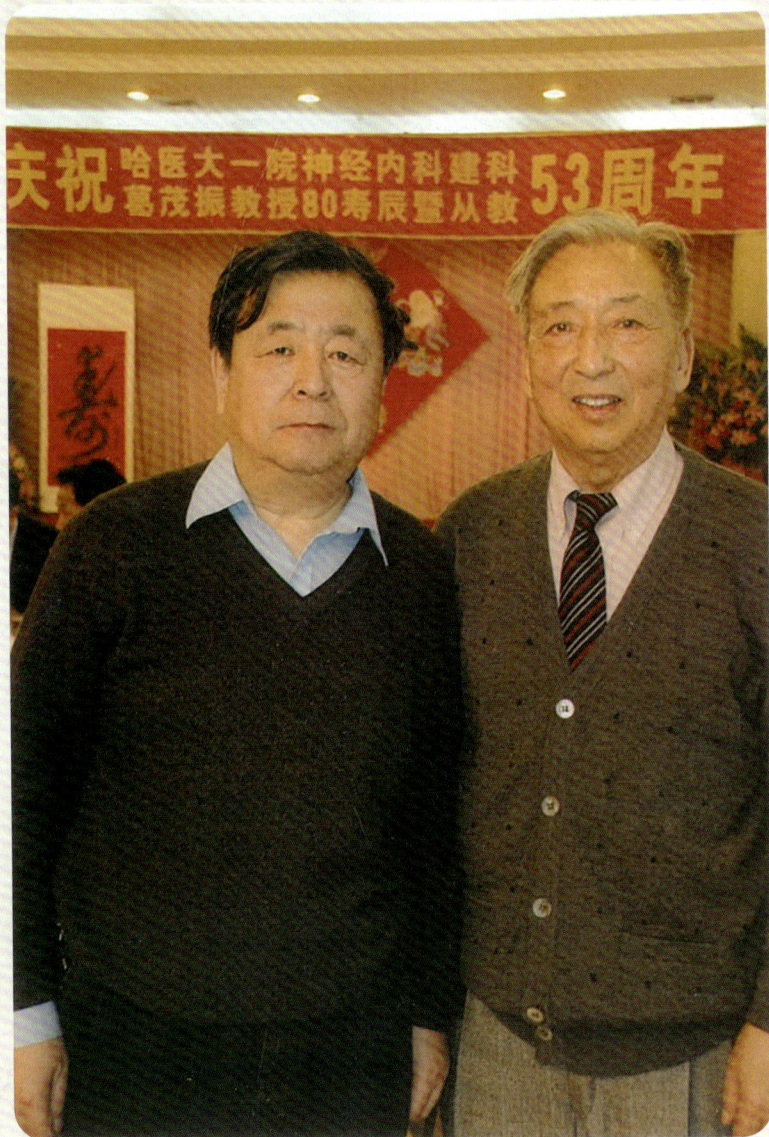

高维滨教授与恩师葛茂振教授（右一）合影

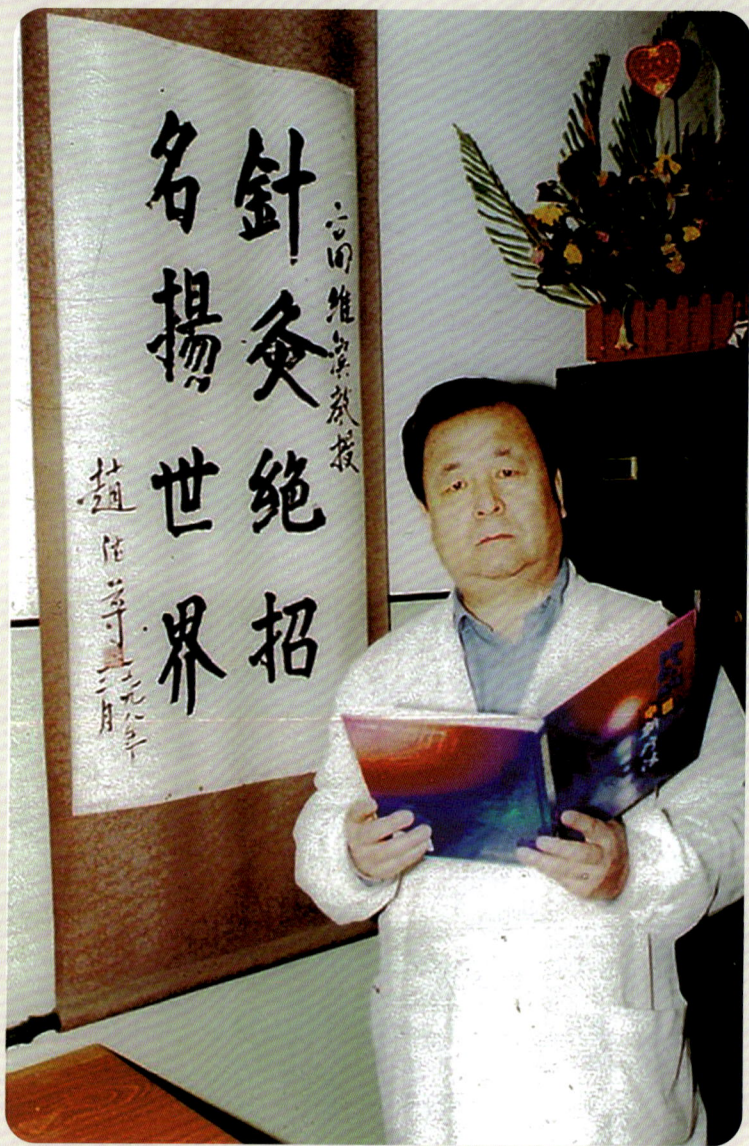

黑龙江省委原书记赵德尊题词

小小银针，于君手中，
竟能起死回生。神、
神！
维滨方家属属
得救病人家属
喻更生亲方

《黑龙江日报》原主编喻更生题词

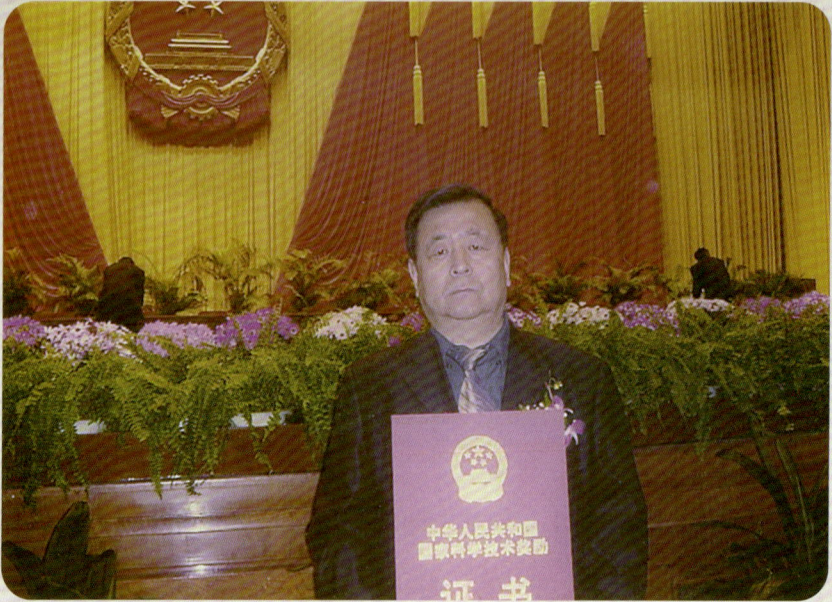

2005年高维滨教授荣获《国家科学技术奖励证书》

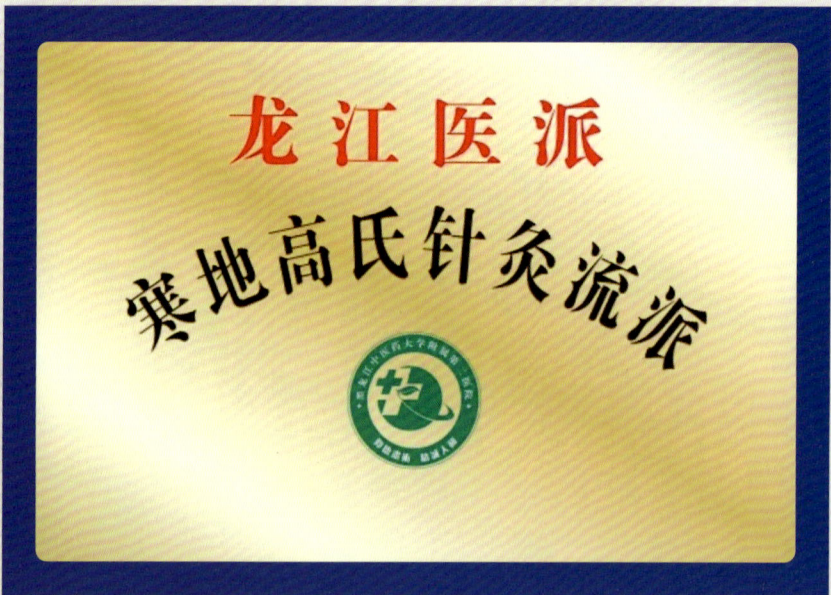

"龙江医派寒地高氏针灸流派"特色是运用中西医理论创新发展中医针灸学。其中"针刺项颈部腧穴治疗真性延髓麻痹的临床应用研究"是针灸学科第一个荣获国家科技进步奖二等奖的项目;"夹脊电针治疗脊髓性截瘫的临床与基础研究"荣获黑龙江省科技进步二等奖。脑部电场疗法治疗脑病已获成功,电针治疗眼肌麻痹疗效甚佳,相关论文已发表20余篇,学术水平居国内外领先。

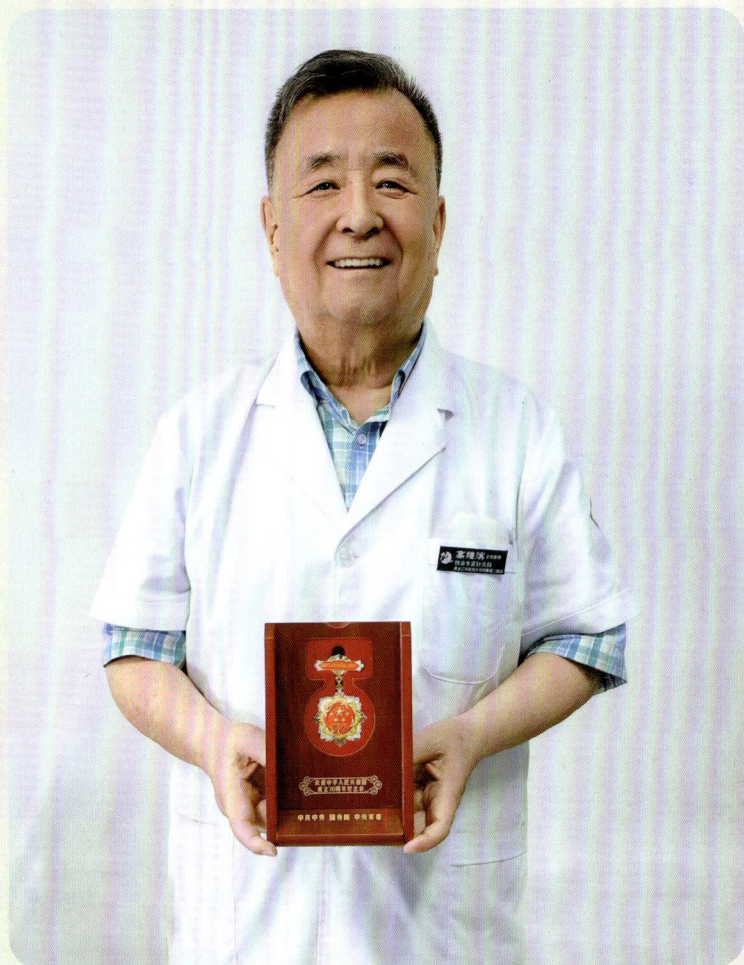

2019年10月高维滨教授荣获由中共中央、国务院、中央军委颁发的"庆祝中华人民共和国成立70周年"纪念章

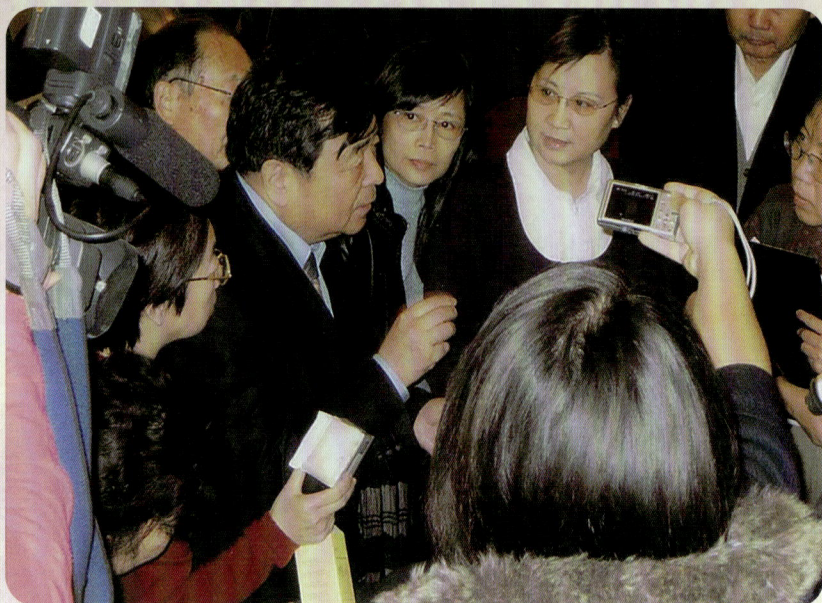

高维滨教授在美国纽约中医国际峰会讲学后回答学员问题

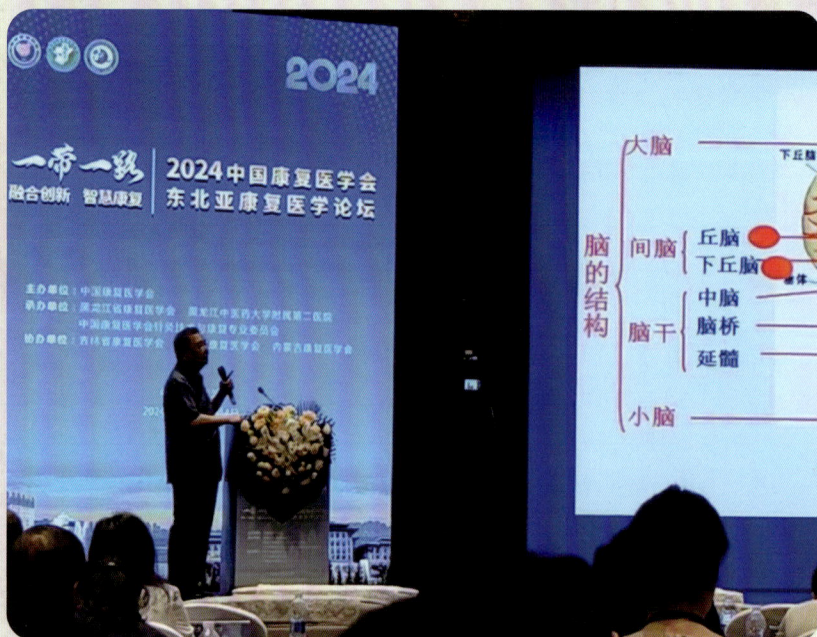

近10年来高维滨教授20余次在全国各地宣讲电针治疗神经病新技术

高维滨简介

高维滨，男，汉族，1944年3月7日生于哈尔滨市。主任医师、二级教授、博士研究生导师。1970年7月毕业于黑龙江中医学院（现黑龙江中医药大学）中医系。曾任黑龙江中医药大学附属第二医院神经内科（针灸科）主任。

学术思想及成果： 从事中西医结合，针灸、中药结合治疗神经病的医疗、教学和科研工作50余年。在传承中医科学内涵的基础上，运用现代科技理论与技术研究针刺、中药治疗神经病的方法及规律，探索中医针刺治疗神经病的机制，创新发展针刺新技术、中药新治法，构建新的针灸学理论体系，促进中医药学现代化。

主攻针刺治疗神经病、脊柱和脊柱相关性疾病、神经源性疾病和前列腺疾病所致的排尿障碍及各种疑难杂病。通过创新腧穴及针刺方法，取穴少而精，异病同治，大道至简，创立和总结出"电针十六绝"，用以治疗传统中医、西医治疗效果不显著的疾病。项针治疗延髓麻痹、夹脊电场疗法治疗脊髓不完全性截瘫获奖。在针灸学领域首次提出"电场学说"与创新腧穴相结合治疗脑病、脊髓病及周围神经病的新理论新技术，尤其眼部电场疗法治疗眼外肌麻痹、视力障碍、干眼症取得了显著疗效；简化了治疗排尿障碍、颈椎病、腰椎病、呃逆等疾病的腧穴，使疗效更确切。电项针改善脑部血液循环的治法已成为针刺治疗脑病的基础治法，被广泛地应用。

在中药治疗神经系统疾病方面，从中医治法与神经再生、神经递质、血液流变学、血流动力学、免疫学的关系上探索中药的治疗作用，获得成功。例如：补肾益气活血法治疗脑血管疾病和周围神经病，具有改善血液循环、促进神经再生的作用；补脾益气法治疗重症肌无力，具有免疫调节作用，疗效显著；补脑活血法治疗儿童抽动秽语综合征，可以调整脑内各部位的神经递质含量，改善脑神经的功能，临床疗效满意。温经通络法治疗雷诺病、手足发绀症疗效独特，主要采用了有"回阳救逆"作用的活性极强的去甲乌药碱和有扩张血管作用的丹参酮等成分，历经反复的临床实践，将文献中复杂繁琐的内容化繁为简，形成了中药治疗神经系统疾病的新治法，揭示了中药治疗神经系统疾病的基本规律。其学术思想和针灸临床技术已形成特色和优势，被龙江医派研究会授予"龙江医派寒地高氏针灸流派"称号。

在国家级出版社出版著作，独著8部，主编9部，副主编4部；在国内外医学期刊发表论文100余篇；培养硕士研究生87名、博士研究生23名，师带徒10名，带教留学生600余人次、本科生及研究生3000余人次。

学术地位：曾任第一届中国中西医结合学会神经病专业委员会委员，黑龙江省中西医结合学会神经病专业委员会副主任委员，黑龙江省中医学会理事，黑龙江省中医学会神经病专业委员会副主任委员，黑龙江省针灸学会常务理事、高级顾问，新世纪普通高等教育"十五""十一五"国家级规划教材《经络腧穴学》副主编，国际针灸考试中心命题专家。

奖励与荣誉：主持省部级科研项目7项，其中"项针治疗假性延髓麻痹的临床与机制研究""项针治疗真性延髓麻痹的临床与机制研究""夹脊电针治疗脊髓性截瘫的临床与基础研究"获省级科技进步奖二等奖；"项针治疗假性延髓麻痹的疗效再评价"获省级科技进步奖三等奖，并获厅局级科技进步奖一、二等奖5项。主持的"针刺项颈部腧穴治疗真性延髓麻痹的临床应用研究"荣获了2004年度国家科技进步奖二等奖，其学术成果结束了真性延髓麻痹不能治愈的历史。科研项目"中风后吞咽障碍中医康复方案与评估体系的创建及应用"荣获了黑龙江省2023年度科技进步奖一等奖。

享受国务院政府特殊津贴，荣获国家级名老中医药专家、全国老中医药专家学术经验继承指导老师、黑龙江省优秀中青年专家、黑龙江省首届名医、黑龙江省第二届名中医等称号。荣获中共中央、国务院、中央军委颁发的"庆祝中华人民共和国成立70周年"纪念章。

高金立简介

　　高金立，男，汉族，1975年5月28日生于哈尔滨市。副主任医师，硕士研究生导师，首都医科大学英语教研室双语教师，武汉科技大学附属普仁医院神经病学双语教学讲师。2002年毕业于黑龙江中医药大学，获得针灸推拿学硕士学位；后考入吉林大学白求恩医学部，获得神经病学博士学位；2005年进入首都医科大学附属复兴医院神经内科工作，后于首都医科大学附属宣武医院神经内科进行住院医师培训2年；2023年以引进人才方式进入武汉科技大学附属普仁医院神经内科，承担医疗科研、教学工作。

　　参与"针刺项颈部腧穴治疗真性延髓麻痹的临床应用研究"等项目，参编《神经疾病现代中医治疗》等著作，在国内神经病学核心期刊发表论文10余篇。

在 50 多年的中西医临床、教学和科研中，高维滨教授勤于学习，善于思考，多次发现中医针灸学和现代神经病学理论的结合点，产生灵感，经过临床验证后，形成了多项创新成果，并总结出版《高维滨电针十六绝》。

高维滨教授在遵循医学科学发展普遍规律，探索中医药科学内涵的基础上，以中西医理论为依据，以中西医优势互补为主体，创新现代针灸学术成果，开创了"龙江医派寒地高氏针灸流派"。

在运用电针治疗神经病方面，高维滨教授创新发展了多项针刺理论与技术，与同类流派的针刺技术比较，形成了新特色。

一是以中西医的理论为依据，在腧穴、针法上不断创新，解决了很多疑难神经病疗效不显著的问题，使针灸学理论现代化。

二是经过临床反复验证，将文献中复杂繁琐的内容去伪存真，大道至简，异病同治，提高了疗效，缩短了疗程，创立了新的电针治疗神经病的方法和方案。

三是使用电针，将不同频率的脉冲电流组成不同的波形，产生不同的治疗作用。疏波能治疗周围神经病、运动系统疾病、肢体及脊柱关节疾病，使肢体恢复运动功能；密波能扩张血管，加快血流速度，减轻炎症性水肿，止痛，缓解肌肉痉挛。密波形成的电场可促进神经再生，治疗各种神经病。

与其他疗法比较，电针在治疗某些神经疑难病上具有明显优势，解决了很多疑难问题。

一是针刺腧穴能直接刺激神经末梢，再输入人体能适应的不同波形的外接电流后，对神经系统的功能和结构产生不同的良性调整作用。人体的脏腑、器官、肢体都在神经系统的生物电活动的调节下进行各种生理活动，因而电针疗法又能够通过不同波形的电流调理、治疗人体各部位的疾病，这是电针疗法所独有的特色和优势。

二是电针疏波能够拉动肌肉，使之运动，对运动系统疾病、骨关节疾病、脊柱及脊柱相关性疾病、神经源性疾病，以及其他器官的功能性疾病均具有良性调整作用。

三是电针密波形成的脑部电场疗法能明显改善脑部血液循环，减轻组织变性，促进脑组织再生，恢复脑功能，治疗偏瘫、偏身感觉障碍、偏盲、眩晕、共济失调、耳鸣、震颤麻痹、延髓麻痹、认知障碍、失眠症等疾病效果显著。

四是夹脊电场疗法能改善脊髓不完全性截瘫患者脊髓病变部位的血液循环，减缓组织变性，促进组织再生，重塑组织结构，提高运动、感觉功能，改善排尿障碍。

五是局部电场疗法治疗周围神经病，由以往的疏波改为密波后形成的电场能促进周围神经再生，治疗面瘫、耳鸣、三叉神经痛、多发性神经病、吉兰-巴雷综合征、排尿障碍等，疗效显著提高。

六是眼部电场疗法，又称电眼针。用密波能调节眼部血液、房水循环，排泄毒物，恢复眼球形态，促进眼部组织再生，治疗玻璃体混浊、眼底动静脉阻塞、视神经炎、青光眼等导致视力下降的疾病。电眼针用密波又能直接刺激眼外肌，治疗眼外肌麻痹、干眼症等。

《高维滨电针十六绝》将历代文献及高维滨教授临床、执教、科研中积累的宝贵经验去粗取精，形成了原创性核心技术，并尽量简要阐述每个疾病的诊断要点、治疗方法及机制，使复杂的理论与技术简单化。授人以渔，让读者一学就会，执简驭繁，触类旁通，学会思维，进而创新。

《高维滨电针十六绝》总结了针刺治疗神经病的常用新治法，揭示了针刺治疗神经病的基本规律及机制，反映了电针学术和技术的新成果。编写时采用针灸治疗神经病的理论框架及内容，也向完善和重构针灸理论体系及其标准化、现代化建设迈出了可喜的一步。

医学是一门具有很强实践性的科学。每一位名医都是在不断实践中形成自己的核心技术，彰显自己的特色和优势。但核心技术靠自己摸索历时长，也未必能成功。一本科学的、有实用价值的书，将会使读者学会正确的临床思维，掌握具有实用价值的创新医术。《高维滨电针十六绝》将助力读者成为具有中西医结合知识体系和思维方式、临床诊治水平和科研能力突出的一方一代"名中医"。

序言 2

在科技成果日新月异的时代，广大中医药工作者也紧跟现代科技，运用中西医结合的方法提高了某些疑难病的诊疗能力，临床验证后产生了许多新理论、新成果，促进了中医药学的现代化，进一步形成了中医药学的新特色和新优势，满足了广大人民群众日益增长的中医药服务需求。

2024年，根据高维滨教授50多年的临床工作经验，结合国内外针灸治疗神经病的有关资料编著出版的《高维滨电针十六绝》，发行不到6个月即售罄，这充分说明该书的科学性、创新性、实用性得到了广大中医针灸医务工作者的认可。

近年来，高维滨教授不断学习运用西医学和中医针灸学学术上的新观点、新成果，并经临床运用取得了成功。为了及时反映这些新技术成果，其将近两年来运用电针治疗神经疑难病、常见病的新成果又进行了整理，对《高维滨电针十六绝》一版时的某些理论与治法进行了部分修改，这些新治法操作更加简便和安全，疗效更好，将在临床上进一步彰显新特色和优势。

为了及时地反映这一客观现实，由高金立执笔对第七至二十三章的疾病概述及诊断部分进行了修改。尤其是对眩晕、震颤、认知障碍与痴呆、下尿路功能障碍、运动障碍性疾病、眼肌麻痹、视力障碍、延髓麻痹等内容修改较大。高维滨教授根据近年新的治疗经验和临床体会对上述疾病的治疗部分进行了必要的修订，并新增加电针治疗下尿路功能障碍和胃肠功能性疾病等内容。

在这知识大爆炸的时代，科学技术和医学科学新知识、新技术层出不穷，二次编辑出版本书的目的是及时地反映电针治疗神经系统疾病的新成果，让读者能尽早地应用这些成果，尽可能较快、更好地解除广大患者的疾苦。望后来学者们继续努力奋斗。

前言

　　高维滨教授从事中西医结合临床、教学、科研工作50余年，总结出了"电针十六绝"。之所以称为"绝"，是因为对很多中、西医治疗无明显效果的神经疑难病有良好的疗效，治疗1~3次即显效，令人拍案叫绝。

　　一个医者的学术水平和对学科理论发展的贡献，主要体现在其是否创造出新的学说、新的治法并提高了临床疗效，是否有高水平的学术成果，且经得起实践和时间的检验。在中医针灸治疗神经病的领域，本书将给读者一个满意的回答。现将"龙江医派寒地高氏针灸流派"的电针十六绝简要地介绍如下。

第一绝：项针治疗延髓麻痹

　　延髓麻痹是神经科常见的疑难重症，西医目前只能用鼻饲营养维持生命。1991年，高维滨教授开始深入研究假性延髓麻痹的治疗，依据针灸"近部取穴"的原则，选取项颈部腧穴，因此称此项疗法为"项针疗法"。当时主要是对项颈部原有腧穴的疗效进行临床观察，经过两年研究，发现风池、翳明、廉泉、外金津玉液等穴位对该病症有一些疗效，但总有一部分较重的鼻饲患者疗效不满意。分析后认为，治疗该病首先应改善病变部位的血液循环，恢复神经功能，再重新建立吞咽反射和构音功能。根据解剖图谱，分析项颈部的各层次结构、血管和神经分布，提出了治本的腧穴为风池、供血、翳明，可以改善脑血液循环；治标的腧穴为廉泉、外金津玉液、治呛、吞咽1、发音穴，可以改善和恢复吞咽和发音功能。其中，供血、治呛、吞咽1、发音穴为创新穴。同时观察到大部分患者经两周治疗后，后头部的白发转黑或生长出新发，老花眼有明显好转，证实了该组穴位确有改善脑部血液循环的功效。在此基础上，1994年立项，对项针治疗假性延髓麻痹进行临床和机制研究，纳入100例假性延髓麻痹患者，总有效率达96%。这一成果于1997年获得黑龙江省科技进步奖二等奖。

真性延髓麻痹的治疗是难中之难，治疗假性延髓麻痹的穴位对真性延髓麻痹疗效不显著。从1997年开始，高维滨教授到解剖室解剖并观察了项颈部的结构，又在X线下观察到真性延髓麻痹病变部位在咽腔吞咽期，而假性延髓麻痹病变部位在口腔吞咽期，治疗假性延髓麻痹的穴位解决不了咽腔吞咽期的吞咽功能障碍。于是又提出了吞咽2、提咽、治反流3个新穴，并且观察到真性延髓麻痹病变部位多为单侧，无须针刺双侧，针刺双侧反而不利于病侧的恢复。对60例患者进行临床研究，总有效率达96.66%，结束了真性延髓麻痹不能治愈的历史。2000年，"项针治疗真性延髓麻痹的临床与机制研究"成果荣获省级科技进步奖二等奖，并因学术水平居国内外领先地位而得到中西医专家的一致认可。2004年，此项成果荣获国家科技进步奖二等奖；2006年5月，该项技术被国家中医药管理局确定为第一批中医临床适宜技术，向全国推广。其治法已被收入《中医临床路径》。

第二绝：脑部电场疗法治疗脑病

电场疗法包括脑部电场疗法、夹脊电场疗法和局部电场疗法。

脑部电场疗法是一种非侵入性疗法。在颅外施加恒定的低强度交流脉冲密波电流，可以形成脑部电场，透过颅骨刺激大脑皮质，经皮质脑干束对内囊、基底节、间脑的神经环路起调节作用，用于治疗脑病。脑部电场疗法是高维滨教授首创的一项中西医结合的电针新疗法，是中医现代化的新成果，其理论基础是"脑部电刺激技术"。该疗法拓展了电针治疗优势病种的范围，为中医针灸学术发展做出了新贡献。

取穴依据：大脑半球的皮质有脑各部位功能的定位区，在颅外有其功能的投影区，交流脉冲密波电流产生的电磁场及电磁波刺激投影区可以穿透骨质，作用于脑各部位功能的定位区，通过皮质传导束调节皮质下及脊髓各部位的功能而有治疗作用。因此，可以在头部颅外选取相应的功能投影区，并取颅底项部的天柱、下天柱或吞咽2、提咽穴，导线上下连接以形成回路，电流不间断地重复刺激脑部病灶，而起到治疗作用。

技术要点：①取颅外相应的脑功能投影区和颅底项部的天柱、下天柱，或取吞咽2和提咽穴。②要上下"一对一"配对。导线连接后要闭环，形成回路。③交流脉冲密波电流要不间断地重复刺激脑部病灶。

适应证：脑卒中后偏瘫、偏身感觉障碍、延髓麻痹、震颤麻痹、原发性震颤、梅杰综合征、舞蹈症、认知障碍、失眠、自主神经功能紊乱等。

禁忌证：脑内有金属物（如人工耳蜗、动脉瘤夹或支架）、颅内感染、严重心脏疾病、癫痫病史、视网膜脱落、妊娠期、大面积脑梗死、脑出血尚未吸收、血压 160/100mmHg 以上者。

第三绝：夹脊电场疗法治疗脊髓不完全性截瘫、脱髓鞘疾病

受国外脊髓电场疗法治疗脊髓损伤的启发，高维滨教授首创中医夹脊电场疗法治疗脊髓病，经动物实验到临床研究，从理论到实践证明了脊髓神经在电场作用下是可以再生的。首次提出治疗脊髓性不完全性截瘫伴有排尿障碍时必须用两台电针仪。一台用夹脊电场疗法的密波治疗脊髓的病灶（改变了过去腰段损伤软瘫用疏波的治法），另一台用疏波治疗肢体瘫痪，取得了良好效果，已使几十名脊髓损伤、脊髓炎、脊髓发育不良等疾病所致的不完全性截瘫患者重新站立起来，能独立或依靠辅助行走，且大部分患者改善或恢复了二便功能。相关课题"夹脊电针治疗脊髓性截瘫的临床与基础研究"获2002年黑龙江省科技进步奖二等奖。

脱髓鞘疾病是一组中枢神经原发性髓鞘脱失疾病，病理改变为髓鞘脱失，神经轴突、神经节细胞、胶质等改变轻微或相对完整。髓鞘脱失病灶散在于脑和脊髓白质。脱髓鞘疾病主要有多发性硬化、视神经脊髓炎、急性播散性脑脊髓炎及弥散性硬化。视神经脊髓炎在我国的发病率较其他病种高。根据临床类型可分别选用脑部电场疗法和夹脊电场疗法，并选小脑平衡区、视区、太阳1和太阳2，以电针密波治疗。

第四绝：局部电场疗法治疗周围神经疾病和局部组织器官疾病

局部电场疗法也称周围神经电场疗法，临床上治疗多种脑神经病、脊神经病及局部组织器官病，疗效显著。

治疗周围神经疾病时，将毫针刺入人体某一脑神经或脊神经循行部位的两侧上下端，同侧上下连接两根导线，通以交流脉冲密波电流，神经纤维附近产生微小的电磁场及电磁波，可有效地重复刺激周围神经，产生治疗效果。治疗局部组织器官疾病时，将毫针刺入局部组织或器官的两侧，连接1~2组导线，通以交流脉冲密波电流，重复刺激。

第五绝：电项针疗法治疗多种脑项颈部疾病

电项针疗法是高维滨教授以项颈部解剖学、生理学、病理学的理论为依据，结合电针脉冲电流的治疗作用独创的新针法。因采用项部腧穴风池、供血为主，配以头穴通以脉冲电流，故称为"电项针疗法"。该法对脑干网状结构上行激活系统有兴奋作用，能活化大脑皮质神经元，使变性的黑质细胞在脉冲电流的刺激下被重新激活，发挥协调肢体运动的功能；能使椎－基底动脉血流量增加，改善脑部血液、脑脊液循环，松动颈椎关节，加用不同辅穴，能够治疗脑项颈部多种疾病，如延髓麻痹、耳鸣、头昏、眩晕、失眠、脑积水、良性颅内压增高症、早期认知障碍等，均有良效。还治愈了20余名颅压高、脑积水患者，避免了手术带来的疾苦。本法已成为电针治疗脑项颈部疾病的新疗法，越来越多的医者将风池、供血穴作为治疗脑病的基础穴，已见诸40多篇论文。

第六绝：电针治疗下尿路功能障碍、前列腺性排尿障碍

以往临床上以针灸或中药治疗脑卒中后二便失禁或排尿困难患者，效果多不满意。高维滨教授在研究了下尿路功能障碍的机制后，使用电针刺激骶神经分布区的阴陵泉、三阴交治疗，多数患者一般1~3次后获得显效，7~10次基本治愈。根据治疗机制，举一反三，异病同治，再加上小腹部6个穴，治疗男性前列腺疾病引起的排尿障碍，也收到了意想不到的效果，打破了以往认为手术才能治疗这种疾病的看法。已使30余名前列腺增生患者免受手术和术后尿淋漓之苦。

第七绝：电眼针（眼部电场疗法）治疗眼外肌麻痹

高维滨教授根据交流脉冲密波电流产生的电磁场形成的电磁波能促进人体周围神经再生的理论，进行了电眼针治疗眼外肌麻痹的临床研究，主要有两点创新。

一是创新腧穴。①眼部5个新穴：外明、内明、上明、下明、提睑。②在眼外肌麻痹相关神经走行的病灶体表相应部位取穴。脑神经从中脑发出后经过海绵窦，再经过眶上裂入眶。走行中任何一支神经纤维都可能发生病变，导致眼外肌麻痹。海绵窦外侧壁的内层中由上而下依次排列着动眼神经、滑车神经、展神经和视神经。海绵窦体表标志为蝶骨及颞骨的前部，在颞骨

前部处取太阳1，再取新穴太阳2。

二是将电场学说在针刺治疗眼外肌麻痹领域首次应用，与以前的治法比较，取穴及导线连接方法不同。以外明穴治疗展神经麻痹为例，操作只取外明穴。在外明穴的上下各3mm处各刺一针，针与眼球成15°角，分别刺向目外眦约5mm深，进针后用导线连接两点，选密波，电流量以患者能耐受为度。两点之间产生的电场对眼外直肌产生治疗作用，此法疗效显著且不易造成眼球内出血。

第八绝：电眼针治疗视力障碍

视力障碍是指视网膜分辨影像的能力下降或丧失。单眼或双眼的中心视力减退或眼的屈光介质（如角膜、晶状体、玻璃体等）变得混浊或屈光不正（包括近视、远视、散光等）时，即使视网膜功能良好，视力也会下降。眼部的炎症、血管病、外伤、变性等均可导致视力下降或丧失。电眼针治疗视力障碍有两点创新。

一是将直径0.20~0.25mm、长40mm的毫针刺入2个新穴（内明、球后），针沿眼眶外向上或向下刺入，连接导线，输出密波电流，改善眼肌痉挛，加快眼部血液循环，加速房水、晶状体、玻璃体内容物的循环代谢，促进异物排泄，减轻晶状体老化，使眼的屈光介质恢复正常的形态，眼球内各变性组织恢复或再生，修复视力。

二是取太阳1、太阳2，通以密波电流，对眼眶内、海绵窦处的组织起到活血通络、消炎散结的作用，对晶状体混浊、玻璃体混浊、眼底动静脉阻塞、视神经炎、眼底黄斑病变等能异病同治，疗效显著。

第九绝：电眼针治疗干眼症

干眼症是泪液质或量异常，或动力学异常，导致泪膜稳定性下降，并伴有眼部不适和（或）眼表组织病变的疾病的总称，又称角结膜干燥症，发病率为21%~30%，女性和老年人患病率较高。干眼症的常见症状包括眼睛干涩、易疲劳、眼痒、有异物感、分泌物黏稠、怕风畏光、对外界刺激很敏感等。目前，中、西药物治疗无显效。高维滨教授创新的电眼针疗法取穴少，操作简便，安全性高，已达到1次显效，3~5次临床治愈的水平。其治疗机制同前。

第十绝：电针拮抗法治疗脑卒中后偏瘫

根据电刺激颈部迷走神经能治疗中风后偏瘫的理论，高维滨教授提出了电针颈3、颈5夹脊穴治疗中风后偏瘫的治法，又与电针拮抗肌疗法相结合，形成了中风偏瘫标本兼治的新治法。可降低肌张力，增加运动灵活性，且对偏身痛或麻木、下肢痛、带状疱疹后遗神经痛、呃逆等有良效。其优势是用针灸针代替极片刺入颈部，操作简便，疗效确切，安全性高，价格低廉，适合广大基层医院开展应用。

第十一绝：电针乳突组穴为主治疗面神经麻痹、面肌痉挛

该疗法是在掌握面神经麻痹病理学的基础上，根据腧穴解剖学的主治作用和电场学说探索出来的新技术。其有两点创新。

一是在乳突处取穴。面神经的血管供应来源于内听（迷路）动脉，分布在乳突内侧的内耳道周围。内耳道上缘有面神经、耳蜗神经、前庭神经走行，茎乳孔以内无传统腧穴分布，因此，该部位病变引致的面瘫难以得到有效治疗。现在乳突处取乳突组穴，用密波电流形成的电场穿透乳突，作用于面神经，可较好地治疗茎乳孔以内的缺血或炎症病变引起的面神经麻痹。

二是治疗机制是电场学说。面瘫早期使用密波治疗，能减轻面神经水肿，减轻卡压，促进面神经组织和功能的恢复；中后期用密波治疗，能促进神经纤维再生。同样的方法治疗面肌痉挛疗效也十分显著。异病同治，其机制尚需探讨。

第十二绝：电针乳突组穴为主治疗耳鸣、耳性眩晕、前庭性共济失调

该疗法也是高维滨教授在掌握病理学的基础上，根据腧穴主治作用和电场治疗作用探索出来的新治法，创新点同前。从基底动脉分出的小脑下前动脉向后下方走行时又分出内听（迷路）动脉，分布到乳突内侧的内耳道周围。内耳道上缘有耳蜗神经、前庭神经、面神经走行。内听动脉较细长，易因内耳道周围受寒而痉挛、缺血，导致周围组织发炎，引起耳蜗神经、前庭神经、面神经病变，产生耳鸣、耳聋、眩晕、前庭性共济失调、面瘫等临床症状。电针治疗时取乳突组穴和耳门、听宫、风池、供血，用导线分别连接乳突二穴，均选用密波，电流量以患者能耐受为度，疗效显著。针后再将毫针刺入

翳风穴，针尖朝向鼻尖方向，快速捻转10秒后出针，患者有耳部发热、舒适、透亮及耳鸣减轻感。

第十三绝：电针认知区、情感区及腹骶部腧穴治疗胃肠功能障碍性疾病

腹骶神经调控术是一种用电流刺激腹骶神经，调节异常的腹骶神经反射弧，治疗与腹骶部神经有关的脏腑、器官病变的疗法。高维滨教授根据脑–肠轴学说，在脑部、腹部及腹骶神经反射弧区内取穴，运用电针治疗胃肠功能性疾病，例如胃食管反流病、功能性消化不良、肠易激综合征等，疗效满意。该疗法是高维滨教授运用中西医结合理论首创的新治法，前景可观，值得深入研究。

第十四绝：项针治疗喉肌麻痹

喉肌麻痹或称声带麻痹、喉返神经麻痹，表现为发音障碍，目前中、西药物及手术治疗均无显效，而针刺治疗确有独到的优势。在治疗延髓麻痹过程中，高维滨教授发现发音穴有明显的治疗声音低下的作用。喉返神经与喉上神经外支受到损害时，即会出现声带外展、内收不能或肌张力松弛型的麻痹。左侧喉返神经行程较长，故左侧声带麻痹多见。发音穴处有支配环甲肌、咽下缩肌的喉上神经外支走行，治反流穴处有喉返神经上段（又叫喉下神经，支配环甲肌以外的所有喉肌）走行，增音穴处也在喉下神经上段走行。刺激这几个穴位都对发音功能障碍有治疗作用，疗效十分显著。

第十五绝：夹脊电针治疗颈椎病及颈源性疾病、腰椎病及脊柱相关性疾病

电针的脉冲电流疏波能拉动颈部、腰部的椎旁肌肉、椎体，使椎间关节松动，椎间盘复位，缓解神经根或脊髓的压迫，一般1~3次即显效，使90%以上的患者免受手术之苦，证明小小银针是可以治疗大病的。该法是非手术治疗方法中的最佳选择，操作简单、疗效确切、安全可靠。

第十六绝：电针治疗呃逆

呃逆中枢在延髓网状结构、脑干呼吸中枢及颈髓3~5前角细胞处，呃逆

反射弧的传入神经为迷走神经和膈神经的向心纤维，传出神经为至声门和膈肌的迷走神经及膈神经的离心纤维，其神经纤维在颈3~5椎间孔发出，经纵隔下行至膈肌，其反射弧上任何一处的病灶刺激均可引起呃逆。膈神经兴奋使膈肌收缩，迷走神经兴奋使膈肌松弛。当膈神经兴奋，迷走神经功能低下，膈肌会不自主地痉挛性收缩，胸腔扩大，肺内压力变小，大量空气通过口鼻经声门时产生短促而特殊的"嗝"声，俗称"打嗝"。呃逆持续48小时以上即为病理性。在颈3~5的夹脊穴处用电针密波产生的微电流干扰，膈神经兴奋产生的呃逆即可停止。另外，在双肾俞、双会阳穴针刺后，同侧连肾俞、会阳穴，用电针密波产生的微电流兴奋副交感神经，呃逆也可立止，屡治屡验。

高金立

2025年3月

目录

第一章
腧穴现代研究

第一节　腧穴解剖学研究

现代医学始于人体解剖学。针灸学的创新，就要以现代医学理论为基础，以临床实践为检验，用现代科学技术来整理、发展传统的针灸学。

一、腧穴的解剖学特征

什么是腧穴呢？腧穴点有不同类型的神经感受器，有人认为是疼痛点、运动点和触发点，其共同点是有疼痛感，结构基础是感觉纤维。触发点是肌肉和结缔组织中的高度敏感点，通常同肌筋膜疼痛综合征相联系。运动点即运动神经进入肌肉的位点，该神经也包括感觉纤维，电刺激产生去极化，形成感觉冲动，传入脊髓再引起运动神经元发放冲动，经传出神经送到肌肉，引发肌肉收缩。

穴位结构与血管、淋巴管也有较密切的关系。有人通过观察十二经的309个穴位发现，针下正当动脉干者24个（占7.26%），针旁有动、静脉干者262个（占84.36%）；也有人在对361个经穴的观察中发现，针刺点近动脉干者58个（占16.1%），近浅静脉者87个（占24.7%）。有人统计，经穴中有62.5%的穴位在肌肉分界处，其余的穴位则位于肌肉、肌腱之中或起止点上，可见穴位与肌肉、肌腱的关系也十分密切。

董厚吉教授对腧穴的解剖学特征做了研究，总结出十大关键点。

1. 与神经束的粗细有关　穴位都分布于周围神经系统的肌神经和皮神经的神经束上。神经束越粗，所形成的穴位越重要。当然，神经束上的某一部位是否形成穴位，这一条件并非具有绝对重要性。其他的解剖特征，在某种程度上也扮演一定的角色。

2. 与神经在组织中的深度有关 人体内最粗大的神经干是坐骨神经，起源于第4、5腰椎和第1、2、3骶椎。坐骨神经经过臀部时深藏在肥大的臀肌之下，所以该部位几乎没有穴位形成。坐骨神经进入大腿后肌肉群后升到浅层，在该部位和膝后腘部才形成穴位。同理，来自臂神经丛的神经干在上臂部仅形成很少几个穴位。在肘部升入浅层后，分别形成前臂外侧皮神经和前臂内侧皮神经两个重要穴位。所以，除了神经干的粗细，神经干的深浅也是形成穴位的要素。

3. 神经干穿过筋膜处 身体内的筋膜分浅筋膜和深筋膜。浅筋膜是皮肤下疏松的结缔组织，其功能是把皮肤的真皮同下面的深筋膜联结起来。在四肢部位，深筋膜是较致密的结缔组织，其功能是固定肌肉的相对位置，并分隔不同的肌群。当神经从内面穿出深筋膜，进入浅层时，通常会形成穴位。上面提到的前臂外侧皮神经点和前臂内侧皮神经点，都是这样的情况。

4. 神经干穿出骨孔处 周围神经穿出骨孔处，就形成穴位。例如：三叉神经在面部穿出眶上孔、眶下孔和下颌骨的颏孔，都形成了穴位。

5. 肌门 上面提到，支配肌肉的肌神经含有传出纤维、传入纤维和交感神经节后纤维。肌神经进入肌肉的地方称为肌门，也有人把这一点叫作运动点。很多穴位是由肌门形成的。大多数肌肉只有一个肌门，较长的肌肉也可能有两个肌门，而不是有些理论所说的一根神经在一块大肌肉上可形成多个肌门。医学院的解剖学教学中基本忽略了每块肌肉上肌门的准确位置，使得很多具有临床意义的肌门不被学生所了解。除少数情况外，多数肌门都位于肌肉深部，因此，这些位于深部的肌门点变为穴位的频率并不高。

6. 神经干和血管束相伴行 肌神经通常有动脉和静脉相伴行，形成神经血管束，在肌门处进入肌肉，所形成的腧穴较多。在形成穴位过程中，血管的生理功能还不清楚。可是，在疾病发展的早期阶段，肌门附近的血管经常能引起该部位变为疼痛点。与同位于浅层的皮神经相比，肌神经和皮神经粗细相近，由于很多皮神经没有相伴的血管，位于深层的肌神经穴位比位于浅层的皮神经穴更容易出现酸痛。

7. 神经干所含的纤维成分 前面提到，神经纤维的粗细决定于纤维外面所包被的髓磷脂的厚度。一束神经可能含有7种大小不同的神经纤维。一般来说，与皮神经相比，肌神经的大小差异较大。皮神经仅含有传入纤维和交感神经节后纤维，肌神经除含有这两种纤维外，还有传出纤维。如果所有解剖学条件都一样，同皮神经所形成的穴位相比较，由肌神经在肌门附近所形成的穴位更容易转变为疼痛点。两者的差别，就在于神经纤维的成分。所以，神经纤维的成分也是穴位的解剖学特点之一。

8. **神经分叉处**　严格说来，神经穿过深筋膜处，或神经穿出骨孔处，或神经从肌门进入所支配的肌肉处，都是神经束或神经干形成分支的地方。在这些地方，肌神经分叉变为更细小的神经。也有神经束或神经干在某处形成2个或更多的分支而形成穴位，并没有穿过深筋膜、骨孔或进入肌门。像这样由大神经分叉成小神经所形成的穴位，大多位于四肢的肘、膝关节以下，特别是手和脚的背面和掌面。

9. **韧带的敏感处**　韧带的解剖学结构包括肌腱、骨支持带、厚筋膜、关节囊和副韧带。这些结构都由致密结缔纤维组织组成，并含有丰富的传入神经感受器，对压力、牵张和触摸很敏感。这些敏感部位也形成很多穴位。如肱骨外上髁处的前臂长伸肌群韧带所形成的穴位，"网球肘"患者不难在该部位触摸到疼痛敏感点。

10. **头骨骨缝处**　在头骨骨缝，如冠状缝、矢状缝和人字缝等处形成不少穴位。这类穴位大多位于前囟点、翼点、鼻根点和星点。有慢性头痛史者，这些穴位都会有疼痛感。

二、腧穴与周围神经系统的关系

针灸学中的腧穴位于周围神经系统。20世纪60年代初期，就有人在尸体上对十二经脉的309个穴位（以一侧计）进行了观察，发现其中正当神经干者152个，占49.18%；邻近神经干者157个，占50.81%。还有人观察了人体全身361个经穴，报道与神经有关者205个，占56.8%，表明穴位与周围神经有密切关系。针刺所刺激的神经就是周围神经系统的感觉神经纤维，一般情况下，刺激所引起的神经冲动是单向传播的，即总是从树突传向细胞体，再从细胞体传向轴突末端，传至中枢。把神经冲动从细胞体传向轴突末端的神经纤维称为传出神经纤维或运动神经纤维。针刺治疗主要涉及传入纤维，主要对普通感觉的传入纤维产生刺激。针刺治疗时，不仅刺激传入神经的终端感受器，也刺激传入纤维的各个节段，以获得最大疗效。针刺不适宜也不容易刺激到特殊感觉器官，因而对特殊感觉器官不会有理想疗效。

针刺治疗时总会直接或间接地刺激交感神经节后神经纤维，交感神经纤维支配心肌、平滑肌及皮肤，副交感神经纤维不支配体表的皮肤，仅支配内脏和腺体，所以针刺一般不会直接刺激副交感神经。

从解剖学的观点，周围神经系统中与针灸学有关的部分是肌神经，皮神经的分支、神经束和神经干，腧穴是分布在周围神经系统的各个分支上的，每根感觉纤维和运动纤维都可能产生若干个腧穴，只需掌握最具有治疗意义的腧穴，就可以达到治疗目的。例如，脑神经常用的穴有下关、攒竹、四白、地仓、颊车、翳风，颈丛形成的腧穴有风池、翳明、天柱、夹脊等，骶丛形成的腧穴有环跳、阳陵泉、足三里、三阴交等。这就是腧穴近治作用的解剖学基础。通过观察，人们还发现腧穴处的神经分布与相关脏器的神经支配同属于相同的脊髓节段，或在该内脏所属的神经支配节段的范围内。这是肢体部位的腧穴具有远治作用、特异性治疗脏腑疾病作用的基础。

第二节　腧穴治疗作用规律与特异性

针刺腧穴为什么能治病呢？根据神经反射理论，现代生理学已经证明，内脏器官的功能状态可以反射性地影响皮肤、皮肤深部的肌肉组织及其他有关器官，这就是内脏-皮肤、内脏-肌肉反射理论。反之，皮肤及其深部肌肉组织的功能状态，也可以反射性地影响内脏及其相应的器官，这就是皮肤-内脏、肌肉-内脏反射理论。应用腧穴治疗疾病，就是皮肤、肌肉、内脏反射理论的应用。

人体的体表及深部组织与脏腑之间通过复杂的途径以各种形式（神经和体液、内分泌、血管、肌肉、骨骼、免疫系统）产生密切而复杂的联系。腧穴的治疗作用就是通过这种复杂的联系而产生的。

上海第一医学院在证明323个经穴均有神经分布的基础上，进一步发现经穴与相关脏器的神经分布同属相同的脊髓节段，或在该内脏所属的神经节段范围内，表里两经的经穴也基本上隶属脊髓同一节段。中国医科大学研究认为，经穴的主治分布形式在很大程度上与胚胎期节段支配关系相一致，尤其在躯干、腹部、背部吻合更为典型。

研究表明，躯干腹部、背侧部的腧穴主治作用与其所在的神经节段性支配关系密切，而四肢部位的腧穴与神经节段的支配亦有密切的相关性，可以治疗本节段近部与远部支配区内的病症。而四肢肘、膝关节以下的腧穴，有的不仅能治疗与之相关神经节段支配区的局部和远部病症，而且还可以治疗与之相隔较远神经节段支配区的脏腑、组织、器官的病症，有的甚至具有影响全身的作用，这种作用是由超节段结构的高位中枢所决定的，能产生针刺的整体性效应。

1. 近治作用 这是一切腧穴主治作用所具有的共同特点。腧穴均能治疗穴位所在部位及邻近组织、器官的病症。如眼区的睛明、承泣、四白、瞳子髎均能治疗眼病；胃部的中脘、建里、梁门均能治疗胃病等。这是因为腧穴主治作用与其所在的神经节段性支配关系密切。

2. 远治作用 例如，合谷穴不仅能治疗腕部病症，还能治疗颈部和头面部病症；足三里穴不仅能治疗下肢病症，而且能调整整个消化系统的功能。四肢肘、膝关节以下的腧穴，不仅能治疗与之相关神经节段支配区的局部病症，还可以治疗与神经节段支配区相距较远的脏腑、组织、器官的病症。二者在本质上都符合神经节段性支配的理论。

3. 整体治疗作用 临床实践证明，某些腧穴还具有整体治疗作用。如针刺人中穴能直接通过三叉神经传入脑干网状结构上行激动系统而醒神开窍。合谷穴在脑部投影区大，因而针刺后反应显著；大脑皮质兴奋区域广泛，而能醒神开窍等，均属整体治疗作用。这种作用是由超节段结构的高位中枢所决定的。

4. 特殊治疗作用 某一节段的腧穴与其他节段的腧穴治疗作用的不同点，即为该穴的特异性。某一节段内的腧穴与相隔较远节段内的腧穴比较，在治疗某一节段内的疾病作用上具有明显的差异，这是不争的事实，是针刺能治疗各种不同疾病的解剖生理学基础。

总之，针刺任何一个腧穴，都有节段效应和整体效应，而分布于相关神经节段支配区内的器官系统所受到的影响，往往是二者效应的叠加。针刺的节段效应比高位中枢所产生的整体效应要明显得多，而分布于该穴相隔较远的神经节段支配区内的器官系统所受到的影响，往往只有较弱的整体效应。

　　此外，还要弄清作用于同一系统穴位的作用强度及安全性，从而区分一线穴和二线穴，即主穴和辅穴、备穴。还有穴位与穴位之间的协同作用和拮抗作用也要弄清，以防过多选穴降低疗效，同时选穴要少而精。

第二章
针刺现代研究

第一节　针刺腧穴对人体的作用

一、针刺腧穴时会产生生物电流

Augutin 认为，针刺时在刺处形成"电池"，这和体内不同的氧分配有关。每根针均为不同浓度的氧所包围，针在氧浓度大处形成金属氧化物层，为阴极；而在氧浓度小处仍为母体金属，为阳极。这种电池所产生的电流量与两极之间的化学交换有关，首先与氧量有关，与金属的种类关系不大。当针刺入血管邻近部位时，因此处有较高的氧量而产生较大的刺激电流；因血管周围有许多神经丛，故针所产生的刺激电流通过神经传导产生刺激效应。

因为组织液的某些成分会使针形成绝缘层，阻止了针和氧之间的接触，从而抑制了阳极和阴极之间"电池"的形成，所以需要时时捻转插入的针体使绝缘层剥脱，使金属针与氧继续接触，形成电池。

加热可使针和氧形成"电池"作用增强，刺激电流增加。外加电流更能增强这种效应，因此可以外加电流于针刺针上，以增强疗效。

二、针刺腧穴时会"得气"

得气就是腧穴被刺激时产生的生物电活动，包括患者主观体验到的针感和施术者的手下感觉。针感主要是酸、麻、胀、重、痛等感觉，手下感觉是指医者手下感到沉重或空松，针感或手下感觉可能与穴位深部各类感受装置有关。针感与穴位形态结构关系密切，研究发现刺激神经多引起麻感，刺激血管多引起痛感，刺激骨膜多引起酸感，刺激肌肉多引起酸胀感，用手搓捻时则产生重感。针刺得气的手下感觉有可能与肌肉收缩有关，由梭内肌收缩所致。因为手下感觉主要出现于肌肉丰厚处的穴位，这类穴位处的肌梭密集。

三、针刺作用途径

针刺入穴位后，使用针刺手法使穴位感受器达到一定的阈值，产生传入冲动，在脊髓内换神经元后其二级冲动主要经腹外侧索向高位中枢传递。此外，进入脊髓后角的针刺信号对前角或侧角神经元产生影响而发动躯体-躯体、躯体-内脏反射，经交感纤维或γ-传出纤维分别对相同或相邻节段区域内的痛反应或内脏活动进行调节。针刺信息经脊髓上行入脑后，经过丘脑，换神经元上行到大脑皮质后才形成针感。再经中枢整合调节后，通过传出途径对脏腑器官及肢体的活动或痛反应进行调节和控制。针刺效应的外周传出途径与神经反射通路和神经-体液途径有关。

四、针刺腧穴时对机体的作用

1. 双向调整作用　现代实验和临床研究证明，针刺对人体各系统许多器官和组织有明显的调整作用，其调整作用主要取决于机体的功能状态，可以使人体功能由不正常恢复到正常。这方面的内容相当丰富，这里只做简单介绍。

针刺对患病的心脏有良性调节作用。对心率、心律、冠状动脉的功能、周围血管的功能、血压均有良性调整作用。

针刺有调整胃肠功能的作用。肠运动功能减低者，促使其运动增强；而运动功能亢进者，促使其缓解。

针刺对肾与膀胱功能有调整作用。对遗尿、尿失禁、尿潴留、排尿困难等具有良好的治疗作用。

针刺能影响大脑皮质的神经活动过程，具有使兴奋与抑制过程恢复平衡的调整作用。

针刺既能使升高的交感神经兴奋性降低，也能使升高的副交感神经兴奋性降低，还能使不正常的自主神经功能恢复正常。针刺调整自主神经系统功能的作用，也是针刺对各系统的内脏器官功能实施调整作用的重要机制之一。而自主神经系统功能的调整，又与针刺通过神经系统外周到中枢各级水平对自主神经系统功能发挥调整作用有关。针刺的调整作用可能与针刺时对神经系统各部位的调整作用有关。

2. 活血作用 现代研究证明，针刺可以引起血管舒缩功能的改变，针刺对冠状动脉、脑血管、内脏血管、外周血管的功能有调整作用。对甲皱微循环的血流速度、血流形态、血流颜色均有明显的即刻效应，对异型血管襻顶瘀血、清晰度均有明显的远期效应，脑血流图呈现重搏波明显，波幅增高。在血液流变学方面可使红细胞比容、血沉及其方程 K 值均较针刺治疗前下降，纤维蛋白原及凝血酶原也较治疗前显著改善。

3. 镇痛作用 现代研究已表明，镇痛主要是神经和神经递质发挥作用。针刺镇痛作用是针刺作用于机体后，在机体内发生的从外周到中枢、从神经到体液一系列复杂的整体性综合活动的结果。因此，从这个意义上来说，针刺镇痛作用既是针刺调整作用的具体表现形式，又是针刺调整作用的综合性结果。

4. 促进组织器官的再生作用 现代研究已经证实，脊髓及周围神经在针刺的作用下，其细胞和纤维的再生速度可以提高。肌细胞及其纤维也可以再生，而使肌萎缩得到治疗，其机制与血液循环得到改善有关。此即活血可以祛瘀生新的作用。

5. 免疫调节作用 针刺治病，在于针刺能够发挥扶正祛邪的作用。针刺对增强免疫力的影响是多方面的，可使网状内皮系统功能活动增强，对细胞免疫和体液免疫均有促进或调整作用，对机体内各种特异性和非特异性免疫抗体的增加均有明显作用，而对于各种原因所造成的免疫功能异常又可以使之恢复正常。临床上针刺抗感染、抗过敏、抗癌、抗疟等报道甚多。这些功能的产生，可能与神经－体液的作用因素有关。

第二节 针刺腧穴时人体生化变化

在神经系统中，突触传递最重要的方式是神经化学传递。而神经递质是在神经元、肌细胞或感受器间的化学突触中充当信使作用的特定化学物质。针刺的作用可能与某些神经递质有关，在针刺治疗中，如果针刺点有丰富的神经肌肉接点，针一旦插入，肌肉就会抽动，这是简单的神经弧反射。神经肌肉接点的神经递质是乙酰胆碱，即针刺之后引起乙酰胆碱的释放。针刺能短暂地降低血压，也说明了这个问题。儿茶酚胺包括多巴胺、去甲肾上腺素、肾上腺素。针刺时去甲肾上腺素随进程变化，刚插入针时，针刺有强化作用，促进去甲肾上腺素的分泌，随后去甲肾上腺素分泌完，针刺逐渐转变为拮抗性，进而抑制交感神经活动。针刺可以抗组胺，所以针刺有助于治疗过敏症状。神经肽中的内啡肽有镇痛作用，针刺可刺激内啡肽的分泌，起镇痛作用。在周围神经系统中，唯一的神经递质是氨基酸，其中一种氨基酸叫γ-氨基丁酸（GABA），针刺刺激传入神经的感受器，使传入纤维去极化，导致一级感觉神经元轴突末端释放GABA，降低二级神经元的兴奋阈值，起突触前抑制作用，可以帮助止痛。

第三节　针刺腧穴时人体的反应

一、针刺时的即刻反应

1. 皮肤红斑　红斑反应是针刺激局部使毛细血管网充血导致的，因人而异，因部位而异，一般来说最可能出现的部位是胸腔后部。可能是节后交感神经纤维性质和数量的差异所致，是针刺刺激神经递质组胺的效应。

2. 出汗　针刺时出汗只在某些人身上出现。出汗是交感神经系统的过度反应，与多种交感神经递质增多有关。

3. 晕针　针刺时约有3%的人会晕厥，称为晕针。另外会有咳嗽、打喷嚏、呕吐、二便失禁，还有极少数人全身僵硬。发生晕针是由于内稳平衡暂时偏离了稳定状态，导致这一情况出现的原因是儿茶酚胺减少。

二、针刺后的潜伏反应

潜伏反应是指针刺后数小时到1周内发生的反应，导致这一反应的原因可能是神经递质紊乱。

1. 过度疼痛　发生这种反应，一是与针刺的部位有关，如手、脸、脚等部位不耐受疼痛；二是与刺激量过大，即时间过长或针数过多、捻转手法过重，一般48小时内可以消除。

2. 睡眠反应　有人表现为嗜睡，有人表现为兴奋而难以入睡，这两种反应常见于有过度疼痛反应的患者。这可能与腧穴使用多少、刺激量大小有关。

一般使用腧穴多、刺激量大，易引起失眠。

三、针刺效应的时效特点

针刺效应发生发展过程在时间上呈现特定的起落消长的特点。对穴位针刺后，先经过一个长短不同的潜伏期，然后针效迅速上升，在高水平维持一段时间后下降，回落至针前或比针前略高的水平。不同器官系统对针刺的显效速度不同，不同性质的病理过程也制约着针刺的显效速度。一般认为，速发性反应与神经调节有关，潜伏期长者与体液调节有关。

第三章
针刺配穴处方及常用针刺疗法

第一节 针刺配穴处方

一、针刺取穴处方的基本方法

针刺处方取穴原则是辨病为主，辨症为辅，近取为主，远取为辅，取穴少而精。辨病为主即根据疾病的病因和临床表现，以人体解剖学、病理生理学和腧穴解剖、治疗作用来配穴处方。辨症为辅即根据疾病的症状、体征和腧穴的解剖、治疗作用取穴。近取为主是因为病变部位的腧穴都有近治作用，远取为辅是因为远部腧穴可以协助调整疾病。取穴少而精是为了避免取穴过多而导致疗效拮抗，或给患者带来针刺过多的痛苦。例如：脊髓病变造成双下肢瘫和尿潴留。在病变的脊髓节段上下各取一对夹脊穴，通以脉冲电流，选密波治疗即以辨病为主；取双下肢的阳陵泉、悬钟通以脉冲电流，选疏波治疗双下肢瘫即以辨症为辅，选中极、曲骨治疗尿潴留也是辨症为辅。基本的取穴处方方法有3种。

1. 近部取穴法 近部取穴是根据每一腧穴都能治疗所在部位的局部和邻近部位的病症这一普遍规律提出的。多用于治疗体表部位明显和较局限的症状。如鼻病取迎香，口歪取颊车、地仓，胃痛取梁门、中脘等，应用非常广泛，即时疗效快。

2. 远部取穴法 远部取穴是根据腧穴的远治作用及脏腑、经络和神经节段的理论应用的。如腰痛取委中，遗尿取三阴交、百会、肾俞，牙痛取合谷，胃痛取内关、足三里等。

3. 对症取穴法 这是根据腧穴的特殊治疗作用提出的。腧穴具有相对的特异性作用，某腧穴可能具有治疗某一病症的作用。如大椎可退热，人中可以醒神开窍，内关可以调整心率，廉泉可以治舌歪等。

二、针刺常用配穴法

针刺取穴除上述基本方法外，还有一些行之有效的常用配穴法。

1. 远近配穴法 是常用配穴法之一，是近部与远部取穴相配合的方法。一般近部取2~4个穴，远部取2~4个穴，可取本经经穴，亦可取表里经、同名经穴，或对症取穴均可。如前额痛取印堂、阳白、合谷、内庭，眼疾取睛明、风池、太冲，肩臂痛取夹脊颈5~胸1、合谷、后溪。

2. 上下配穴法 是指人身上部腧穴与下部腧穴配合成针灸处方的配穴方法。临床上观察，上下取穴法对大脑皮质功能失调引起的疾病、疼痛性疾病疗效较佳。如头痛、失眠、嗜睡、高血压常取头、手、足部腧穴，胃痛、腹痛常取上肢、下肢和足部腧穴，手足瘫痪、麻木、震颤多取头部腧穴。中枢神经的最基本活动过程是兴奋和抑制，兴奋和抑制的基本活动规律为扩散、集中和相互诱导。研究证明，针刺对大脑皮质的兴奋与抑制过程有一定的调整作用。根据机体所处的功能状态，针刺既能促进大脑皮质保护抑制过程，也可以提高大脑皮质相应区域神经细胞的兴奋性。针刺产生一个中枢兴奋的结果，可引起另一个兴奋点的抑制；针刺刺激强度过大或时间过长还可引起中枢抑制，针刺新的兴奋点可以抑制原有的病理兴奋点。

3. 前后配穴法 此法多用于胸腹部疾患，相比俞募配穴法使用更广泛。如遗尿取肾俞、关元穴。

4. 俞募配穴法 俞穴是脏腑之气输注于背部的腧穴。募穴是脏腑之气输注于腹部的腧穴。当某一脏腑发生病变时，可取其所属的俞穴、募穴进行治疗，如胃脘痛取其俞穴胃俞和募穴中脘。

临床上脏腑发生病变时常在其俞穴或募穴出现疼痛或过敏等。Head、Mackenzie发现，疾病内脏同产生牵涉痛的躯体皮肤或深部组织之间存在着一定的规律，两者都接受来自相同节段的脊神经传入纤维的支配，牵涉痛是刺激扩散的结果，疼痛区域也叫海德过敏带。脏腑募穴的位置基本上位于相应内脏海德过敏带内，其主治作用亦和海德过敏带相类似。

5. 夹脊配穴法 是取夹脊穴治疗脊柱疾病、脊髓疾病的配穴方法。夹脊穴位于脊柱正中线旁开0.3~0.5寸处，深度在1~1.5寸之间，针尖向脊柱方向斜刺。其深层为相应脊椎间孔发出的脊神经后支及其动静脉丛。针灸夹脊穴可提高同节段皮肤的痛阈，调节同节段肌肉的运动，调整相应节段的交感神经功能，因而对皮肤、肌肉有良好的镇痛作用；通过对肌肉运动的调节，可改善脊柱关节的病症，对相应节段的脏腑、血管、汗腺等功能有调整作用。其原理是脊神经为混合神经，包括躯体运动纤维、感觉纤维，胸1~腰3、骶2~4脊神经含有内脏运动纤维和内脏感觉纤维。

临床常用于治疗脊柱相关疾病、枕神经痛、颈椎病、腰椎病、椎-基底动脉病变、血管性偏头痛、肋间神经痛、神经根炎、急性感染性多发性神经根炎、脊髓前角灰质炎、截瘫、脊髓空洞症、带状疱疹、自主神经功能紊乱、肢端感觉异常症、腰扭伤、呃逆、脱发、肩关节周围炎等。

6. 神经主干配穴法　沿神经走行取穴，进针时按神经分支走行浅刺或透刺，针刺方向指向神经末梢，使用电针治疗时正极连近脑端穴，负极连远端穴。电流沿神经走行传导，可以产生电场，电场可以使神经纤维再生，使神经髓鞘、轴突变性恢复。临床常用于治疗周围神经疾病。

第二节　毫针疗法

毫针为古代九针之一，是针灸临床应用最为广泛的针具。毫针刺法是针刺法中的主要方法，是针灸学的基本技术。毫针刺法是机械刺激，属物理刺激疗法范畴。其不同的操作手法有不同的刺激参数，产生不同的机体效应及疗效。

一、进针法

1. 常用进针法　临床常用的有指切进针法，适宜于短针的进针；夹持进针法，适宜于长针的进针；舒张进针法，适用于皮肤松弛部位的腧穴；提捏进针法，适用于皮肉浅薄部位的腧穴，如印堂穴等。

2. 进针的方向、角度和深度　正确地掌握进针的方向、角度和深度是提高疗效、防止意外事故发生的重要环节。要想做好这一环节就必须掌握人体解剖学、腧穴解剖学。具体到每个腧穴的操作要做具体分析。对于运动系统疾病，针刺时毫针针身应多接触肌纤维，并应顺肌纤维走向针刺，一般针身与肌纤维走向成15°~30°角为宜，能提高肌力。更重要的是，某些穴位进针的方向、角度和深度关系到局部脏器的安全，如颈部、胸部的穴位。

二、行针法

行针亦名运针，是指将针刺入腧穴后，为了使之产生针刺效应所施行的各种手法。得气亦名针感，是指将针刺入腧穴后所产生的机体感应。当这种机体感应产生时，医者感到针下有徐和或沉紧感，同时患者针下出现相应的酸、麻、胀、重感，甚至有沿着一定部位、向一定方向扩散传导的感觉。气至病所即使针感传至病变部位。得气与气至病所是发挥针刺作用、提高针刺疗效的重要环节。机体感应不明显可因取穴不准、手法不当、针刺角度有误、深浅失度而产生，经调整后可能出现。

常用的行针手法有如下几种。

1. 提插法 是将针刺入腧穴一定深度后，使针在穴内进行上、下、进、退的操作方法。提插幅度的大小、频率的快慢及操作时间的长短等，应根据体质、病情和腧穴的部位及医者所要达到的目的而灵活掌握。

2. 捻转法 是将针刺入腧穴的一定深度后，以右手拇指和中、食两指持住针柄，前后来回旋转捻动针柄的操作方法，至于捻转的角度、频率、时间等也要灵活择取。

以上两种手法，既可单独应用，也可配合应用。

3. 弹柄法 是将针刺入腧穴一定深度后，以手指轻轻叩弹针柄，使针身产生轻微的震动，而使机体产生感应。

4. 震颤法 是将针刺入腧穴一定深度后，右手持针柄，用小幅度、快频率的提插捻转动作，使针身产生轻微的震颤，而使机体产生感应。

有人曾以脑电图为指标对针刺时机体产生感应的实质进行研究，发现机体产生的感应为神经冲动，是通过中枢神经系统内复杂的活动实现的。针刺时机体产生感应，是特异性感觉系统与非特异性感觉系统影响脑的活动。特别是与额叶关系密切的旧脊髓丘脑束，很可能是机体产生感应的神经传导通路。可能是通过网状上行激活系统使新皮质的兴奋性降低；而另一方面，则通过丘脑下部激活系统使旧皮质激活。

有的学者用神经兴奋解释针刺时的经络感传现象：神经感受器受到针刺

作用后,通过感受神经的中介向中枢传递向心冲动,并首先在高级中枢的相应部位引起兴奋。然后这个兴奋波在中枢内沿着一定的路径投射。由于兴奋波在中枢内进行感觉的投射,因此患者把在身体上传导着的感觉当作针感感知。沿着经络走行路线而产生的针感,其实质是在中枢内发生兴奋波的传导投射投影到身体上出现的感觉现象。

三、影响针刺治疗作用的主要因素

进针、行针机体产生感应后,再采用适当的针刺手法调整机体的功能状态(补虚泻实),其治疗作用主要取决于以下三方面因素。

1. **人体功能状态** 内因是变化的根据,在不同的病理状态下,针刺可以产生不同的作用。如机体处于功能低下的状态时,针刺可以起到兴奋性作用;若机体处于功能亢奋的状态下,针刺又可以产生抑制性作用。如胃肠痉挛疼痛时,针刺可以止痉而使疼痛缓解。胃肠蠕动缓慢而弛缓时,针刺可以促进胃肠蠕动使其功能恢复正常。

2. **腧穴功能** 腧穴功能具有相对特异性,是影响针刺作用的主要因素之一。例如治疗胃肠疾病多用足三里,治疗尿潴留用次髎,治疗尿失禁用会阳。还有穴位之间的协同或拮抗关系,例如,治疗尿潴留用次髎穴,加用中髎穴效果更好,但如加用肾俞穴则疗效大减。

3. **针刺手法(量效关系)** 毫针的针刺手法是产生治疗作用、促进机体内在因素转化的主要手段,临床常用的手法如下。

(1)提插法:针下得气后,提插幅度小,频率慢,操作时间短则起到兴奋性作用(补法);提插幅度大,频率快,操作时间长则产生抑制性作用(泻法)。

(2)捻转法:针下得气后,捻转角度小,频率慢,操作时间短则起到兴奋性作用(补法);捻转角度大,频率快,操作时间长则产生抑制性作用(泻法)。

(3)平和法:提插幅度、捻转角度不大不小,频率不快不慢(平补平泻),以适应人体功能状态自然调整。

研究证明,针刺产生的治疗作用是以受刺激者本身的功能状态为内因,手法不过是外在因素。一个最佳的刺激量在不同条件下具有双向作用。有人通过实验提出,一般情况下重捣针引起血管收缩,轻捣针引起血管扩张,与手法有关。血管原已收缩，重捣针反而引起扩张；血管原已扩张，重捣针可引起收缩。所以手法是调整机体的功能状态，使之平衡的手段。而手法究其实质是刺激量大小的问题，刺激量小可以使神经兴奋性增强，调动全身的各部功能而扶正；刺激量大可使过亢的神经兴奋性减低，使炎症、疼痛等反应减弱。

针刺对机体的某一器官或组织起兴奋或抑制作用，必须掌握以下两点。①针刺频率慢产生兴奋作用，针刺频率快产生抑制作用。②针刺时间短产生兴奋作用，针刺时间长产生抑制作用。

针刺的强刺激可以使机体的某一器官或组织由高度兴奋转为抑制，称为泻法。针刺的弱刺激可使机体的某一器官或组织适当地兴奋，称为补法。而平补平泻手法主要适于不虚不实的功能状态，刺激量以不强不弱为宜，这种认识也是符合文献研究和临床实践的。综上所述，将受刺激者功能状态、针刺手法二者结合，才能收到满意的临床效果，其中机体的功能状态是基础，针刺手法则有利于机体向良好方向调整。

四、影响针刺治疗作用的其他因素

1. 针刺的时机 疾病的种类和进展不同，治疗开始的时间是不一样的，具体情况视病情而定。如失眠患者不宜下午和晚间针刺治疗，因为针刺的兴奋作用可能在4~8小时内不消减。面瘫的急性期神经水肿不宜针刺，针刺可能会加重水肿。

2. 留针的时间 将针刺入腧穴行针施术后，使针留置穴内为留针。留针的目的是加强针刺的作用和便于继续行针施术。若不产生反应，也可静以久留，以待气至。一般病症只要针下得气而施以针刺手法后，即可出针或留针10~20分钟。对一些特殊病症，如疼痛、抽搐、痉挛性病症，则可适当延长留针时间，以便做间歇性施术，以增强和巩固疗效。

3. 针刺的频次及疗程 研究证明，偏瘫患者每天针刺2次比每天针刺1次效果好，为了防止穴位疲劳，可以两组穴交替使用。疗程的长短及疗程的间隔时间对疗效均有影响。

4. 针具 同一疾病使用毫针和电针的治疗效果是不同的，具体疾病还要具体分析。

五、出针

在行针施术或留针后即可出针，在留针后、出针前再施术1次，会增强疗效。出针时应轻微捻针，慢慢将针提至皮下，然后将针起出，用消毒棉球按压针孔，以防出血。

第三节　电针疗法

电针疗法是将毫针刺入腧穴得气后，通以人体能适应的微量电流，以防治疾病的一种疗法。

一、电针基础知识

为了更好地运用电针治疗疾病，应对电针仪的性能指标及参数进行了解。目前，电针仪输出的波形基本上都是交流电脉冲。脉冲，即脉搏样的冲击。通常把突然的、不连续的、持续时间很短的电压或电流的变化叫脉冲电压或脉冲电流。在讨论电针仪的输出参数时，亦以电脉冲为基础。

（一）电脉冲的主要参数

在极短时间内电压或电流发生突然跳变即形成电脉冲。用电子示波器可对电脉冲的波形进行观察。常见的脉冲波形有矩形波、尖峰波、三角波和锯齿波等，具体形状如图3-1所示。基波脉冲波形图见图3-2。为了说明脉冲波形的特征，电子学规定了一些参数。与电针刺激强度关系密切的主要参数为脉冲幅度、脉冲宽度和脉冲频率。不同厂家生产的电针仪或不同型号的电针仪，其技术指标也不相同，在功能、波形的组合方式及输出能力上有一定的差别，特别是在是否含有直流成分方面，有的考虑周到，有的较差，使用时应仔细阅读电针仪说明书。

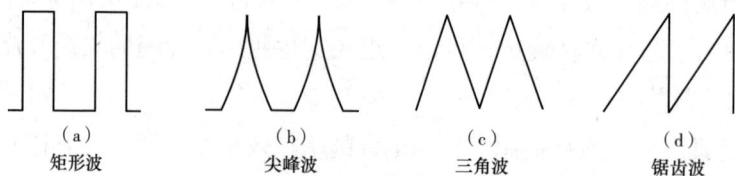

（a）　　　　　（b）　　　　　（c）　　　　　（d）
矩形波　　　　尖峰波　　　　三角波　　　　锯齿波
图3-1　常见的电脉冲波形图

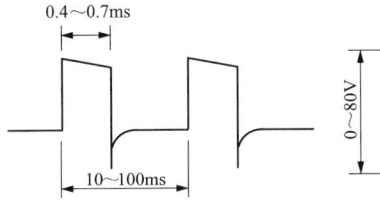

图 3-2 基波脉冲波形图

1. 脉冲幅度 一般指脉冲电压或电流的最大值与最小值之差，也称脉冲峰值。脉冲幅度的计量单位是伏（V）。如电压从 0V 到 80V 间进行反复突然跳变，则脉冲幅度为 80V。在脉冲电针中，一般要求脉冲幅度为负载电阻为 1000Ω 时正、负脉冲输出的峰值。最大输出不应小于 80V。如 G6805 型电针仪正脉冲电压为 50~60V，正脉冲波宽为 0.5 毫秒（ms），负脉冲电压为 25~35V，负脉冲波宽为 0.25ms，实际输出脉冲峰值为 85V，正好满足治疗需要。

2. 脉冲宽度 指每个脉冲的持续时间。脉冲顶部与底部的宽度不一定相同，所以一般将脉冲幅度 50% 处的持续时间作为脉冲的宽度。电针仪采用的输出脉冲宽度一般为 0.4ms 左右。但电针仪与人体连接后，实际的脉冲宽度可能比电针仪空载时的脉冲宽度要稍窄一些。

3. 脉冲频率 脉冲频率是指每秒脉冲次数。其单位为赫兹（Hz），也可用脉冲次数/秒来表示。相邻两个脉冲频率的间隔时间称为周期。医学上根据电脉冲对神经纤维刺激的生理效应，把脉冲的频率分为低频、中频和高频 3 类。

（1）低频：医学上把每一个脉冲都能使运动神经发生 1 次兴奋的刺激频率范围称为低频，即将刺激频率 1000Hz 以下定为医用低频范围。

（2）中频：中频脉冲频率在 1000~100000Hz 范围内，两个相邻脉冲的时间间隔短于神经纤维的绝对不应期。并不是每个脉冲都能引起神经纤维兴奋 1 次。

（3）高频：医学上把超过 100000Hz 的脉冲频率称为高频。由于每个脉冲的宽度低于使神经纤维发生兴奋的刺激时间阈值，因此已失去使神经兴奋的刺激作用。

（二）电针仪输出的交流电脉冲种类

1. 规律脉冲 指波形、幅度、频率固定，呈周期性重复的脉冲串。较为简单的电针仪输出方式多为规律脉冲，即连续波（有疏波和密波之分）。一般电针仪输出电脉冲的基本波形就是这种交流电脉冲（图3-3）。

2. 调制脉冲 基本脉冲的频率或幅值受另一个脉冲或电信号的调控，两者复合后，使输出脉冲的频率或幅值发生某种规律性变化，即成为调制脉冲。调制脉冲电刺激人体，在一定程度上可延缓组织对电脉冲刺激的适应时间。电针仪常见的调制脉冲可分为调频脉冲和调幅脉冲两大类。某一基本脉冲的频率受另一频率较低的电信号调制，从而使其重复频率发生有规律的改变，即可输出调频脉冲，如疏密波和断续波等，如使输出幅度发生有规律改变，即可输出调幅脉冲。调频脉冲和调幅脉冲的图形区别如图3-4。

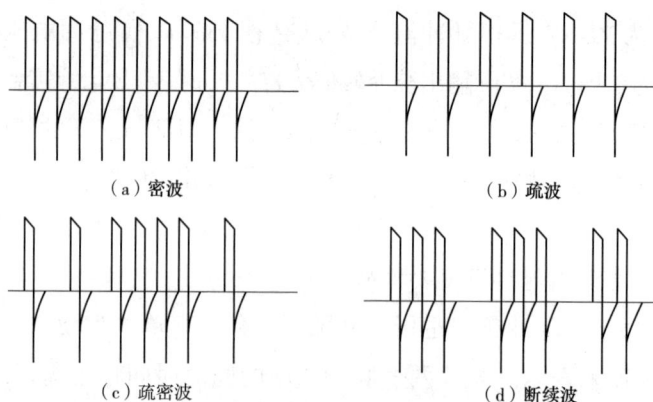

（a）密波　　　　　　　　　　　　（b）疏波

（c）疏密波　　　　　　　　　　　（d）断续波

图3-3　脉冲电针常用的波组图形

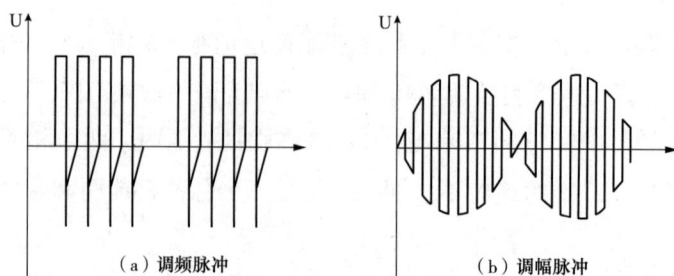

（a）调频脉冲　　　　　　　　　　（b）调幅脉冲

图3-4　调频、调幅脉冲波形图

3. 不规律脉冲 脉冲输出的波幅和频率时刻变化，极不规律，即为不规律脉冲。有的电针仪把收录机等的末极输出的语言、音乐（甚至噪声等）电信号作为刺激脉冲，就是使用不规律脉冲的例子。使用不规律脉冲对人体进行刺激，可进一步延长组织适应电脉冲刺激的时间。

（三）电针仪输出阻抗

电针仪与人体连接并进行刺激时，人体与仪器的输出端构成串联回路。毫针作为刺激电极刺入人体皮肤后，针与针间的"极间电阻"约为 1000Ω；如果用电极片作为电极经过皮肤对人体穴位进行刺激，电极片与皮肤间的"接触电阻"则可达数千欧姆。空载电压（指不与人体相连时的电压）为 $50V$，当电流经仪器、毫针与人体连接后，真正加到人体上的有效刺激量只有 10%，即 $5V$。若刺激方式是经皮肤的，电极与皮肤间的接触电阻如为 100000Ω，这时真正作用到人体上的有效刺激量就更少了。仪器输出脉冲幅度消耗在仪器本身的输出阻抗和电极片与皮肤间的接触电阻上。

电针仪在不与人体连接，即空载时，用仪表检测，观察到其输出电压很高，但连接人体后发现输出电压下降，出现刺激量不够等问题，仪器输出阻抗较大可能是产生这种现象的根本原因之一。一般来说，仪器的输出阻抗越小，仪器的质量越好。

（四）电针仪输出功率

电刺激的强度与电脉冲的幅度和宽度、频率有关。因此电针仪输出电脉冲的幅度、宽度和频率等都会影响仪器的输出功率。输出功率是决定刺激强度最本质的因素。在脉冲宽度和频率一定时，电刺激强度则取决于电脉冲的幅度。在说明书中，一般电针仪输出强度多用峰值电压表示，也有用电流表示的。一般输出电压为（40 ± 10）V，输出电流在 $1mA$ 以内。在电针实际应用时，仪器输出强度旋钮上的刻度只在选择刺激量时作为参考。即使每次把电针仪输出强度的旋钮放在同样位置，实际作用于人体上的电激刺量也是有区别的。

（五）脉冲电流对人体的作用

脉冲电流对人体的作用是由电针仪的技术参数决定的，包括电脉冲的波形、波幅、波宽、频率、节律和持续时间等。一般机器的波形是固定的，波幅、频率和节律是可调的。不同的技术参数有不同的治疗作用和适应证。

低频脉冲电流的频率、节律不同，其作用亦不同。频率快的叫密波，一般在 $30Hz$ 以上；低于 $5Hz$ 的叫疏波，一般多在 $0.6\sim1Hz$。有的电针仪可用频率旋钮任意选择疏波、密波。有的电针仪分别装有连续波（包括疏波、密波）、疏密波、断续波的旋钮，临床使用时应依据病情选择，提高疗效。

电针不同频率和节律可以促进机体释放不同的神经递质，对机体作用的效应也不同。在电压固定时，其治疗作用主要由其输出的不同电脉冲频率、节律所形成的不同波形所决定。常用的波形如下。

1. 连续波

（1）疏波：对运动和感觉神经均有兴奋作用，能引起肌肉收缩，提高肌肉的张力和肌力，调节血管的舒缩功能，促进血液循环，常用于治疗弛缓性瘫痪、脊柱关节病变、脑及周围血管缺血性病变，长期应用对运动神经的功能可产生适应，疗效降低。

（2）密波：一是能降低神经应激功能，先对感觉神经起抑制作用，接着对运动神经也产生抑制作用，可用于止痛、针刺麻醉和抑制肌肉痉挛等；二是电流通过时会产生电场，电流量与电场成正比，密波的电流量大，产生的电场强，刺激神经组织再生，治疗脑、脊髓及周围神经病。

2. 疏密波

是疏波、密波自动交替出现的一种波形。疏、密波交替持续的时间约各1.5秒，能克服单一波易产生适应性的缺点。动力作用较大，治疗时兴奋效应占优势。能引起肌肉收缩，促进血液循环，促进代谢，改善组织营养，消除炎性水肿。常用于面瘫、软瘫、肌无力等。

3. 断续波

是有节律地时断时续、自动出现的一种疏波。断时，在1.5秒内无脉冲电输出；续时，疏波连续工作1.5秒。断续波作用于机体不易产生适应性，其动力作用颇强，能提高肌肉组织的兴奋性，对横纹肌有良好的刺激收缩作用。常用于治疗面瘫、弛缓性瘫痪、肌无力等。

还要指出，用规律的电脉冲进行电刺激，人体容易发生适应现象，即随刺激时间的延长，患者的针感和反应会越来越弱，需要在治疗时不断提高刺激强度才能维持患者的针感；而调制脉冲和不规律脉冲，由于频率和幅度等参数随时间发生变化，可相对减少这种电刺激的适应现象。完全不规律的电脉冲，如声电波等刺激人体时，几乎不发生上述适应现象。

电针的临床及基础研究表明，其治疗病症几乎涉及临床各科，尤其是对于神经系统疾病、脊柱及相关性疾病、运动系统疾病、泌尿系统疾病、消化系统疾病、内分泌系统疾病、妇科疾病有良好疗效。

二、电针疗法的操作

电针仪的种类很多。目前，较常用的是晶体管、集成电路控制的电脉冲式电针仪，如G6805电针仪、多用电子穴位治疗仪、BT701A型电麻仪、KWD808全能脉冲电疗仪等。

（一）治疗前的准备

（1）耐心细致地向患者讲明电针治疗时的感觉和有关注意事项，尤其是对电针刺激有恐惧的患者，更应做好思想准备工作，以取得患者的配合，防止意外情况的发生。电针仪不能用于使用心脏起搏器等植入式医疗器械的患者。

（2）电针时患者采取的体位应以便于医者操作，同时患者又感到舒适自然且能保持为原则。一般有卧位和坐位两种。年老、体弱、精神紧张者，应尽量选择卧位，可防止晕针或其他事故发生。

（3）在使用电针仪前必须熟悉其性能、用途及使用方法，严格遵守操作规程和注意事项。首先检查电针仪是否有故障，输出是否平稳。

（4）在针刺前应严格检查毫针是否生锈、发黑、缺损、弯曲、变细或变脆。如有上述情况，应立即停止使用，以免在电针治疗过程中发生断针现象。温针灸用过的毫针，针柄表面因氧化而不导电；有的毫针柄是用铝丝缠绕的，使用时应将电针仪输出线夹持在针体上。

（5）使用前应检查电针仪性能是否完好。如仪器使用市网交流电作为电源，因仪器为金属外壳，在某种情况下可能带电，不小心可能发生触电事故。因此，应尽量使用电池。

（6）其他注意事项：①治疗操作前各旋钮位置应全部置于"0"。开机后若各部的指示灯不亮或部分不亮，表示仪器出现故障，应先将电源开关置于"0"位，再切断电源。②在使用电针仪时，应避免输出线路相碰，以防短路。③在更换电池时，正、负电极不可倒置，否则会损坏仪器。④仪器要妥善保管，避免敲打、碰撞或震动仪器。不要把仪器放在潮湿和灰尘多的地方。应避免仪器与挥发性、还原性较强的消毒剂或酸性、碱性物质接触。长期不使用时，应取出电池。

（二）配穴处方

（1）辨病和辨症相结合，采用近部与远部相结合的取穴方法。

（2）根据病变部位的节段取穴。一般脊柱病变以病变节段为中心，上下共取3对夹脊穴；脊髓受压迫的病变则根据脊柱与脊神经节的对应关系，取病变相应节段的脊柱旁3对夹脊穴；脊神经病变则根据脊神经的走行，取上下两个走行部位的腧穴；各种神经源性内脏病变、自主神经疾病均依据交感神经与副交感神经支配内脏、血管运动的节段关系取相应的3对夹脊穴。

（3）配穴必须成对，电流要形成回路，在导线连接心脏背部脊柱两侧的穴位时。不可将导线左右连接于上半身（$T_2 \sim T_7$），以免电流回路通过心脏，发生意外。

（三）操作程序

1. 连接电针仪 按毫针刺法将针刺入穴位，施行手法获得针感（得气）后，将导线分别接在针柄上。目前电针仪输出的为交流脉冲电流，故导线输出的电流已不分正负极。根据疾病性质和治疗的需要，打开开关，选择所需的脉冲波形。然后将输出电流量由"0"位逐渐调高至所需的程度。注意：严禁突然增大电量，防止刺激过于强烈给患者带来痛苦。一般在通电5~10分钟后，患者对电流刺激会产生适应，针感减弱，此时应再适当增加输出电量，以免影响疗效。治疗完毕后，须先将输出电钮退回到"0"位，然后关闭电源开关，未回"0"位，突然关闭电源，也会给患者以强烈的不良刺激。最后拆下导线，稍微捻转毫针后，即可将针起出。

2. 波形的选择 一般弛缓性瘫痪（包括脊髓休克期）和脊柱疾病应选用疏波，频率以1Hz为宜。待到人体产生适应现象时可换为疏密波或断续波。痉挛性瘫痪和疼痛性疾病可选用密波，频率在30Hz以上。弛缓性瘫痪、痉挛性瘫痪针刺拮抗肌时和松动脊柱关节时应选用疏波，频率以1Hz为宜。疼痛性疾病可选用密波。弛缓性瘫痪患者产生适应现象时可换为疏密波。

3. 刺激强度 一般从低电流量逐渐增加，以患者能耐受为度。弛缓性瘫痪应以肌肉有明显收缩为宜；骨关节疾病，尤其是脊柱疾病者以肌肉有较大收缩为好，这样才能通过肌肉收缩拉动关节恢复正常。

4. 治疗时间 一般每次通电约30分钟。但在通电一段时间后，由于对刺激产生适应，患者感到刺激强度减弱，这时应调整刺激强度。对通电时间较长者，应在10分钟内做一次调整。通电时间还视疾病不同而异，不易获效的疾病通电时间可稍长些，体质虚弱或过敏的患者则短时间通电即可。

5. 疗程 一般每天1~2次，6天为一疗程，慢性疾病的疗程可稍长，两个疗程之间休息1天。

三、注意事项

（1）电针仪的电源电压为6~9V，由4节1号电池组成，或交流电经变压器、晶体二极管、泄放电阻、滤波电容组成整流电路，变为直流电，再调整为一般输出电压为40V±10V的交流电脉冲后输出。当电流经仪器、毫针与人体连接后，真正加到人体上的有效刺激量只有10%，即5V左右，输出电流在1mA以内。

（2）开机治疗前先将各旋钮回调至"0"位，以防开机后电流量较大，给患者以电击感。调节电流量时，应从小到大，切勿突然增强，以防引起肌肉强烈收缩，致使患者不能忍受。

（3）使用时不允许仪器与金属物接触，电针仪应与其他电器保持一定距离，防止电磁波干扰。开机治疗时两输出端不应相碰，以免造成短路，损坏机器。

（4）近延髓部位电流输出量宜小，切勿使通电量过大，以免发生意外。孕妇不宜用。

（5）选用疏波治疗时，频率应以60~80次/分钟为宜，此频率与心率接近，患者可接受，如果超过100次/分钟，患者会有烦躁不安感。因此，选购电针仪时应测试一下频率快慢情况，最慢在90次/分钟以上者不宜选购。

（6）无论患者是否有心脏病，均应避免电流回路通过其心脏。不可将导线左右连接于上半身（T_2~T_7）通电使用。可用于下半身，或同侧上下肢体。

第四节 头针疗法

头针疗法是在头部特定的刺激区运用针刺防治疾病的一种方法，临床上常用于脑源性疾病。

一、刺激区的定位和主治作用

划分刺激区的两条标准定位线如图3-5。

前后正中线：从两眉中点（正中线前点）至枕外隆凸尖端下缘（正中线后点）经过头顶的连线。

眉枕线：从眉中点上缘至枕外隆凸尖端的头侧面连线。

（一）运动区

1. 部位 上点在前后正中线中点往后移0.5cm处，下点在眉枕线和鬓角发际前缘相交处。上下点连线即为运动区。运动区分为上、中、下三部（图3-6）。

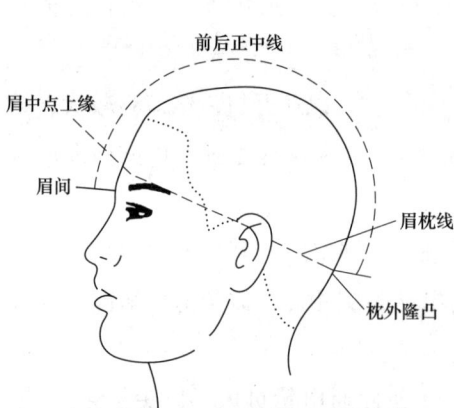

图3-5 标准定位线

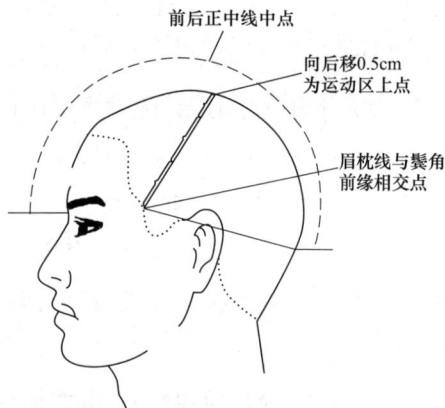

图3-6 运动区定位

上部：运动区的上1/5，为下肢、脚、躯干运动区。

中部：运动区的中2/5，为上肢运动区。

下部：运动区的下2/5，为面运动区，亦称言语一区。

2. 主治

上部：对侧下肢瘫痪。

中部：对侧上肢瘫痪。

下部：对侧中枢性面神经瘫痪、运动性失语（表达性失语）、流涎。

（二）感觉区

1. 部位 运动区向后移1.5cm的平行线即是感觉区。感觉区分上、中、下三部（图3-7）。

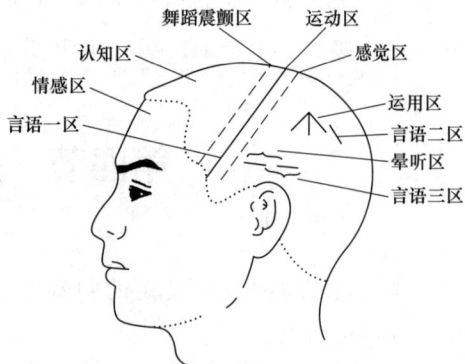

图3-7 侧面刺激区

上部：感觉区的上1/5，为下肢、脚、躯干感觉区。

中部：感觉区的中2/5，为上肢感觉区。

下部：感觉区的下2/5，为面感觉区。

2. 主治

上部：对侧下肢感觉异常、腰腿痛或麻木。

中部：对侧上肢疼痛、麻木、感觉异常。

下部：对侧面部麻木、偏头痛。

（三）舞蹈震颤区

1. 部位　运动区向前移1.5cm的平行线（图3-7）。

2. 主治　舞蹈病、帕金森病。

（四）晕听区

1. 部位　从耳尖直上1.5cm处，向前及向后各引2cm的水平线（图3-7）。

2. 主治　眩晕、耳鸣、听力低下。

（五）言语二区

1. 部位　从顶骨结节后下方2cm处引一条平行于前后正中线的直线，向下取3cm长直线（图3-7）。

2. 主治　命名性失语。

（六）言语三区

1. 部位　晕听区中点向后引4cm长的水平线（图3-7）。

2. 主治　感觉性失语。

（七）认知区

1. 部位　前发际上2cm（前额叶），前后正中线旁开2cm，与中线平行的2cm长直线（图3-7）。

2. 主治　思维障碍，分析、判断能力差，睡眠障碍。

（八）情感区

1. 部位　前发际下1cm（眶额叶），距前后正中线旁开2cm，与中线平行的2cm长直线（图3-7）。

2. 主治　智力减退、强哭强笑、违拗。

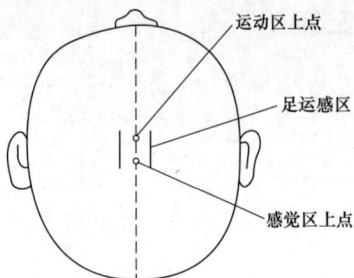

图 3-8 顶面刺激区

（九）足运感区

1. 部位　在前后正中线的中点左右各旁开 1cm，向后引 3cm 长直线，平行于前后正中线（图 3-8）。

2. 主治　对侧下肢瘫痪、麻木、疼痛，夜尿，皮质性多尿，子宫脱垂。

（十）视区

1. 部位　在正中线后点旁开 3.5cm 处，向上引平行于前后正中线的 4cm 长直线（图 3-9）。

2. 主治　皮质性视力障碍。

（十一）平衡区

1. 部位　前后正中线的后点旁开 3.5cm 处的枕外隆凸水平线上，向下引平行于前后正中线的 4cm 长直线（图 3-9）。

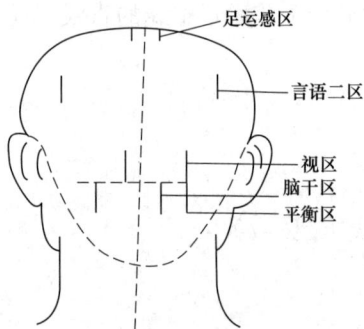

图 3-9 后面刺激区

2. 主治　小脑性共济失调、平衡障碍、头晕，脑干功能障碍引起的肢体麻木、瘫痪。

（十二）脑干区

1. 部位　前后正中线的后点旁开 2.5cm 处，向下引平行于前后正中线的 4cm 长直线（图 3-9）。

2. 主治　脑干及颅神经疾病，小脑性共济失调、平衡障碍、头晕。

二、选穴方法

单侧肢体疾病，选用对侧刺激区；双侧肢体疾病，选用双侧刺激区；内脏、全身疾病或不易区别左右的疾病，可双侧取穴。一般根据疾病选用相应的刺激区，并可选用有关刺激区配合治疗。

三、操作方法

患者取坐位或卧位。分开头发，常规消毒，选用直径 0.35~0.38mm、长

40mm的不锈钢毫针。

（一）针刺方法

1. 快速进针　针尖与头皮成15°~30°夹角，快速刺入皮下或肌层，然后沿刺激区快速推进到相应的深度。

2. 快速捻转　术者用拇指第一节的掌侧面与食指第一节的桡侧面捏住针柄，然后食指掌关节不断伸屈，使针体来回快速旋转，200次/分钟左右，每次捻转持续0.5~1分钟，然后留针5~10分钟，再重复捻转。用同样的方法再捻转2次，即可出针。捻转或留针时，家属协助患者，或自行活动肢体，加强患肢功能锻炼，有助于提高疗效。一般经3~5分钟刺激后病变部位出现热、麻、胀、抽动等感觉的患者疗效较好。

3. 起针要求　如针下无沉紧感，可快速抽拔出针，也可缓缓出针，起针后必须用消毒干棉球按压针孔片刻，以防止出血。

（二）疗程

每日治疗1~2次，6日为一疗程，隔日后再继续下一疗程。

四、注意事项

（1）毫针推进时术者手下如有抵抗感，或患者感觉疼痛时，应停止进针，将针往后退，然后改变角度再进针。

（2）头针的刺激较强，时间较长，应注意观察患者表情，以防其晕针。

（3）脑出血患者须待病情及血压稳定后方可做头针治疗。凡并发高热、心力衰竭时，不宜立即采用头针。

（4）头颅术后未修复、愈合的部位，不能采用头针治疗。

第五节　项针疗法

项针疗法是针刺项颈部腧穴以治疗头项部疾病的特定部位针法，对中西医治疗无效的延髓麻痹具有特效，又被称为"针灸绝招"。

一、项颈部的解剖生理学基础

颈部一般分为两大部分。两侧斜方肌前缘之间和脊柱颈部前方的部分，称为"颈部"，即通常所指的颈部；斜方肌覆盖的深部与脊柱部之间的部分，称为

"项部"。项部上界即脊柱区的上界，下界为第7颈椎棘突至两侧肩峰的连线。

（一）项颈部表面解剖

见图3-10、图3-11。

1. 舌骨 位于颏隆凸的下后方，适对第3、4颈椎间盘平面。舌骨体两侧可扪到舌骨大角，是寻找舌动脉的标志。

2. 甲状软骨 位于舌骨下方，上缘平第4颈椎上缘，即颈总动脉分叉处；前正中线上的凸起为喉结。

3. 环状软骨 位于甲状软骨下方。环状软骨弓两侧对第6颈椎横突，是喉与气管、咽与气管的分界标志，又可作计数气管环和甲状腺触诊的标志。

4. 皮神经 来自脊神经后支，其中较粗大的皮支有枕大神经和第3颈神经。枕大神经是第2颈神经后支的分支，在斜方肌起点上项线下方浅出，伴枕动脉分支上行，分布至枕部皮肤。第3颈神经后支的分支穿斜方肌浅出，分布至项区上部皮肤。

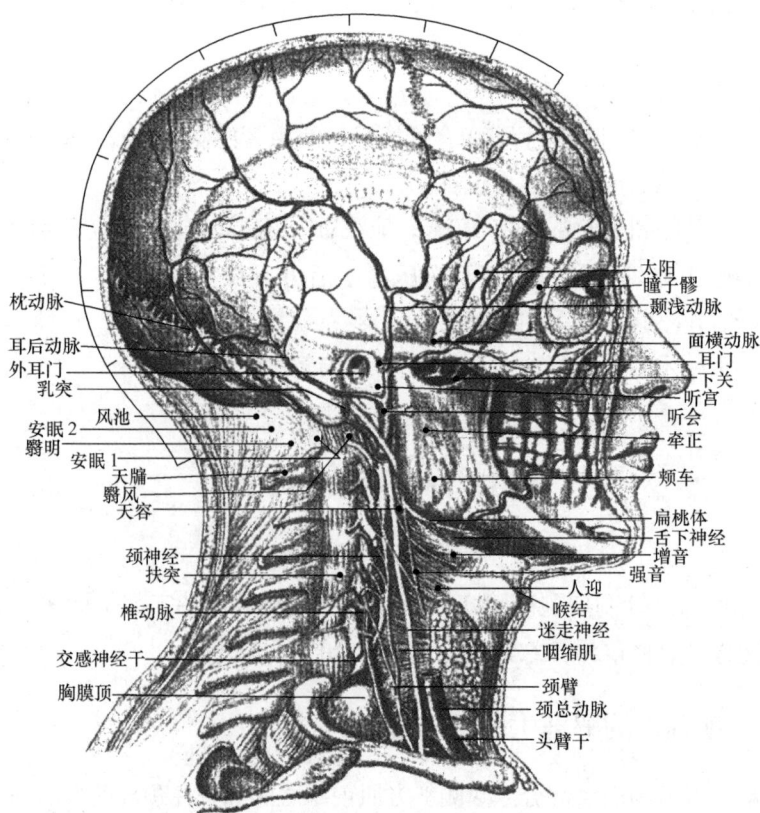

图3-10 头颈侧面穴位与深层解剖结构关系图

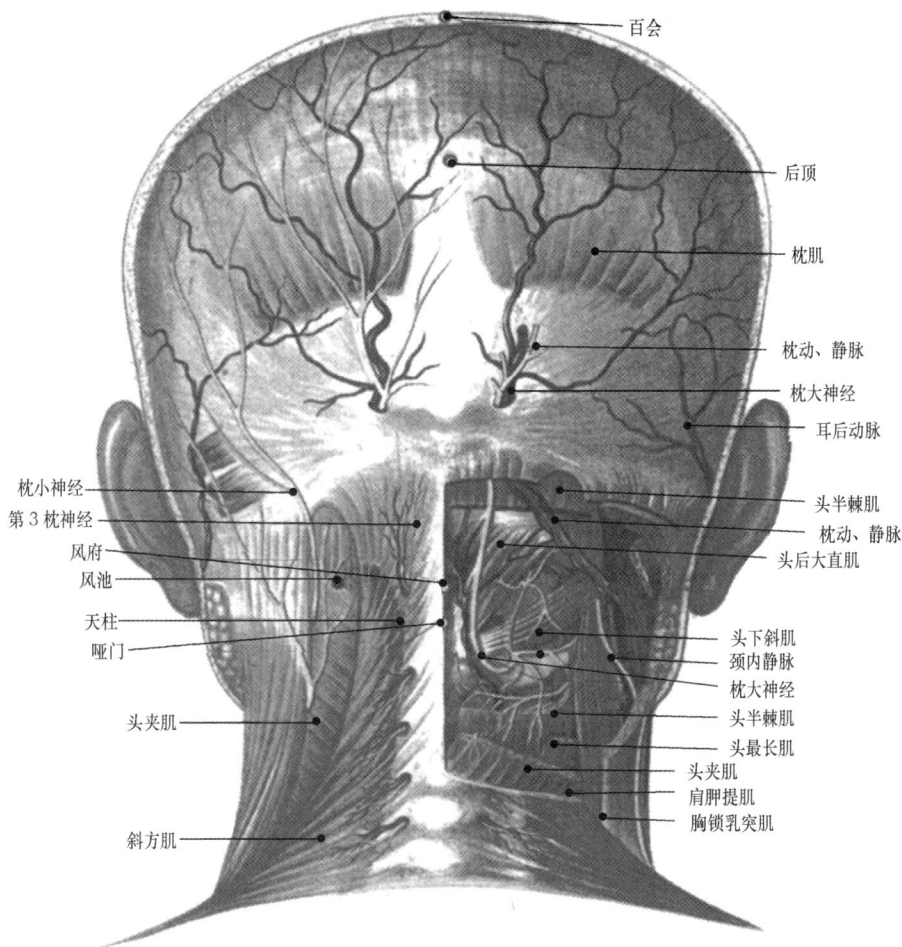

图3-11　头颈后面穴位与深层解剖结构关系图

（二）椎骨

1. 椎骨的组成　椎骨由椎体和椎弓组成，椎体与椎弓围成椎孔，各椎骨的椎孔共同连成椎管。椎弓包括椎弓板和椎弓根，相邻椎弓根的椎上、下切迹围成椎间孔，有脊神经和血管通过。

2. 椎骨间的连结

（1）椎体间的连结：椎体借椎间盘、前纵韧带和后纵韧带相连。

（2）椎间盘：由髓核和纤维环构成。椎间盘富有弹性，可缓冲外力对脊柱和颅的震动。

（3）钩椎关节：由第3~7颈椎的椎体钩与上位椎体的唇缘组成。钩椎关节的重要毗邻：后方为脊髓、脊神经脊膜支和椎体的血管；后外侧部构成椎间孔的前壁，邻接颈神经根；外侧有椎动静脉和交感神经丛。随年龄增长，椎体钩常出现骨质增生，可能压迫脊神经或椎体血管。

（三）项颈部的血管和神经

1. 动脉　在项区主要有枕动脉、颈浅动脉、肩胛背动脉和椎动脉等。颈区主要有颈总动脉及其分支颈外动脉、颈内动脉（图3-12）。

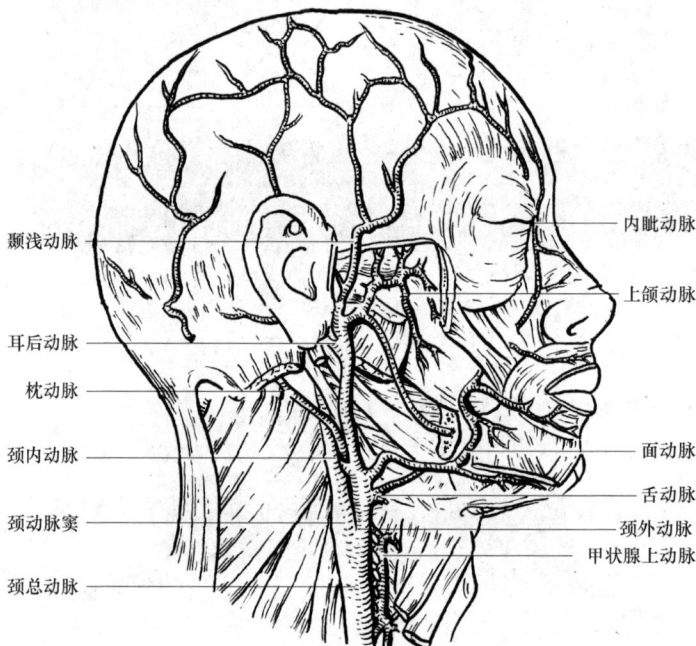

图3-12　头颈部动脉概观

2. 静脉　在脊柱区的深部静脉与动脉伴行。项区的静脉汇入椎静脉、颈内静脉或锁骨下静脉。

3. 神经　主要有舌下神经、副神经、迷走神经及其分支（喉上神经、喉返神经）、脊神经。脊神经后支自椎间孔处由脊神经分出后，分布至项区皮肤和深层肌。

（四）甲状腺和甲状旁腺

甲状腺左、右叶在喉的前外方，其上极平甲状软骨中点，下极至第6气管软骨环平面；甲状腺峡位于第2~4气管软骨前方，部分人尚有锥状叶自峡上伸出。甲状旁腺常有4个，在甲状腺左、右侧叶后面。

（五）脑室和脑脊液

包括侧脑室、第三脑室和第四脑室。脑室内充满液体，称为脑脊液（图3-13）。侧脑室左右各一，分别位于左、右大脑半球内。侧脑室分为4部：①中央部在顶叶内；②前角伸入额叶内；③后角伸入枕叶内；④下角伸入颞叶内。第三脑室是间脑内的矢状裂隙，向上外经室间孔与侧脑室相通，向下后借中脑水管与第四脑室相通。第四脑室位于脑桥、延髓与小脑之间。室底即菱形窝。第四脑室向下通脊髓中央管，向背侧和两侧分别借第四脑室正中孔的第四脑室外侧孔通蛛网膜下腔。各脑室内都有脉络丛，可以生成脑脊液。

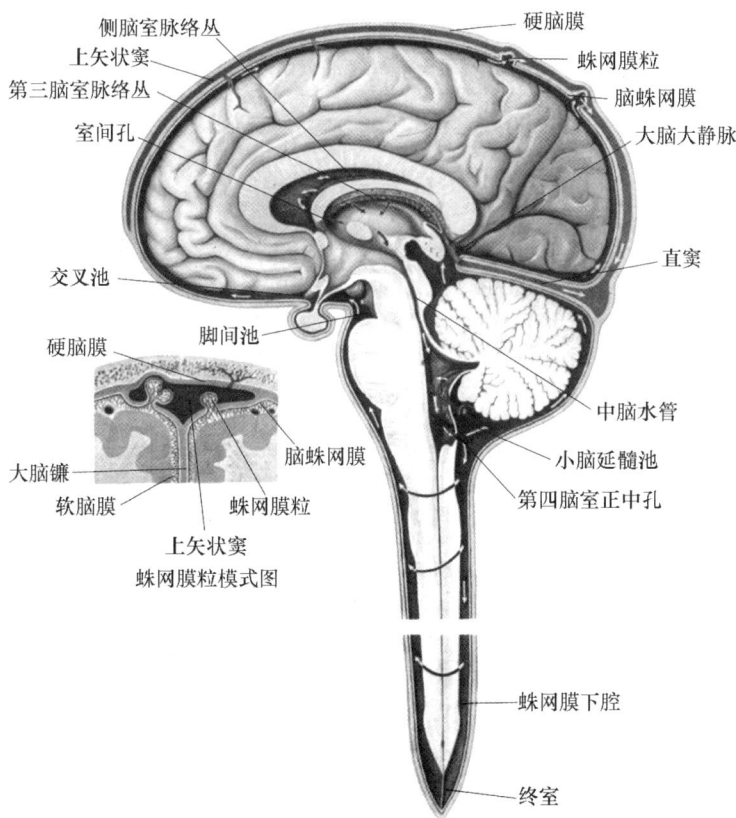

图3-13　脑脊液循环模式图

（六）脑的网状结构

脑干内有网状结构，下起脊髓上段，上至间脑的广泛区域内，以脑干网状结构最为发达。一般所说的网状结构，主要是指脑网状结构（图3-14）。由脊髓和脑干至大脑皮质上行投射纤维，包括两大类：一类为传导特定的感觉冲动，止于大脑皮质特定区域的传导束，如脊髓丘脑束、三叉丘系、内侧丘系和视、听传导束等，这些传导束统称为上行特异性投射系统；另一类是上行非特异性投射系统，是上行特异性投射系统经过脑干时发出的侧支，进入网状结构内，并由网状结构发出网状丘脑纤维，上行至丘脑网状结构，再由丘脑网状结构发出大量丘脑皮质纤维，广泛地投射到大脑皮质的各区域和各层细胞。各种特异性感觉冲动经这一径路传递后，已失去产生特异性感觉的特点，而只能引起大脑皮质的兴奋性增强。

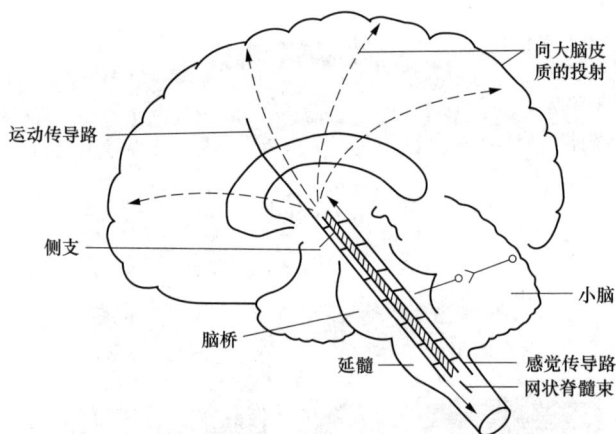

图3-14 脑干网状结构上行激活系统示意图

脑干网状结构的上行非特异性投射系统包括上行网状激动系统和上行网状抑制系统。脑干网状结构对大脑皮质兴奋性的影响，主要是通过上行非特异性投射系统实现的。它主要起源于脑桥上段以上的网状结构，做动物实验时，刺激此区可使动物从睡眠中清醒过来，或使已经清醒的动物激动，并可在大脑皮质引导出广泛分布的高电压电波；如破坏这一区域，结果相反，使动物处于长期昏睡状态。在人类的日常生活中也是这样，当人们经过白天的劳动和工作之后，到了夜间，外界传入的各种冲动大为减少，使上行网状激动系统的活动减弱，大脑皮质的兴奋性也就降低，随即进入睡眠状态。若脑桥上段和中脑下段有病变，破坏了部分上行网状激动系统，常常可以引起昏睡；若病变发生在中脑上段或间脑，由于破坏了整个上行网状激动系统，则发生典型的昏迷；此外，目前认为脑震荡也是脑干网状结构受损的后果之一。上行网状抑制系统起源于脑桥下段和延髓，上行至大脑皮质，使皮质的兴奋性降低。临床上也可见到当病变发生在脑桥下段和延髓时（只损伤了上行网状抑制系统），并不出现意识障碍症状。

此外，发自大脑皮质的皮质网状纤维对调节上行网状激动系统的兴奋也有重要的作用，即皮质网状纤维构成了皮质–网状结构–皮质反馈系统的始发部分。当各种感觉冲动经上行特异性投射系统传到大脑皮质后，由皮质发放的冲动经皮质网状纤维下行至网状结构，在网状结构内汇合非特异性投射系统的冲动，再经丘脑返回至皮质，提高了皮质的兴奋性，冲动经这一反馈系统如此往返循环，使皮质的兴奋性越来越高。当脑干网状结构由于病变而破坏这一反馈系统时，大脑皮质的兴奋性就不能维持正常水平，因而也可产生昏睡、昏迷等症状。

（七）鼻咽、口咽和喉咽

咽全长约12cm。鼻咽的顶最宽，约3.5cm；喉咽下端最窄，仅约1.5cm。咽壁由内向外由黏膜、咽纤维膜、咽肌层和咽外膜构成。咽肌层包括咽上、中、下缩肌和咽提肌（主要为茎突咽肌）。间隙内有颈部大血管和神经、茎突肌、茎突咽肌及颈深淋巴结等结构（图3–15、图3–16）。

喉位于舌骨下方，前面被覆舌骨下肌群，后邻喉咽，两侧有颈动脉鞘和甲状腺侧叶等结构。喉上界平对第4、5颈椎体之间，下界平第7颈椎体上缘。喉以甲状软骨、环状软骨、会厌软骨和一对杓状软骨为支架，喉软骨（会厌软骨除外）从25岁开始可有不同程度的骨

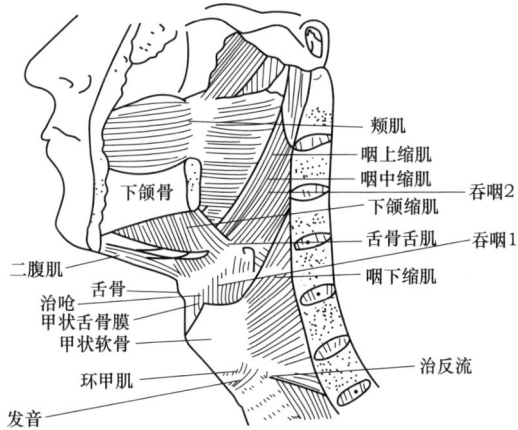

图3–15 咽部肌肉图

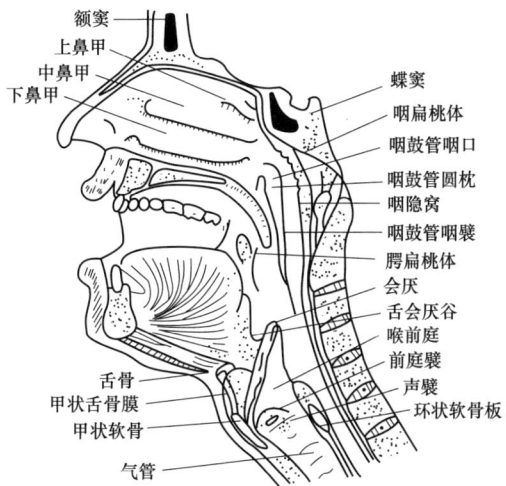

图3–16 咽正中矢状断面图

化。喉口由会厌上缘、杓状会厌襞和杓间切迹等围成。在喉口两侧的喉咽腔内，杓状会厌襞与甲状软骨板之间的凹窝为梨状隐窝。喉腔以前庭裂（两侧前庭襞之间）和声门裂（两侧声襞之间）分为喉前庭、喉中间腔和声门下腔。

（八）舌和口底

舌肌分舌内、外肌。舌外肌包括颏舌肌、舌骨舌肌和茎突舌肌。颏舌肌在中线两侧，呈扇形；舌骨舌肌和茎突舌肌在颏舌肌外侧。口底主要由下颌舌骨肌及其上、下面的颏舌骨肌和下颌二腹肌（前腹）构成。口底主要有2个间隙，内有下颌下腺浅部和下颌下淋巴结等结构。舌下间隙在舌下与下颌骨肌之间，后界为舌根，前界为下颌体内面，内侧界为颏舌肌和颏舌骨肌，间隙内有下颌下腺深部、下颌下腺管及舌下腺等。

二、项针疗法常用腧穴

1. 风池

定位：平风府穴，在斜方肌和胸锁乳突肌之间的凹陷处取穴（图3-17、图3-19）。

操作：针尖微向下，向喉结方向刺入2cm。

解剖：针经皮肤、皮下组织，行于胸锁乳突肌和斜方肌之间，穿过头夹肌、头半棘肌，到达头后大直肌外侧、颈椎横突后方的蜂窝组织。浅层布有枕动脉、枕静脉和枕小神经的分支，深层有椎动脉、椎静脉、枕大神经、枕小神经分支。

主治：头痛、头晕、项强痛、眼病、耳鸣、耳聋、脑供血不全、脑梗死、吞咽障碍。

注意事项：针刺切勿过深，严格掌握进针方向，以免刺伤延髓。

2. 供血（新穴）

定位：风池下2cm，平下口唇处（图3-17、图3-21）。

操作：直刺向对侧口唇处约2cm。

解剖：平第2、3颈椎间，针经皮肤、皮下组织、胸锁乳突肌、头半棘肌，行于第2、3颈椎体之间，达椎动脉前。

主治：脑缺血发作（椎-基底动脉系统）、脑梗死、肌紧张性头痛、功能性震颤、失眠症、吞咽困难、构音障碍。

3. 舌中（聚泉）

定位：舌体上面正中处。

操作：向下刺入舌体约0.1cm深后出针，反复多次。

解剖：针经舌黏膜、舌腱膜、上纵肌、舌横肌、舌垂直肌达颏舌肌。

主治：舌瘫、舌肌萎缩、吞咽困难、发音不清、流涎、舌体胖大。

4. 廉泉

定位：喉结上方舌骨上缘凹陷处（图3-18）。

操作：向舌根方向刺3cm，捻转10~15秒后出针。

解剖：针经皮肤、皮下组织，穿过下颌舌骨肌、颏舌肌，到达舌根部舌肌中。穴下布有舌下神经分支及舌咽神经分支。

主治：舌瘫、舌肌萎缩、流涎、吞咽困难、构音不清。

5. 外金津玉液（奇穴）

定位：廉泉左（外玉液）右（外金津）各旁开1cm（图3-18）。

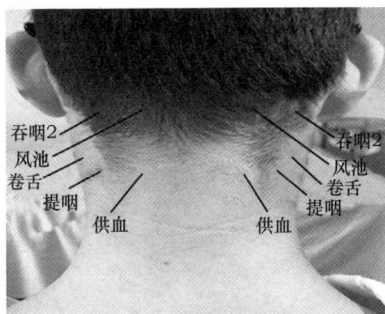

图3-17 项部常用腧穴后面观 | 图3-18 项部常用腧穴前面观

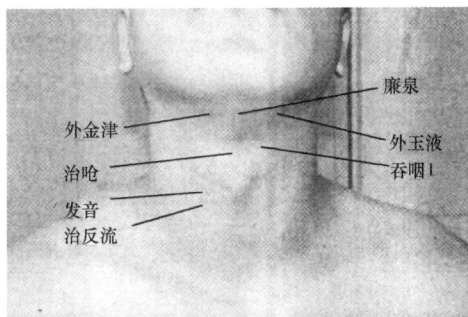

操作：针尖向舌根方向刺入2~3cm，捻转10秒后出针。

解剖：针经皮肤、皮下组织，穿过下颌舌骨肌、颏舌肌，到达舌根部舌肌中。布有舌下神经分支及舌咽神经分支。

主治：舌瘫、舌肌萎缩、流涎、吞咽困难、构音不全。

6. 提咽（新穴）

定位：吞咽2下0.5寸（图3-17、图3-22）。

操作：针尖向前下方直刺1~1.5cm，不宜深刺。

解剖：针经皮肤、皮下组织、腮腺、咽中缩肌，达茎突咽肌（咽提肌）。

主治：软腭咽部抬举不良、偏移、吞咽困难。

注意事项：本穴不宜深刺，深刺易刺中颈内动脉和迷走神经。

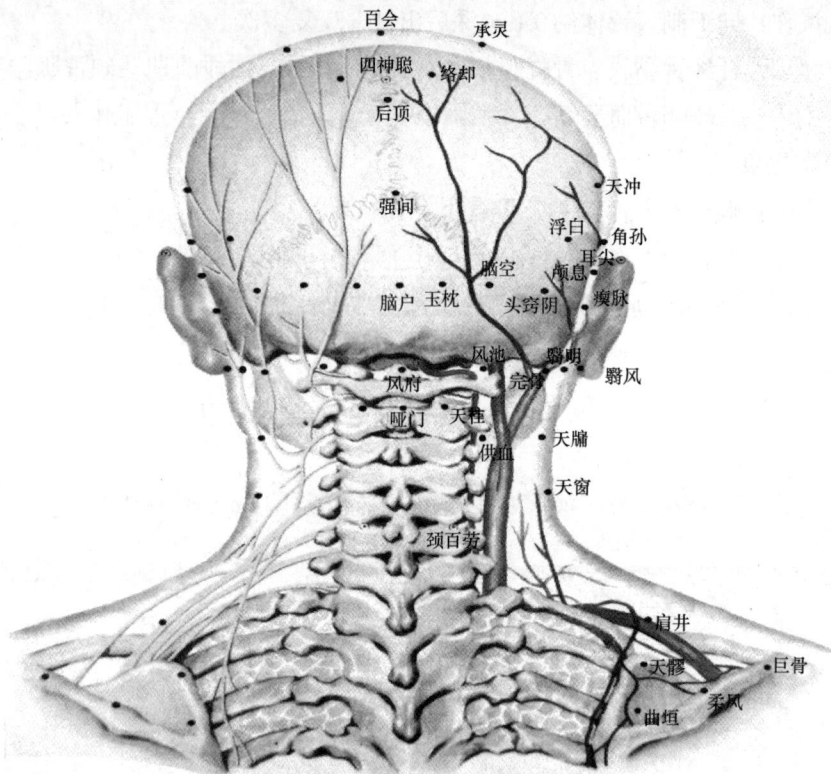

图3-19　头项部常用腧穴图

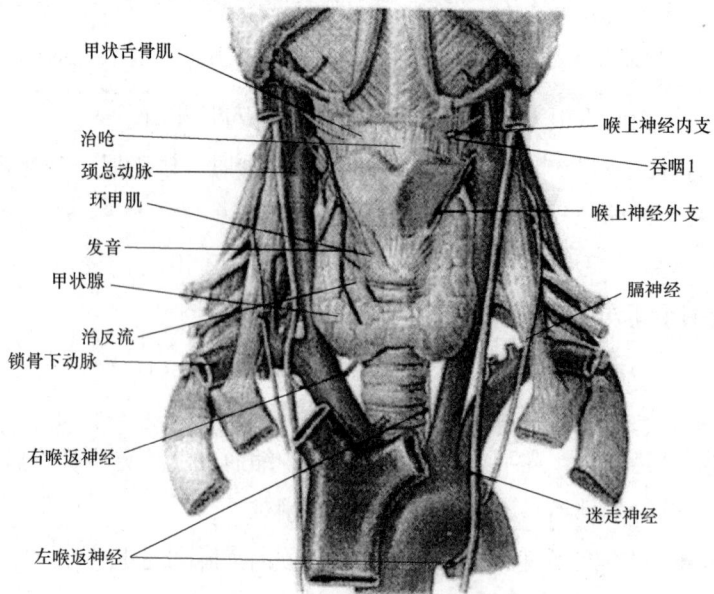

图3-20　项部常用腧穴前面观深层

左

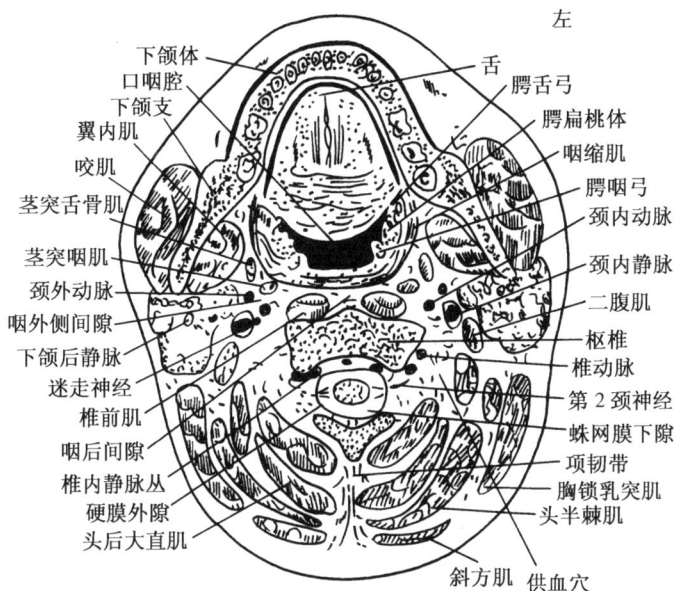

图3-21 经颈2、3椎体之间横断面图

7. 治呛（新穴）

定位：在舌骨与甲状软骨上切迹之间（图3-20、图3-22）。

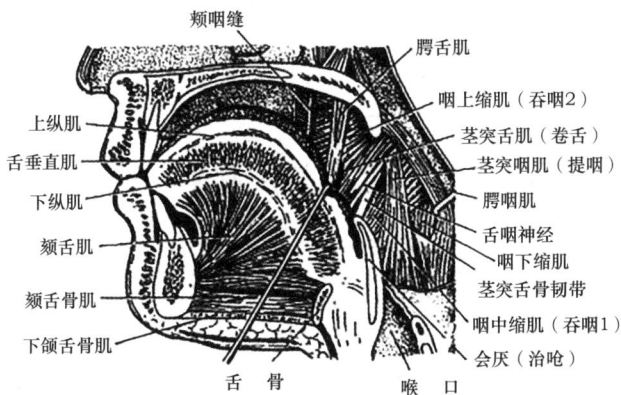

图3-22 治呛穴侧视图

操作：针向前直刺0.3~0.5cm，捻转10~15秒钟后出针。

解剖：针经皮肤、甲状舌骨正中韧带、舌骨会厌韧带，达会厌。由喉上神经内支支配。

主治：呛咳。

注意事项：患者有面红、咳嗽表现时，应立即出针。

8. 卷舌（新穴）

定位：乳突前缘，耳垂下缘凹陷处（图3-22）。

操作：针尖向鼻部直刺1~1.5cm，不宜深刺。

解剖：针经皮肤、皮下组织，达茎突舌肌。

主治：舌瘫不能卷起，舌肌萎缩，食水呛咳，构音不清。

9. 吞咽1（新穴）

定位：舌骨与喉结之间，正中线旁开0.5cm（图3-20、图3-23）。

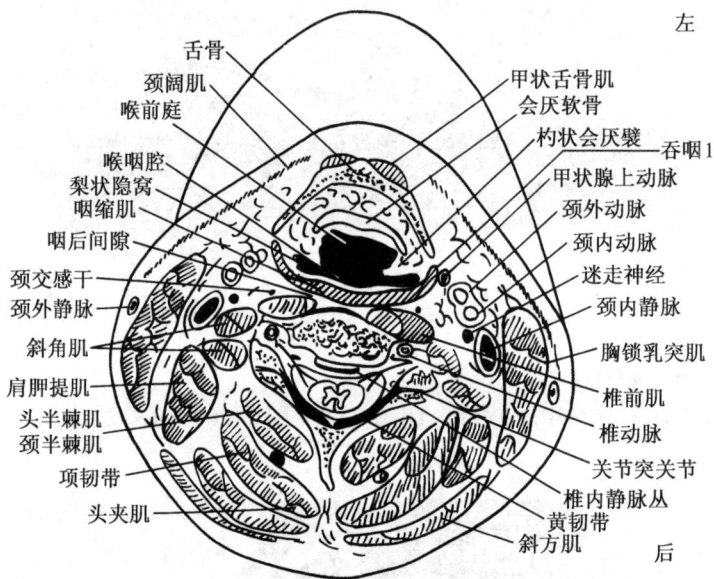

图3-23　经C$_4$、C$_5$椎体之间横断面图

操作：针向外侧沿皮刺约0.5cm，捻转15秒后出针。

解剖：该穴平第4、5颈椎体之间。针经皮肤、皮下组织、颈阔肌、肩胛舌骨肌，达咽中缩肌。内有喉上神经内支。

主治：吞咽困难，饮食反流，构音不清。

注意事项：不可向外侧深刺，以免伤及甲状腺上动脉。

10. 吞咽2（新穴）

定位：平颏唇沟，胸锁乳突肌后缘（图3-22、图3-24）。

操作：针尖向对侧直刺1.5~2cm，留针30分钟。

解剖：针经皮肤后达咽上缩肌。

主治：吞咽困难。

注意事项：不宜向前方深刺，以免伤及颈内外动静脉。

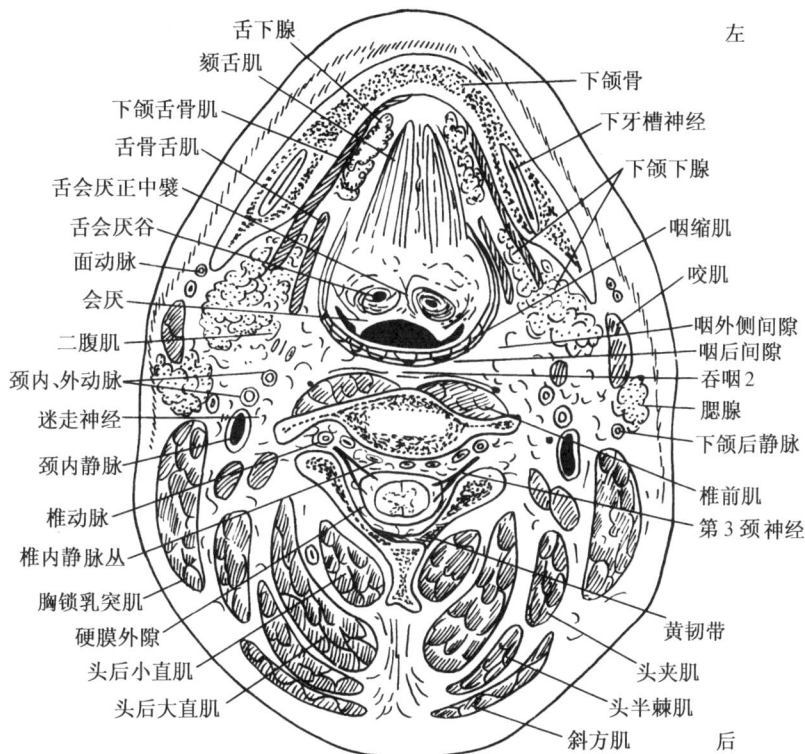

图3-24 经下颌体和第3颈椎的头部横断面

11.发音（新穴）

定位：喉结下正中线旁开0.5cm，甲状软骨与环状软骨之间（图3-20、图3-25）。

操作：针刺时沿皮向外刺约0.5cm，捻转10~15秒后出针。

解剖：该穴平第5、6颈椎间，针经皮肤、皮下组织达环甲肌、咽下缩肌，内有喉上神经外支。

主治：声音不清，吞咽困难。

注意事项：不宜向外侧方向深刺，以免伤及甲状腺上动脉。防止过深伤及血管，形成血肿，造成呼吸困难。

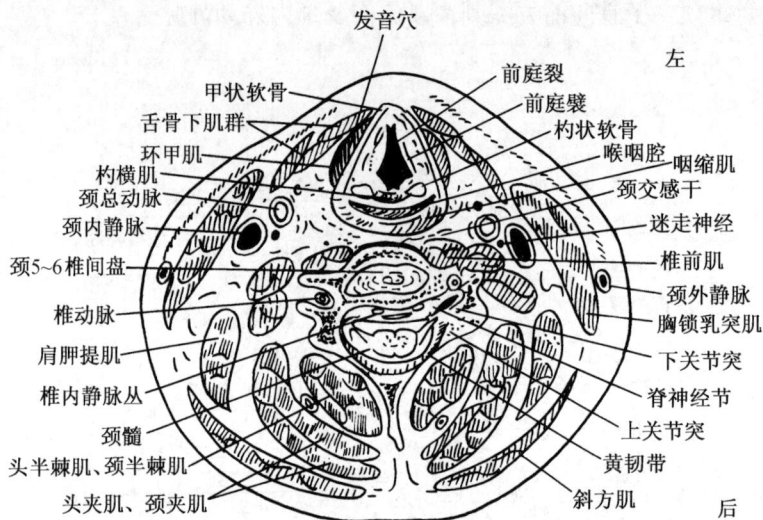

图 3-25　经 C_5、C_6 椎体的颈部横断面

12. 治反流（新穴）

定位：发音穴后 1cm，环状软骨后缘，环咽肌处（图 3-26~图 3-28）。

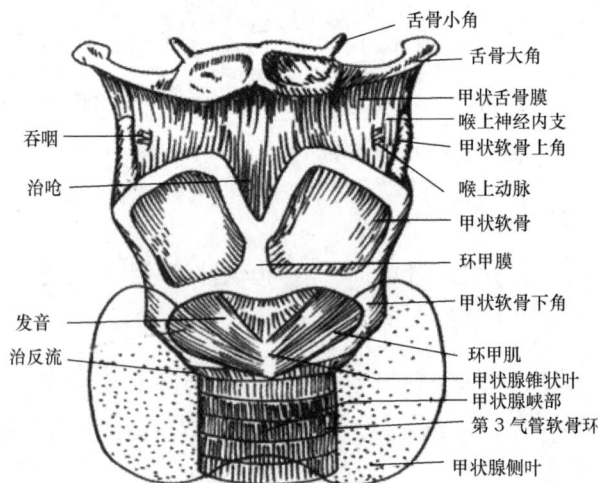

图 3-26　喉的前面

操作：针沿皮向内斜刺 0.5cm，捻转 10~15 秒后出针。

解剖：针经皮肤、皮下组织达环咽肌，由喉返神经支配。

主治：食物反流、发音。

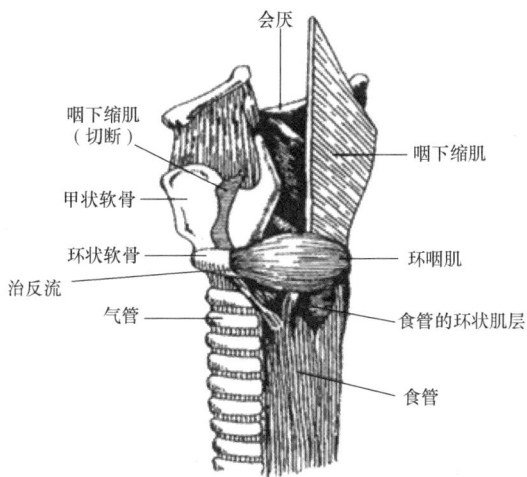

图3-27　治反流穴深层解剖

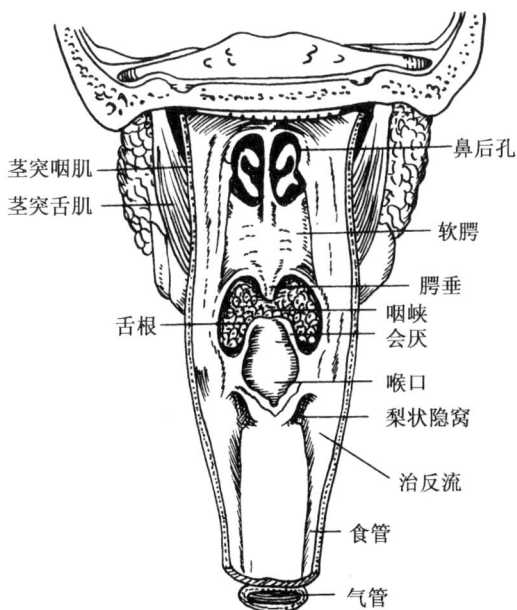

图3-28　咽腔（后壁切开）

三、项针疗法的操作

1. 针具　一般选用直径0.35~0.38mm、长4~6cm的不锈钢毫针。

2. 体位　一般根据患者的病情选择体位。无肢体瘫痪者可选用俯伏坐位和仰靠坐位交替。有肢体瘫痪者，在家属的帮助下，可选用仰卧位，将项部露出以便进行针刺。

3. 针刺方法　一般采用夹持进针法，然后捻转行针，待得气后留针30分钟，中间行针2次，每次1~2分钟。廉泉、外金津玉液、吞咽1、发音、治呛、治反流、舌中穴行针得气后，即刻出针。

4. 其他　针刺治呛、吞咽、发音穴时，若患者出现面红、咳嗽，应立即出针。如能咯出黏痰，效果更好。喉部组织疏松，针刺不可过深，以免引起局部血肿或水肿。针刺发音穴时刺在环甲肌处较好，刺入环甲韧带深部有一定风险。

第六节　电项针疗法

在项颈部腧穴刺入毫针后，通以脉冲电流治疗头项颈部疾病的疗法叫电项针疗法。

一、电项针的治疗方法及治疗作用

（一）治疗方法

1. 处方　主穴为风池、供血。配穴根据病症选穴。

2. 操作　患者采用端坐位，体弱者采用仰卧位。将两组导线分别连接同侧的风池、供血，通以脉冲电流，采用疏波，以电流量达到头部前后抖动为度。

（1）治疗失眠症、脑供血不足、耳鸣、抑郁症、共济失调、偏盲、震颤、认知障碍等，以头部轻度抖动即可。

（2）治疗良性颅内压增高症、脑积水、脊髓空洞症，则头部前后抖动幅度越大越好，以患者能耐受为度。

（3）治疗痴呆、轻度意识障碍、去皮质状态时，可选用密波，经临床验证，疗效较好，可能与密波电流量大有关。

以上均每次治疗30分钟，每日1次，6日后休息1日。

（二）治疗作用

1. 对大脑有兴奋、促醒作用 脑干内有网状结构，分布于下起脊髓上段，上至间脑的广泛区域内。网状结构内有功能明确的核团和与脊髓、大脑相联系的广泛、往返的纤维束（图3–14）。

针刺颈部脊神经感觉纤维，针感可传入网状结构，进一步上传至大脑皮质，使大脑清醒，即通络醒神。脑干网状结构对大脑皮质兴奋性的影响，主要是通过上行非特异性投射系统实现的。由脊髓和脑干至大脑皮质上行投射纤维，包括两大类。一类为传导特定的感觉冲动，止于大脑皮质特定区域的传导束，如脊髓丘脑束、三叉丘系、内侧丘系和视、听传导束等，可把这些传导束统称为上行特异性投射系统；另一类是上行非特异性投射系统，它是上行特异性投射系统经过脑干时发出的侧支，进入网状结构内，并由网状结构发出网状丘脑纤维上行至丘脑网状结构，再由丘脑网状结构发出大量丘脑皮质纤维，广泛地投射到大脑皮质的各区域和各层细胞。因此，上行非特异性投射系统实际上是网状结构–丘脑–大脑皮质路径，各种特异性感觉冲动经这一路径传递后，已失去特异感觉的特点，而只能引起大脑皮质兴奋性增强。

脑干网状结构的上行非特异性投射系统包括在功能上完全不同的两个系统，即上行网状激动系统和上行网状抑制系统。上行网状激动系统主要起源于脑桥上段以上的网状结构，刺激此区可使实验动物从睡眠中清醒过来，或使已经清醒的动物激动。上行网状抑制系统起源于脑桥下段和延髓，上行至大脑皮质，使皮质的兴奋性降低。

此外，发自大脑皮质的皮质网状纤维对调节上行网状激动系统的兴奋性也有重要作用，即皮质网状纤维构成了皮质–网状结构–皮质反馈系统的始发部分。当各种感觉冲动经上行特异性投射系统传到大脑皮质后，由皮质发放的冲动经皮质网状纤维下行至网状结构，在网状结构内汇合非特异性投射系统的冲动，再经丘脑返回至皮质，提高了皮质的兴奋性。冲动经这一反馈系统如此往返循环，使大脑皮质保持兴奋和抑制平衡，人处于正常的清醒或睡眠状态。

临床上根据这一原理，使脉冲电流通过风池、供血穴传入脊髓后角，通过脊髓网状束上行，达到脑干网状结构，脉冲电流通过上行网状激动系统而使大脑细胞得到活化，皮质的兴奋性增高，具有醒神益智作用，可以治疗嗜睡、头昏、思维迟钝、记忆力减退、痴呆、震颤、轻度意识障碍等症。而当脉冲电流停止刺激后，网状结构上行激动系统减弱，上行抑制系统逐渐增强，大脑皮质兴奋性也逐渐减弱，可使人体渐渐进入睡眠状态，从而治疗失眠症。经过反复治疗后，大脑皮质兴奋与抑制过程渐渐恢复协调，因而可以用于治疗由于大脑皮质神经功能不稳定、不协调产生的自主神经功能紊乱症状，如震颤、多汗或无汗等症状，还可以治疗内脏功能性病变，如心悸、低血压、腹泻、尿频、性功能低下等。

2. **对椎-基底动脉系统血液循环有促进作用**　针刺刺激感觉纤维使肌肉收缩（气行），挤压了血管内的血液，使血行加速，此即行气活血作用。项部肌肉的节律性跳动可以推动椎动脉的血流速度加快，进而改善脑血液循环，治疗椎-基底动脉系统供血不足和梗死引起的真性延髓麻痹、眩晕、耳鸣、共济失调、偏盲、面瘫、偏瘫、痴呆、帕金森病、舞蹈症、儿童抽动症等。

3. **促进脑脊液循环作用**　当两对导线分别连接同侧的风池、供血穴时，通以脉冲电流，采用疏波，使头项部肌肉抖动，可以松动或拉大第四脑室的正中孔及侧孔，使脑脊液较多较快地流入蛛网膜下腔，治疗脑积水、良性颅内压增高症；或使脑脊液不再冲击脊髓中央管，不使脊髓中央管周围的空洞加大，从而治疗脊髓空洞症。

4. **对颈椎关节有机械性牵拉、松动作用**　针刺使肌肉收缩，拉动颈椎的椎间关节，使之松动，减轻颈椎对颈神经的压迫，此即通经舒筋止痛作用。

二、注意事项

（1）本疗法刺激量较大，神经型不稳定者、体弱者容易晕针，应采用仰卧位。一般电流量应由小到大，以患者能耐受为度。

（2）患有冠心病、高血压病或体质虚弱者不宜用本法治疗。

（3）用于治疗轻度意识障碍，去大脑皮质状态时可以选用密波，电流输出由小到大，可能对促醒更有益。

（4）在治疗良性颅内压增高症、脑积水、脊髓空洞症时，应注意患者有无先天性延髓下疝、先天性扁桃体疝、颅底凹陷、寰枕部畸形，若头部活动过大，可能引起病情加重。因此，应根据MRI检查结果决定摆动幅度，一般不宜采用本法治疗。

第七节　夹脊针疗法

一、历代医家对夹脊穴的论述

夹脊又称"挟脊""侠脊"，原指位于脊柱两旁的经穴，属经外奇穴。

夹脊最早出自《素问·刺疟》，其云："十二疟者……又刺项已下侠脊者，必已。"此外，《素问·缪刺论》："邪客于足太阳之络，令人拘挛背急，引胁而痛，刺之从项始数脊椎侠脊，疾按之应手如痛，刺之傍三痏，立已。"隋唐的《太素·量缪刺》："脊有二十一椎，以两手夹脊当椎按之，病处即是足太阳络，其输两旁，各刺三痏也。"虽然未指出确切的部位，但已有夹脊穴之名。

夹脊穴的位置记录最早见于《后汉书·华佗别传》："有人病脚蹙不能行。佗切脉，便使解衣，点背数十处，相去一寸或五分……灸此各七处，灸创愈即行也。后灸愈，灸处夹脊一寸，上下行，端直均匀如引绳。"

晋代葛洪的《肘后备急方》卷二记载："华佗治霍乱已死，上屋唤魂，又以诸治皆至而犹不瘥者。捧患者腹卧之，伸臂对以绳度两头，肘尖头依绳下夹背脊，大骨穴中去脊各一寸，灸之百壮，不治者可灸肘椎，已试数百人，皆灸毕而起坐。"

清代廖润鸿的《针灸集成》载："夹脊穴治霍乱转筋。令病者合面卧，伸两手著身，以绳横牵两肘尖，当脊间绳下，两旁相去各一寸半，所灸百壮，无不差者，此华佗法。"又称"夹脊穴，量三椎下近四椎上，从脊骨上两旁各五分，灸三七壮至七七壮，立差神效"。

承淡安《中国针灸学》（1955年）将此穴位置予以确定：自第1胸椎以下至第5腰椎之下，每穴从脊中旁开5分，称"华佗夹脊穴"。

《常用新医疗法手册》又将颈椎两旁7对和骶骨两侧八髎穴也归于夹脊穴，主治范围有所扩大。现仍将前者称夹脊穴，后者则称为"颈夹脊""骶夹脊"等。

夹脊针疗法是针刺夹脊穴位以治疗全身疾病的一种特定的部位针法。其适应范围较广，尤以对脊髓、脊柱、自主神经及脏腑疾病疗效好，而且可以治疗中、西药物治疗效果不显著或需手术治疗的疾病，因而也被称为"针灸绝招"。

二、夹脊穴定位（图3-29）及主治

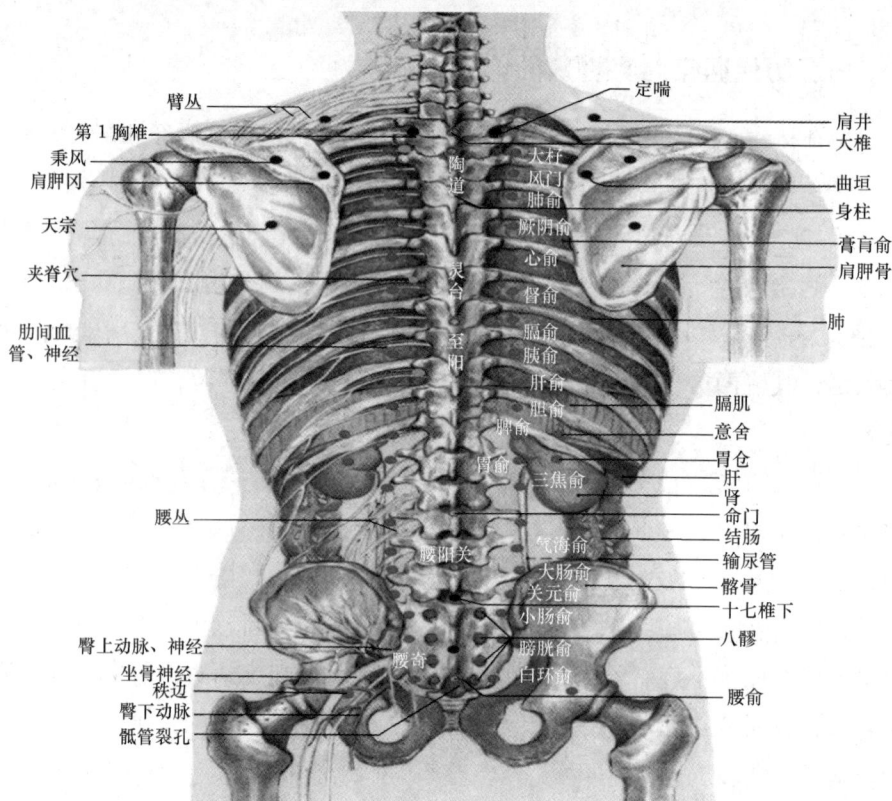

图3-29 夹脊穴

1. **颈夹脊** 分别位于第1~7颈椎棘突下旁开0.3寸处，每侧7个穴。主治头颈部、肩部、上肢疾患。如后头痛、枕神经痛、肩关节周围炎、臂神经痛、上肢瘫痪等。

2. **胸夹脊** 分别位于第1~12胸椎棘突下旁开0.5寸处，每侧12个穴。胸1~2夹脊穴主治上肢疾患，胸1~5夹脊穴主治呼吸及心血管疾病、胸部疾病，胸5~腰1夹脊穴主治腹部疾病。如腹痛、腹泻、腹胀。

3. **腰夹脊** 分别位于第1~5腰椎棘突下旁开0.5寸处，每侧5个穴。腰1~5夹脊穴主治下肢疾病，如下肢无力、疼痛、腰部疼痛。

4. **骶夹脊** 即八髎穴。主治泌尿生殖系统疾患，如阳痿、遗尿、遗精等。

临床上取穴时常根据病症的部位结合夹脊穴主治对症取穴。如腹泻、腹痛取胸10~12夹脊穴。

三、夹脊针疗法的操作

操作时，患者取俯卧位或俯伏坐位，常规消毒后，毫针与皮肤成75°角，针尖向脊柱方向刺入，一般根据部位及胖瘦可刺入20~30mm，待有麻、胀感时即停止进针。要严格掌握进针的角度和深度，防止损伤内脏或引起外伤性气胸。

第八节　夹脊电针疗法

针刺夹脊穴后，将每组导线正负极交叉左右连接，通以脉冲电流，用以治疗脊柱及脊柱相关疾病的方法，称为夹脊电针疗法。

一、操作方法

1.体位　颈段多取坐位，下胸段、腰段多取俯卧位。

2.取穴　依据脊柱检查方法，确定病变位置，以病变的椎体为中心，上下共取3对夹脊穴。

3.电针仪的使用　将3组导线左右连接。选用疏波，肌肉大幅度跳动，有利于肌肉牵拉椎体、松动椎间关节，使突出的椎间盘复位，扩大椎管的容积，减轻对脊髓、脊神经根的压迫。选用密波可以减轻脊神经根病变、肌肉病变产生的疼痛。电流量均以患者能耐受为度。

二、适应证

颈、胸、腰段的脊柱、肌肉病变。如颈椎病、腰椎间盘突出症、椎管狭窄症、脊柱相关疾病。

三、注意事项

（1）在心脏节段（T_2~T_7）不能使用本法治疗。老年人、心脏病者严禁用此法治疗。

（2）不宜使用外接电源作为电针仪的电源，以防漏电误伤患者。

（3）操作电针仪前，各旋钮应先回到"0"位。选好波形后，电流量由小至大，以患者能耐受为度。

四、治疗机制

（1）夹脊脉冲电针疗法治疗脊柱疾病，是因夹脊穴附近均有脊神经后支伴行。后支经椎骨横突之间（骶神经后支经骶后孔）向后穿行，按节段分布于枕、项、背、腰和骶、臀的深层肌（骶棘肌）和皮肤。针刺夹脊穴通以脉冲电流，选用疏波可以通过肌肉的节律跳动牵拉椎体，使椎间关节的位置得到调整，突出的椎间盘还纳，受压的脊髓或脊神经根得到缓解，缓解或治愈脊柱疾病、脊髓疾病。

（2）夹脊脉冲电针疗法是治疗脊柱疾患的一种有效方法。该法是在关节主动活动过程中施加被动活动，是一种轻巧的、关节在正常范围或超过正常范围的被动活动，其作用包括机械作用、神经生理作用及心理作用，起到松解粘连、缓解痉挛、消除关节异常排列等作用。纠正半脱位时常出现弹响声，弹响是由于旋转性半脱位或关节突关节的脊膜嵌顿经治疗后恢复正常所致。

（3）通过X线和CT对刺入神经根的针尖位置进行观察，结果发现针尖的位置都在椎体横突之间的神经根附近。脉冲电流可以使神经根支配的肌肉跳动，松动椎间关节，从而改善症状。

（4）俯卧位时患者胸部未贴床、毫针短、毫针未刺入横突之间会明显影响疗效。

（5）很多患者针后因紧张而无轻松感觉，次日晨起会明显感觉腰部轻松。

第九节　电针治疗下尿路功能障碍

下尿路功能障碍是指膀胱和尿道的储尿与排尿功能障碍。大脑的前额叶为主，多个区域参与，通过脊髓神经、自主神经和躯体神经共同完成对膀胱和尿道的调控。目前，已有电刺激骶神经调控术、电刺激胫神经调控术、电刺激阴部神经调控术。其中电刺激胫神经调控术治疗盆底肌松弛症疗效十分显著。

临床和实验研究均证明：针刺脑部腧穴及腹部腧穴也可以通过躯体自主神经反射机制调整多种内脏功能，对下尿路功能障碍的治疗效果尤为明显。电针胫神经也可以提高盆底肌的肌力和肌张力，治疗盆底肌松弛症等下尿路功能障碍。胫神经是由骶1、2、3的前支组成，从椎管内发出后分布于会阴、股后部及小腿内侧的肌肉和皮肤（此区为胫神经支配区），支配其感觉及运动功能，调控大小便及女性子宫功能（图3-30）。三阴交、阴陵泉均在胫神经支配区内（图3-31），用电针密波刺激可以兴奋胫神经而增强盆底肌的肌力和肌张力，进而调节排尿功能、排便功能及女性子宫脱出，疗效显著且简便易行。临床治疗盆底肌松弛、膀胱过度活动、神经源性膀胱、间质性膀胱炎有显效。

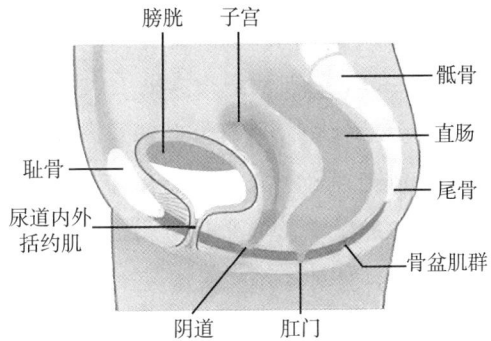

图3-30　骶神经支配盆底部功能示意图

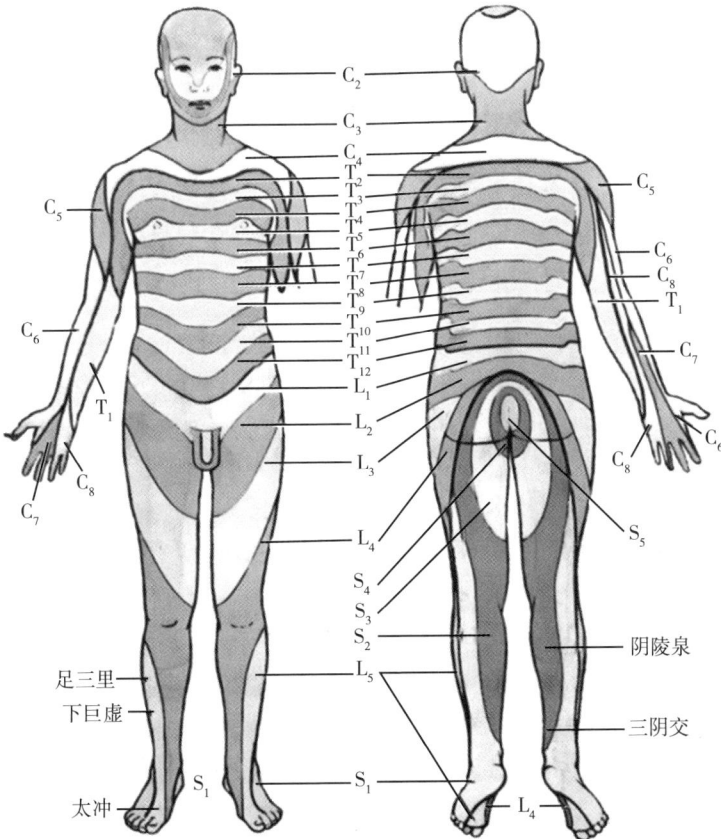

图3-31　阴陵泉、三阴交与骶1~3神经分布的关系；足三里、下巨虚与腰3~5神经分布的关系示意图

第十节　电针外周神经治疗胃肠功能性疾病

　　脑－肠轴的理论是指大脑（大脑的认知和情感中枢）与肠道之间通过神经、内分泌及免疫系统形成的双向交流系统。其主要是通过迷走神经、自主神经和骶神经等将大脑与肠道紧密地连接起来，使大脑能够调节胃肠道功能。同时，大脑又能接收来自胃肠道的信息，作出相应的反应。肠道的菌群失调可以引致多种神经系统疾病。

　　基于脑－肠轴理论，采用电刺激胃肠外周神经的方法治疗胃肠道功能性疾病已成为一种新趋势。目前，用于胃肠道疾病的电神经调节方案主要是电刺激骶神经治疗大便失禁、便秘、肠易激综合征，已取得了不同程度的疗效，证实了电刺激胃肠外周神经是可以治疗胃肠道功能性疾病的。调节脑部的神经中枢还可以调节胃肠功能。

一、胃肠外周神经的分布与功能

　　中枢神经系统通过迷走神经、自主神经和骶神经支配消化系统中的外周神经和效应器。消化系统的感觉神经元提供的感觉信息（物理状态、内容物特性等）又能通过外周神经传递回中枢神经系统，引起有意识的感觉（疼痛、恶心、饥饿或饱腹等）。

　　骨盆神经中的自主神经纤维能影响结肠和直肠的运动和血流。骨盆神经的传入纤维能提供来自肛门的感觉和结肠与直肠的生理状态。阴部神经中的躯体传出神经能收缩肛门外括约肌。

二、电刺激骶神经治疗胃肠功能性疾病的研究现状

　　1.治疗肠易激综合征　肠易激综合征是一种常见的胃肠道功能性疾病，表现为持续存在或者间歇发作的腹痛、腹胀伴排便习惯改变，而检查后无器质性病变。电刺激骶神经可改善直肠壁的松弛度并提高敏感度，使症状减轻。

　　2.治疗大便失禁　骨盆神经产生于腰神经根（L_5）和骶神经根（S_1~S_4）。它们支配左侧结肠、乙状结肠和直肠。电刺激骶神经能使肛门直肠功能恢复正常。近年研究表明，在120例大便失禁患者永久植入骶神经刺激器24个月后的随访结果显示，有效率可达85%。

3.治疗便秘 电刺激骶神经疗法能松弛肛门内括约肌，增加结肠动力，缓解便秘。在一项62例慢性便秘患者的试验研究中，超过50%的慢性便秘患者经过电刺激骶神经后结肠转运时间恢复正常，排便次数明显增加。

近10年来，高维滨教授运用电针刺激上脘、中脘及结肠六个穴点（参见图17–1）调整迷走神经、自主神经和骶神经，同时电针刺激足三里、下巨虚或太冲，通过躯体自主神经、骶神经反射性地共同调节胃肠、直肠、肛门的功能（参见图3–31），治疗了100多例患者，在胃食管反流、功能性消化不良、肠易激综合征方面取得了较好的疗效。具体治法见第十七章第三节"自主神经功能紊乱"。

第十一节　针刺治疗中的异常情况和处理

一、滞针

毫针在穴内不能捻动、提插，或出针时感到十分涩滞的现象，叫滞针。留针较久，或行针时用力过猛，或针捻转、提插时指力不均匀，或患者精神紧张或因病痛而致肌肉痉挛，特别是通电突然过强，致使肌肉痉挛等，容易导致滞针。若电针仪含直流成分过高，也易发生滞针。

因肌肉痉挛而发生者，可用手在针刺周围切压循按，或在针刺周围另刺一针，待肌肉松弛，即可将针捻转退出。若直流成分量过大，作用时间太长，可见针体变黑或变细，这是电解现象。此时，针与组织粘连在一起，则捻不动，提不起，可左手按压周围组织，右手徐缓捻动，俟针体稍有活动，即可缓慢地趁势出针。切忌硬拔，以免发生弯针或折针。

二、弯针

弯针是刺入穴内的针体发生弯曲。此时针柄的方向和角度与进针时刺入的方向和角度不同，提插、捻转和出针时均感困难，患者感到疼痛。产生原因是医者进针时用力过猛，或指力不均；或患者在治疗时变动体位；或通电而致肌肉收缩等，致使在穴位内的针体发生弯曲。

解除弯针的办法：左手捏住针体，紧按皮肤上方处，右手将针柄向相反方向弯折，待针弯曲减小时，再捻转针柄，顺着弯曲的方向退针。留针时，患者切勿变动体位，同时医者操作要精心轻巧，避免弯针。

三、断针

针身折断，或部分针身露于皮肤外，或针身全部没入皮肤之下，这种现象就是断针，也叫折针。多数是由于针体缺损、肌肉痉挛，或患者改变体位造成的。

一旦发现断针，首先嘱患者保持原有体位，以防断针向肌肉深层陷入。可见露出皮外断头者，立即将断端拔出皮外即可；断端埋在皮下者，可用拇、食、中指按住针孔周围，用力向下挤压，待针体露出，然后再拔出；若断端已完全陷入肌层，如断在重要器官附近或肢体活动处，妨碍运动者，应在X线下定位，施行手术取出。

使用毫针前一定要严格检查，对不符合质量要求的针具，如有缺损的毫针，坚决不用。毫针针体不应全部刺入，要留有少部分于体外。在治疗时，患者不能随意更换体位。电针施针前应对电针仪进行检查，避免有直流电混入。针刺强度不能突然加大，要逐渐加大刺激量，以防刺激太强使肌肉产生强烈收缩而发生异常情况。

四、晕针

在针刺过程中，患者突然出现面色苍白、头晕目眩、心慌气短、出冷汗、胸闷泛恶、精神萎倦、脉细数诸症，为晕针，严重者会出现四肢厥冷、神志昏迷、二便失禁。患者体质虚弱，精神过于紧张；或劳累，大汗，过饥过饱；或体位不适；或医者手法过重，电流刺激过强等，均能导致晕针。发现晕针后，应立即关闭电针仪，停止电刺激，并取出全部针。使患者平卧，头位稍低，松开衣带，注意通风和保暖。头晕轻者，静卧片刻，给饮温水或热茶后，即可恢复；严重者可按休克处理。

预防晕针的方法：首先应该注意患者的体质、神志，以及对针刺的耐受情况，对于初次接受针刺治疗和精神紧张者，应先做好解释工作，消除其思想顾虑；尽量采取卧位，电针刺激量由弱到强逐渐增加，保持电量平衡。在治疗过程中，一旦发现晕针征兆，应立即采取措施。

五、感觉异常

在针刺治疗后，有的患者有感觉刺激症状，如自觉皮肤发痒、蚁行感、局部或全身有电传感；或有运动刺激症状，如肌肉震颤等。一般在数日即可自行消失，无须处理。待症状消失后，可以继续针刺治疗。

六、肿胀

出针后局部血肿是因针刺时损伤小血管，形成少量皮下出血。轻者一般不必处理，可自行消失；重者可局部冷敷后再热敷，或在局部轻轻按压，以促进局部瘀血消散。

电针仪使用时间超过3年，电针治疗时电流中直流成分越来越多，在阴极导线连接穴位附近可形成肿块，有时针孔周围组织发黑，起针后，针孔外周稍硬，有时还有组织液流出。发现此情况，应立即停止继续使用该电针仪，并局部消毒，防止感染。一般在2~3日后肿胀即可消失。为防止以上情况发生，应更换新电针仪。

七、麻木

个别患者针刺后，在被针刺的神经分布区有麻木感觉，可能是针刺穴位下的神经有轻度损伤。对此情况，一般无须特殊处理。可暂停电针刺激麻木处穴位，在神经分布区内可行单纯针刺治疗，采用轻缓的补法，数日即可恢复。

八、疼痛

局部损伤性疼痛即因针刺损伤组织所致。此种疼痛十分轻微，一般不需处理。针刺部位不当，如刺及血管、肌腱，当时即觉不适，在起针后仍有痛感。若在针刺时患者即疼痛，应立即退针至浅层再刺。反射性疼痛主要由于刺激部位反射到另一区引起疼痛，如刺激缺盆穴可发生同侧反射性胸痛。对于这种现象一般仅做对症处理，几日后即可完全恢复。

九、针刺对周围神经的损伤

毫针针刺一般不会对周围神经造成损伤。但如用较粗大的毫针刺中神经干，捻转提插力度过大，特别是进行药物注射，或用电针时电流量过大，则会造成神经损伤，导致疼痛或轻瘫。

十、关于毫针刺入关节腔的问题

以往将针刺入关节腔的现象未引起医者注意，近年来，国内外均有针刺造成局部感染、脓肿、化脓性关节炎或使关节痛加重的报道。这主要是因为针刺并非严格的无菌操作，所以，不宜将针直接刺入关节腔。

第四章
电场疗法及临床应用

近年来，国内外脑科学领域临床研究的热点是非植入式脑调控技术（NBM，又称无创性神经调控技术）治疗脑病。这是一类经颅采用电场或磁场刺激脑而改善脑功能的技术。其治疗机制是治疗仪产生的电场或磁场经颅穿透颅骨，通过电磁感应或电磁转换，在脑组织周围产生感应电场，能促进脑组织的重塑与功能激活，进而恢复脑功能。经颅磁刺激疗法（TMS）、经颅直流电刺激疗法（tDCS）、经颅交流电刺激疗法（tACS）就是其中3项典型的技术，治疗神经精神疾病效果显著，已在临床应用。这些技术统称为"电场刺激技术"。另有植入式脑深部电刺激技术（DBS），是将刺激器植入体内，其技术难度大、副作用多、费用高，因而未能在临床广泛推广应用。

第一节　电场疗法概述

高维滨教授将电场刺激技术与中医腧穴学、电针学技术结合，创立了治疗神经精神疾病的新电针疗法——电场疗法。该疗法包括脑部电场疗法、夹脊电场疗法、局部电场疗法。其理论基础是电场学说。

一、电场学说

电子的定向移动产生电流，电流能产生电磁场，发出电磁波（又称电磁辐射）。电磁波是电磁场的一种运动形态。电磁场、电磁波大小与电流大小成正比，密波的电流量大，其产生的电磁场、电磁波强，能有效地传递电能转化的动能和热能。电流产生的电磁波具有骨传导功能，能够穿透骨质，使体内处于电场内的带电物质感受到电场的作用力（图4-1）。

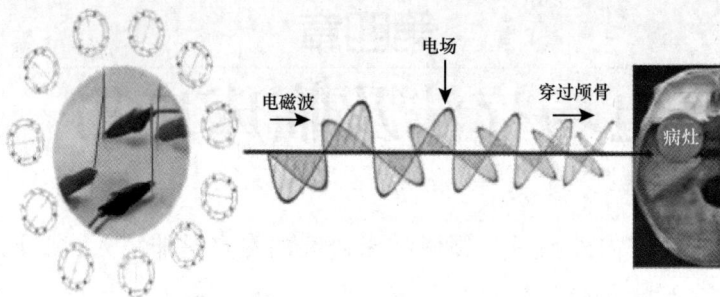

图4-1 电磁波骨传导作用示意图

当电磁波穿过人体某一部位时，人体的组织会匹配地接收电磁波，在电磁场的作用范围内产生热能和动能。热能可以使病变部位痉挛的血管松弛，血流加快，改善局部缺血缺氧状态，减轻炎症水肿，促进神经修复与再生；动能能与体内细胞所含的相同物质产生谐振，引起神经元兴奋，提高神经元膜电位，促进神经冲动传导，增强神经元轴突和树突间的连接，促进神经细胞的功能代偿与修复，使神经纤维脱髓鞘、轴突变性缓解，神经组织再生，从而恢复神经功能，进而使病变好转。这就是"电场学说"（也叫"电磁场学说"）的基本内容。

二、电场疗法

1993年，高维滨教授从胥少汀《脊髓损伤基础与临床》一书中学习了国外的脊髓电场疗法治疗脊髓损伤。受此启发，结合中医学的理论，在国内首创夹脊电场疗法治疗脊髓病的方法。从大白鼠的脊髓损伤基础研究，到临床脊髓损伤患者的成功治疗，证明了交流脉冲密波电流产生的夹脊电场能够穿透骨质，使脊髓神经组织再生。

1995年7月，《健康报》报道，欧洲专家用电流刺激丘脑，使80%的震颤患者的症状得到控制，比手术和药物治疗效果好，启发了高维滨教授用脉冲电针（电项针）产生的电场治疗震颤麻痹的想法。经60余例患者证明，本法治疗各种震颤有效率达70%以上，但对帕金森病的疗效只能维持1~2小时。当时由于精力有限，高维滨教授将重点放在了"项针治疗延髓麻痹"项目上，因此，放弃了这一研究。

近年来，通过不断地阅读文献，关注电场疗法治疗脑病的动态，寻找电场疗法治疗脑病的突破点，高维滨教授认识到在脑部通电治疗脑病时必须要遵循3条技术要点。①必须根据病症在颅外脑功能的投影区取相应的两点（即穴位），再在颅底项部取两点，均放置电极片（类似针灸针的导电作用），上下一对一配对，即在脑部的上下端取对穴。②导线上下连接两组电极片后须形成闭环回路。③在脑部上下端通电，用密波电流产生电场，重复刺激脑内病灶，才能有治疗作用。受上述信息的启发，高维滨教授在遵循上述3条技术要点的基础上，结合中医电针的治法，提出了"脑部电场疗法"治疗脑病的方案，治疗200多例患者，发现有10多种脑病患者多在2~3天即见显效，总有效率达85%以上，脑部电场疗法治疗脑病获得成功。进一步用局部电场疗法治疗周围神经病或器官组织疾病，疗效也明显提高。至此，电场疗法治疗神经系统疾病的方法，基本完成。

临床上电针仪要选用交流脉冲电针仪，输出电压6V左右，电流量0.5~1mA，连续波，频率50~100Hz。每日治疗1~2次，每次30分钟。

与其他电刺激疗法比较，电场疗法的优势一是疗效确切，适应证广，技术操作简单安全，容易掌握；二是电针仪价格低廉，经济适用，便于基层医疗单位推广应用。

第二节　脑部电场疗法治疗脑病

一、脑病的概念

广义上讲，凡是颅内组织的病变均可归为脑病，包括脑器质性病变（如影像学检查可见病灶而出现头痛、眩晕、共济失调者）、脑功能障碍（包括精神与行为障碍类疾病）。狭义的脑病不包括脑神经病，例如面瘫、耳鸣、失音等。目前大部分教材中所列的脑病是指狭义的脑病。

二、脑部电场疗法

脑部电场疗法是一种非植入式脑部电针新疗法，是以电场学说与颅内大脑皮质功能定位在颅外脑功能投影区理论为基础（图4-2、图4-5），结合中医腧穴学、电针学理论而形成的一项中西医结合的电针治疗脑病的新疗法。

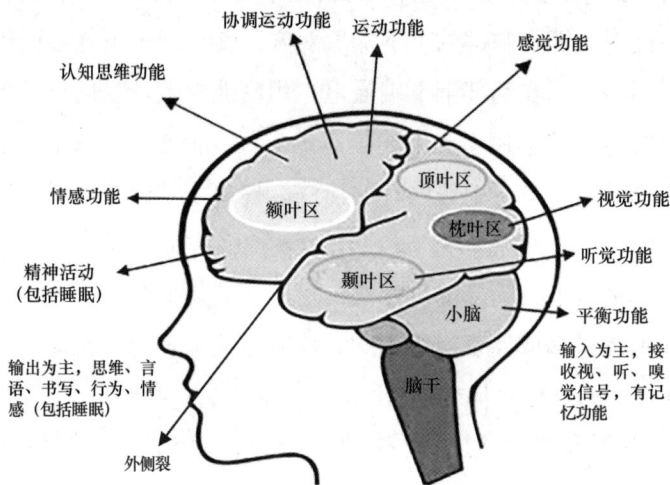

图4-2　大脑功能皮质定位示意图

1. **治疗机制**　交流脉冲密波电流产生的电磁场及电磁波刺激颅外大脑功能的投影区时可以穿透骨质，作用于大脑皮质，通过传导束向下传导，调节内囊、白质、基底神经节、间脑、脑干、小脑、脊髓各部位的功能，改善脑部血液循环，促进脑细胞代谢，使神经结构重塑和神经递质平衡而治疗脑病。（图4-3）。

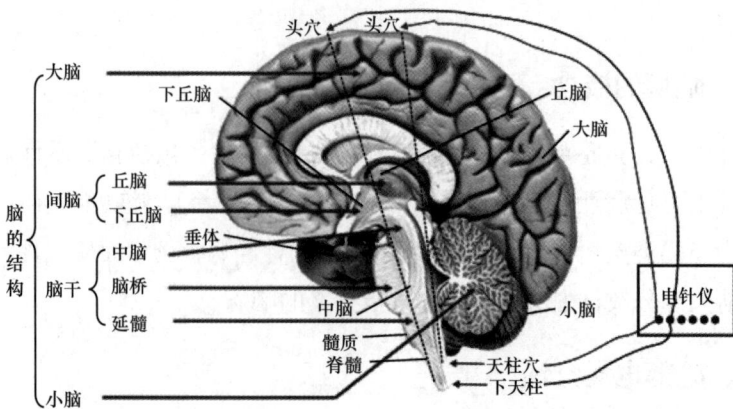

图4-3　脑部电场疗法治疗机制

2. 治法　患者取端坐位，根据疾病在颅外的不同投影区，选取两个点，再取项部的天柱、下天柱穴（天柱穴下1寸），根据不同的疾病，导线同侧或交叉连接；再将风池与供血同侧连接，通以密波，电流大小以患者能耐受为度。每日治疗1~2次，每次30分钟。

（1）脑卒中偏瘫：皮质脊髓侧束在脑部延髓锥体交叉到对侧（图4-4）。故取病灶侧脑皮质运动区在颅外投影区的两点及对侧项部的天柱、下天柱穴，交叉连接（图4-5）。

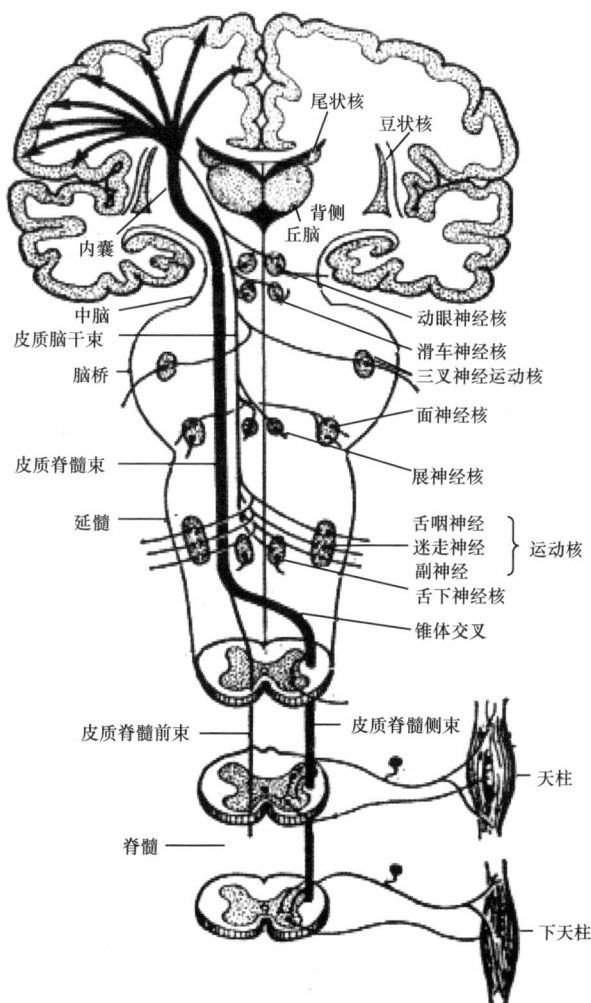

图4-4　偏瘫交叉取穴机制示意图

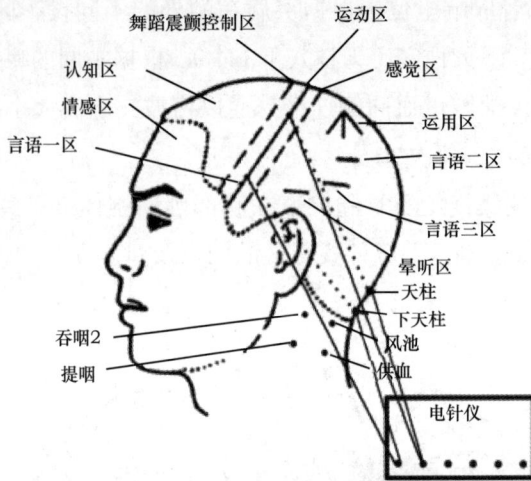

图4-5 偏瘫脑部电场疗法导线连接示意图

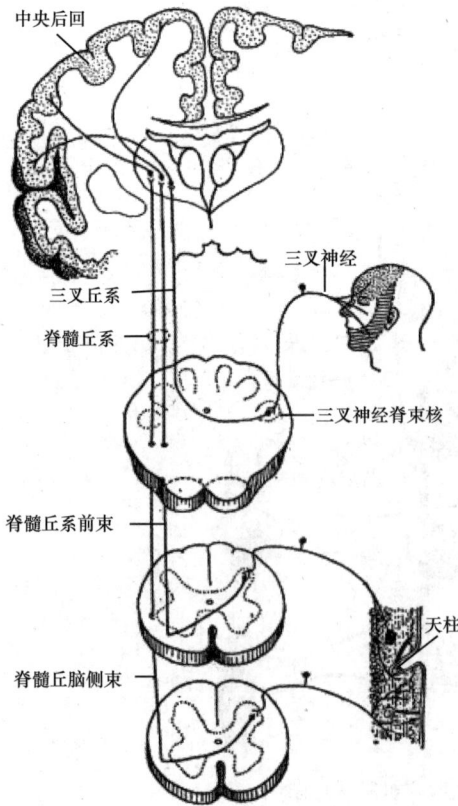

图4-6 偏身感觉障碍取穴示意图

（2）偏身感觉障碍：病侧肢体的脊髓后角细胞发出的纤维经中央管前方的白质前连合交叉到对侧脊髓上行，组成脊髓丘脑侧束传导痛温觉，组成脊髓丘脑前束传导触觉，至病灶侧脑部皮质感觉区，故取病侧项部的天柱、下天柱，以及对侧脑部病灶的皮质感觉区在颅外投影区的两点，交叉连接（图4-6）。

（3）假性延髓麻痹的吞咽障碍：由延髓的双侧皮质脑干束病变所致，故取双侧脑部皮质运动区在颅外投影区的下1/3部位的两点及双侧的吞咽2、提咽，导线同侧连接。

（4）真性延髓麻痹的吞咽障碍：大多是单侧延髓病变，故只取病侧脑部皮质运动区下1/3部位两点及同侧的吞咽2、提咽，导线同侧连接。

（5）帕金森病、舞蹈症、梅杰

综合征、原发性震颤、抽动症、不安腿综合征等。脑部的投影区与传导束均在同侧，故取脑部的舞蹈震颤区在颅外投影区的两点及同侧项部的天柱、下天柱，导线同侧连接。

（6）认知障碍（记忆思维）：前额叶与短期记忆有关，颞叶的内侧与长期记忆有关，投影区域与传导束均在同侧，且多为双侧病变。故取颅外双侧认知区、情感区背外侧两点及太阳1、太阳2和项部的天柱、下天柱穴，导线同侧连接（图4-7）。

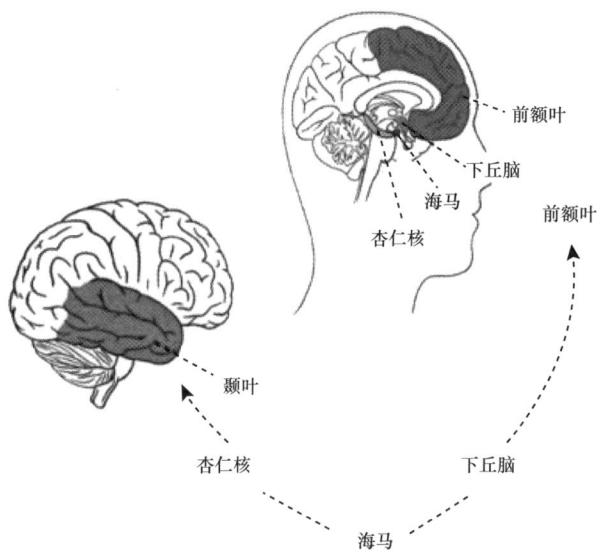

图4-7 认知（记忆思维）情感的有关结构与联系

（7）情感障碍（强哭强笑、违拗）：情感和精神活动与额叶眶部、颞部、下丘脑、海马、杏仁核有关，投影区与传导束均在同侧，且多为双侧病变。故取颅外相应的双侧情感区两点、太阳1、太阳2和项部的天柱、下天柱穴，导线同侧连接。

（8）失眠症：与睡眠相关的脑区包括双侧的额叶眶部和底部、丘脑、下丘脑、网状结构等，很多神经递质参与了睡眠过程，均有调节大脑皮质兴奋水平的作用。故取颅外相应的双侧认知区、情感区及双侧的太阳1、太阳2、天柱、下天柱穴，导线同侧连接。

（9）自主神经功能紊乱：常见表现为失眠、疲劳、五心烦热、多汗、早搏、心动过速。自主神经中枢部分位置多在皮质的运动区和感觉区、额叶眶部和底部、下丘脑，且为双侧。故取颅外相应的双侧运动区、感觉区、认知区、情感区及双侧的太阳1、太阳2、天柱、下天柱穴，导线同侧连接。

（10）视野缺损（偏盲）：将脑部的视区与同侧的太阳1、太阳2用导线连接，将小脑平衡区与天柱、下天柱连接，将风池与供血连接。

3. 禁忌证　脑内有金属异物，如人工耳蜗、动脉瘤夹或支架，合并颅内感染、严重心脏病、癫痫病史、视网膜脱落、大面积脑梗死、脑出血尚未完全吸收、血压160/100mmHg以上者及孕妇。

三、按语

本法常与电项针配合应用，疗效更佳。偏瘫较重者，应与电针拮抗法配合治疗。偏身感觉障碍较重者，应与电体针配合治疗。

第三节　夹脊电场疗法治疗脊髓病

在脊髓病灶的上下一个节段各选一对夹脊穴，针刺后用导线在同侧上下连接，通以脉冲密波电流，电流通过时形成夹脊电场。运用夹脊电场治疗脊髓性不完全性截瘫及排尿障碍，获得显著疗效。

一、脊髓节段与椎骨的关系

由于脊髓与脊柱的生长速度不一致，脊髓节段与椎骨的平面不一致，脊髓各节均较相应椎骨高，并且越到脊髓下段，脊髓节高出相应椎骨的长度就越长。一般说来，上部颈髓（C_{1-4}）与同序数椎骨相对位置基本一致，如第3颈髓对第3颈椎；下部颈髓（C_{5-8}）和上部胸髓（T_{1-4}）相应高于同序数椎骨1个椎骨数，如第6颈髓对第5颈椎；中部胸髓（T_{5-8}）高出同序数椎骨约2个椎骨数，如第7胸髓对第5胸椎；下部胸髓（T_{9-12}）高出同序数椎骨约3个椎骨数，如第11胸髓对第8胸椎；全部腰髓平对第10、11胸椎；骶、尾髓平对第12胸椎和第1腰椎。脊髓各节与椎骨的对应关系对病变的定位诊断具有重要意义。如某一患者出现第6胸椎受损的症状，则可判断其病灶位置不在第6胸椎而在第4胸椎（图4-8），临床取穴时应明白这一道理。

目前临床上多根据脊髓核磁共振检查的结果来定位，取病灶上下各一个节段的夹脊穴，既简单又准确。

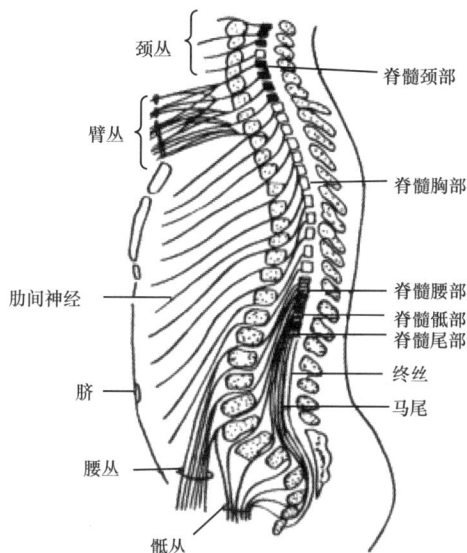

图4-8 胸、腰椎神经分布

二、治疗方法

1.体位 俯卧、侧卧或平坐位。

2.取穴 脊髓损伤平面的上下两侧各一个节段的夹脊穴。

3. 操作 选直径为0.35~0.38mm的针灸针，分别在损伤平面的上下两侧刺入针灸针，针尖斜向脊柱方向，针柄接电针仪导线，同一组导线连同侧两个夹脊穴。痉挛性瘫痪者用密波，输出频率为50~100Hz，输出强度以针刺局部的肌肉出现轻度痉挛为度。以前治疗弛缓性瘫痪者用疏波，现在选用密波，因为神经的再生与电流产生的电场强度成正比，密波电流产生的电场强，有利于脊髓神经再生。临床大量病例已证实了这一理论。

4.疗程 每日1~2次，每次30分钟，6~12次为一疗程，疗程间休息1日。

三、临床研究结果

（1）此疗法对脊髓炎、脊髓出血、视神经脊髓炎、多发性硬化、运动神经元病、脊髓空洞症等所致的脊髓性截瘫均有不同的疗效。一般应治疗3~6

个月以上。

（2）临床实践证明，病变节段在脊柱第2~7胸椎体之间的脊髓损伤，如取穴就在此夹脊范围内，易引起心率变化。应在第7颈椎以上，第8胸椎以下取穴。

（3）对30例患者的临床研究表明，该疗法对于马尾神经损伤的疗效优于腰骶段脊髓损伤，对腰骶段脊髓损伤的疗效优于胸段脊髓损伤，对颈段脊髓损伤的疗效最差，对完全性截瘫者无效。脊髓炎、脊髓内血肿、脊髓变扁者经3~12个月治疗后，运动、感觉、二便功能恢复到可以自理的程度。对30例脊髓性截瘫患者进行治疗前后体感诱发电位变化的观察，结果证明，痉挛性瘫患者选用密波治疗30分钟后，诱发电位的波形分化转好，潜伏期缩短；弛缓性瘫痪选用密波则好转不明显。这可能与周围神经同时受到抑制有关。

四、脊髓电场疗法治疗脊髓损伤的实验研究

（1）1920年，Ingvar对神经细胞进行电场培养，发现神经纤维几乎沿着电力线的方向生长。

（2）1981年，Borgens将八目鳗鱼的脊髓横断后，用持续直流电场治疗，发现神经纤维易穿过损伤平面。之后有多位学者做了类似的实验，发现受损或中断的脊髓神经纤维在一定的条件下具有再生能力。①在电场中，神经细胞的神经纤维生长有着明显的负极趋向性和正极抑制作用，向负极生长的神经纤维数量与电流强度有正相关性。②损伤的神经干表面存在一个显著的电位差异，损伤近端的电位明显高于损伤远端，从而产生沿神经表面进入损伤区的电流，即损伤电流。这一损伤电流的存在有利于神经纤维的再生、延长。动作电位沿神经元传播，一般电位发生于神经元的树突，然后经轴突传向远侧。轴突有有髓与无髓之分，有髓纤维的电位传导速度是无髓神经的50倍，神经越粗，传导能力越大。神经纤维粗细不同，其阈值不同。最大的刺激量能使所有神经兴奋，示波器可见多个波，乃神经传导速度不同之由。神经元之间的传导是单向的，从突触前神经元向突触后神经元传导。但在树突处的神经刺激可以双向传导，既可以向轴突传导，也可逆向传导，但至突触而止。治疗脊髓损伤的电流强度与治疗效果有密切关系。③将治疗电极放置在硬脊

膜外，阳极在损伤点近侧，阴极在损伤点远侧。施放电量达到要求电流时，则引起阴极以下所支配的肌肉收缩，收缩频率与刺激频率相同，说明电流通过伤点向远侧传导。

Borgens用豚鼠进行实验研究，通过电场刺激促进脊髓损伤神经再生，观察到治疗组脊髓中有更多的纤维穿过或绕过胶质瘢痕向远侧生长。而未受电场刺激的神经纤维，其生长力弱，不能穿过胶质瘢痕。

（3）1989年，胥少汀等用脉冲电流治疗13只犬的脊髓损伤。以450gcf致伤犬L_3处脊髓，伤后均表现为全瘫。治疗仪用G6805-1型机，选用连续脉冲波，其波宽0.5毫秒，电流方向为双向，电压范围0~50V，脉冲频谱1~85Hz。治疗电压为3.5~4.4V，频率为1Hz。经脊髓电阻测量，本组电刺激治疗通过脊髓时平均电流密度为5.013mA/cm^2。每次治疗30分钟，每日1次，连续治疗6~10周。于10~12周做神经学评价，SEP、MEP及MRI检查结果达到与直流电场治疗相同的水平。实验结果表明，治疗组的活跃功能相神经细胞多，通过伤区的神经纤维多，胶质网络框架整齐，提示脉冲电场刺激了神经细胞的活跃与稳定，以适应修复的需要，并提示脉冲电场对神经纤维再生与延长有促进作用，并对胶质细胞的成熟有延缓作用。

（4）周羚等对近年的针刺抗脊髓损伤机制进行总结，认为针刺抗脊髓损伤的作用可能与针刺改善患病部位的微循环和组织的新陈代谢、减轻受损组织的水肿和脊神经的压迫有关。同时，针刺可反射性地调节大脑及脊髓相应神经细胞功能，提高脊神经细胞对病变造成的压迫、缺氧等的耐受性，可能是针刺治疗脊髓损伤机制之一。

综上所述，针刺具有肯定的抗脊髓损伤作用，但针刺对脊髓损伤后神经保护机制尚不十分清楚，有待于今后进一步研究。

第四节　局部电场疗法治疗周围神经病

局部电场疗法也称"周围神经电场疗法"，分为治疗周围神经疾病和某一部位的组织器官疾病的两种情况。一是将两根毫针刺入人体某一脑神经或脊神经的出处两侧的上下端，连接两根导线，通以交流脉冲密波电流，形成回路，在局部产生电磁场，形成电磁波，穿透局部神经的纤维，在神经纤维附近产生微小的电磁场及电磁波，有效地重复刺激该周围神经，产生治疗效果。二是将两根毫针刺入人体某一组织或器官两侧，连接两根导线通以交流脉冲密波电流，产生微小的电磁场及电磁波，穿透局部组织或器官，重复刺激，对该组织或器官的疾病产生治疗作用。

局部电场疗法具体治法在以后的章节分别介绍，这里只强调4个问题。

（1）临床操作时也要遵循前述3个治疗技术要点。

（2）视神经、动眼神经、滑车神经、展神经从脑干发出后都经过海绵窦，再经过眶上裂入眶，然后附着在眼球上。所以，一是要在神经末梢附着点取穴，二是要在海绵窦神经走行经过处取太阳1、太阳2，通以脉冲密波电流。

（3）三叉神经、面神经、听神经、前庭神经纤维从脑干发出后都经内耳处，部位较深，体表是乳突。治疗时除要在这些神经的末梢取穴外，还要取乳突1、乳突2，通以脉冲密波电流。密波电流产生的电场能透过颅骨作用于内耳。

（4）脊神经病变时，在神经从肢体发出的部位和神经走行末梢处各取一对穴，同侧上下连接导线后，通以脉冲密波电流。如果脊神经较长，也可在中间加一对穴，并用导线连接，通以脉冲密波电流，以增强其疗效。

局部电场疗法的治疗机制参阅第二章第一节"针刺腧穴对人体的作用"。

第五节　关于电针密波电流的治疗作用

《针灸学》教材认为密波电流能抑制感觉神经而止痛；抑制运动神经而止肌肉痉挛，扩张血管，改善血液循环；还有镇静作用，可治疗失眠等。

近30年来，电场学说认为，密波电流形成的脑部电场能促进大脑神经组织的再生，活化脑细胞，重塑脑功能，用于治疗各种脑部病变，如认知障碍、脑卒中偏瘫、震颤、失眠等。密波电流形成的夹脊电场治疗脊髓病变疗效显著，形成的局部电场用于治疗周围神经病，例如面神经麻痹，可以消除面部炎性水肿，恢复面肌肌力；治疗多发性神经病，可以明显提高肌力。这些临床病例证明了电针密波对于各部位神经组织均有促进再生和活化功能的作用。这些临床病例还需要进一步观察总结，并进行基础研究，以阐明其治疗机制。

第五章
电针治疗偏瘫的研究

第一节　运动神经解剖学基础

大脑皮质对躯体运动的调节是通过锥体系和锥体外系、小脑系统、周围神经共同完成的。

一、锥体系

锥体系是支配骨骼肌随意运动的系统，发自大脑皮质，形成一个复合的纤维束，分为皮质脊髓束和皮质脑干束。

1. **皮质脊髓束**　主要起于中央前回上2/3及中央旁小叶前部，全体纤维集合下行，经内囊后脚、中脑大脑脚、脑桥至延髓，形成锥体。在锥体下部，大部分纤维互相交叉后下降至脊髓外侧索中，形成皮质脊髓侧束。皮质脊髓侧束在下降中陆续至同侧各节段灰质，多数纤维先止于脊髓灰质中间神经元，后到前角细胞；少数纤维直接止于支配肢体远端肌的前角细胞，与人体的精巧运动有关。

在锥体下部，小部分不交叉的纤维下行入脊髓前索，形成皮质脊髓前束。此束仅存于中胸节段以上，在下降中逐节交叉至对侧灰质，直接或间接止于前角运动细胞。

2. **皮质脑干束**　主要起自中央前回下1/3，经内囊膝下降至脑干中，陆续分出纤维直接或间接止于脑神经运动核。其中，面神经核下部（支配面下部表情肌）和舌下神经核只接受对侧皮质脑干束支配；其余脑神经运动核，包括支配面上部表情肌的面神经核上部，均受双侧皮质脑干束支配。因此，单侧皮质脑干束受损（如内囊出血），只有对侧面下部表情肌和对侧舌肌瘫痪，而受面神经核上部支配的面上部表情肌及其余脑神经核支配肌均不受影响。

临床上将锥体系大脑皮质运动神经元称为上运动神经元，将直接支配骨骼肌的脊髓前角运动神经元和脑神经运动核神经元称为下运动神经元。正常时，上运动神经元对下运动神经元有抑制作用。上、下运动神经元不论哪一个受损，都能引起骨骼肌瘫痪，分别称为中枢性瘫痪和周围性瘫痪。但两种瘫痪的具体症状不相同。

上运动神经元受损伤时，失去了对下运动神经元的抑制作用，下运动神经元兴奋性增强，因而反射亢进，肌张力增强，肌肉呈痉挛僵硬状态，所以也称为痉挛性瘫痪或硬瘫。此外，可引出病理反射，如巴宾斯基征。

下运动神经元受损时，因反射弧受破坏，一切反射减弱甚至消失，肌张力减弱或消失，肌肉松弛变软，所以也称为弛缓性瘫痪或软瘫。又因为肌肉失去了下运动神经元的神经营养作用，肌萎缩明显。

二、锥体外系

锥体外系是指锥体系以外的控制骨骼肌活动的传导路，为多级神经元的链锁。其中主要包括大脑皮质、纹状体（包括豆状核和尾状核，豆状核又分为苍白球和壳核）、黑质、红核和网状结构等。它们之间有复杂的联系，最后通过红核脊髓束和网状脊髓束等连接脊髓前角细胞，调节肌张力，协调肌活动等，在保持肌的协调和适宜的肌张力的情况下，使锥体系得以进行精细的随意运动。锥体系与锥体外系在正常运动中相互协调配合。

三、小脑系统

小脑接受来自前庭器官及全身肌肉、关节的冲动，通过前庭小脑束和脊髓小脑束到达小脑蚓部，小脑的传出纤维把冲动传到延髓的前庭核和网状结构，再经前庭脊髓束和网状脊髓束把冲动传至脊髓前角细胞，以维持身体的平衡。

来自大脑皮质的神经冲动经大脑-脑桥-小脑纤维到达小脑齿状核，再通过齿状核-红核-脊髓束将冲动传至脊髓前角细胞。在大脑皮质发出随意运动冲动的同时，总是伴有小脑的冲动到达脊髓前角细胞，兴奋拮抗肌，使随意运动更稳定而准确。

四、脊髓前角细胞及肌纤维

脊髓前角的运动神经元有两种，即α运动神经元和γ运动神经元。α运动神经元发出α纤维支配跨关节的梭外肌纤维，γ运动神经元发出γ纤维支配肌梭内的肌纤维。α纤维横径较粗，冲动传导速度较快，其作用与骨骼肌收缩及维持姿势有关；γ纤维横径较细，冲动传导速度较慢，对调节牵张反射具有重要作用。

第二节　运动神经生理学基础

从神经生理学角度看运动的控制机制，还有很多未知数。可以说，人们对它的认识还是一个尚未打开的"黑箱"。到目前为止，关于运动控制的理论主要有3个假说，即反射学说、层次学说和系统学说。

一、反射学说

英国生理学家Sherrington是反射学说创始人。反射学说认为感觉的传入信息控制运动的传出信息，感觉是运动的必要条件和前提。这一学说可以理解为运动是由外周刺激决定的。但是，反射学说不能解释动物被切断感觉神经后仍能自主运动的原因。

二、层次学说

层次学说由美国医生Jackson提出，至今仍是临床神经学的基础。按照这一学说，运动的控制是由下位水平（脊髓）、中位水平（脑干）、上位水平（脑皮质）3个层次协同完成的。上位水平和下位水平的功能不同，上位水平控制随意运动，下位水平控制非随意（反射性）的运动。

表5-1概括了控制运动各水平与瘫痪各层次的关系。假设正常运动由多水平中枢所控制，越在上位水平，其控制的随意运动越精细；越在下位水平，其控制的不随意运动越多。

层次学说认为，如果上位水平受到损伤，下位水平的运动控制就会占优势，从而出现原始反射及病理性协同运动。层次学说可以解释治疗后运动由下位控制向上位控制转化，是头针、项针治疗儿童脑瘫及成人偏瘫的理论依据。

表5-1 控制运动的各水平与瘫痪各层次的关系（据层次学说）

随意运动	精细运动（非定型的）		大脑皮质
	精细运动（定型的）		基底核
	精细运动（下意识的）		小脑
	平衡反应		中脑、脑桥
	直立反应		
不随意运动	姿势反应		延髓
	协同运动		脊髓
	联合反应		
	牵张反射（痉挛）		

三、系统学说

系统学说由东欧学者Bersntein提出，该学说认为，运动并不是由外周感觉或中枢神经单一控制的，运动的控制与诸多系统相关联，这些系统处于相同的水平上，其相互作用共同控制着运动功能。

以上3种运动控制理论对针刺疗法在临床的应用都有一定的指导意义，在偏瘫患者的针刺临床实际中，最好不要单纯像反射学说、层次学说那样，单一地考虑问题。

第三节　偏瘫异常运动模式

瑞典学者Brunnstrom的研究结果揭示了中枢性瘫痪具有与周围性瘫痪不同的、独特的规律性。中枢性瘫痪是大脑皮质、锥体系和锥体外系的上运动神经元受损后，下运动神经元失去上运动神经元的控制，反射活动增强导致的。此时偏瘫患者硬瘫的肢体不能完成在一定体位下单个关节的分离运动和协调运动，出现异常的运动模式（上肢屈肌痉挛模式和下肢伸肌痉挛模式）。比较常见的异常运动模式表现如下。

一、肌张力异常

高级中枢的皮质脊髓束、锥体外系的抑制性指令和脑干脊髓束的易化指令对脊髓–反射环路进行调控，使骨骼肌纤维轮流交替收缩，使肌肉在完全松弛时具有张力。当脑部病变发生在某些特定部位（如皮质、内囊）时，皮质对运动的下行抑制作用丧失，导致脊髓反射亢进，肌张力异常增高。

二、肌痉挛状态

肌群的肌张力增高表现为痉挛。在临床上，肌张力的大小是以被动运动机体的某部位所感到的抗阻力量大小来表示的。肌痉挛的严重程度主要取决于脑病变的部位，常在休克期后1~3周内出现，进入恢复期后逐渐减轻。

三、反射亢进

脑损伤后，损伤平面以下的各级中枢失去了上一级中枢的控制，原始的、异常的反射活动被释放，引起反射性肌张力异常，出现病理反射、肌紧张反射（姿势反射）亢进。

四、联带运动

联带运动也称联合反应，是指偏瘫患者健侧上下肢紧张性随意收缩时，患侧上下肢也发生肌肉紧张引起的关节活动。联带运动由健侧的用力活动诱发，为患侧的非自主活动所致，肌张力增高时变得尤为明显。

五、协同运动

协同运动也称共同运动，是指偏瘫患者肢体在做随意运动时不能做单关节的分离运动，只能做多个关节的同时活动。协同运动的起动可由意志支配，是随意的，本质是脊髓中支配屈肌的神经元之间和支配伸肌的神经元之间交互抑制关系失衡。一般出现在联带运动之后。恢复期，随着分离运动的完善，协同运动、联带运动恢复至正常。

第四节　偏瘫恢复规律与电针治法的创新

正常肢体运动时主动肌与拮抗肌是相对而言的协调关系。例如，手做屈曲运动时，屈肌为主动肌，伸肌为拮抗肌，此时主动肌肌力增高，拮抗肌肌张力下降，才能完成手的屈曲运动。手做伸直运动时，主动肌伸肌肌力增高，拮抗肌屈肌张力下降，才能完成手的伸直运动。偏瘫患者开始时主动肌与拮抗肌的肌力和肌张力同时低下，然后是主动肌肌力、肌张力增高，造成异常运动模式。

一、典型偏瘫的运动功能恢复过程

Brunnstrom提出分三期六个阶段。

1. **脑休克期弛缓阶段** 发病初期，患肢的主动肌与拮抗肌肌力、肌张力均低下，腱反射减弱或消失，无随意运动，呈弛缓性瘫痪，时间为2~8周。

2. **痉挛期开始阶段** 主动肌（上肢屈肌、下肢伸肌）肌力、肌张力开始增高，手有小限度的屈指动作，足有小限度的内翻动作（下肢内侧伸肌肌力、肌张力增高为主），腱反射正常或稍活跃，呈现轻度痉挛。

3. **痉挛期高峰阶段** 手可以进行抓握，但不能松开，上肢呈屈曲内旋，足呈内翻。

4. **恢复期开始进入分离运动阶段** 拮抗肌肌力、肌张力开始恢复，上肢伸肌为拮抗肌，下肢屈肌为拮抗肌。患者出现随意运动，手可以进行抓握、伸指，足趾可以背屈，痉挛减弱。

5. **恢复期进一步进入分离运动阶段** 拮抗肌肌力、肌张力进一步恢复，随意运动建立，此时可做肘关节外旋、肩关节外展动作，踝关节可以背屈。

6. **运动模式接近正常阶段** 随意运动进一步协调精细，能进行手指的单个小关节屈伸运动，踝关节可以内翻和外翻，运动速度接近正常。

上述恢复过程可以简单地概括：①以上肢为例，屈曲时屈肌为主动肌，伸肌为拮抗肌。脑休克期屈肌和伸肌的肌力、肌张力均下降，为弛缓性瘫痪。痉挛期开始主动肌肌力、肌张力升高，渐渐上肢屈曲、内旋，手握拳。恢复期开始，拮抗肌肌力、肌张力均开始恢复，主动肌肌张力下降，上肢能外展、外翻，手能伸开，直至接近正常。②以下肢为例，站立时伸肌为主动肌，屈肌为拮抗肌。脑休克期伸肌和屈肌的肌力、肌张力均下降，为弛缓性瘫痪。痉挛期开始主动肌肌力、肌张力升高，渐渐下肢伸直、足内翻（内侧伸肌肌力、肌张力增高为主）。恢复期开始，拮抗肌肌力、肌张力均开始恢复，主动肌肌张力下降，下肢能足外翻，膝、髋关节能屈曲，直至接近正常。

二、电针拮抗法治疗

依据Brunnstrom三期六阶段理论，分析典型偏瘫的恢复过程。瘫痪开始时所有主动肌、拮抗肌肌群的肌力、肌张力均低下，渐渐地转为瘫痪的主动肌肌张力、肌力稍有增高，而瘫痪的拮抗肌肌张力、肌力恢复缓慢，形成以主动肌肌力、肌张力增高为主的肢体痉挛状态。电针刺激拮抗肌，选用疏波，可以增强拮抗肌的肌力、肌张力，进而纠正主动肌的肌张力异常增高，而进入恢复期，直至运动的主动肌与拮抗肌的肌力、肌张力平衡和协调。所以，在瘫痪开始即采用电针疏波刺激拮抗肌，使其肌力、肌张力尽快恢复，通过增强拮抗肌的肌力、肌张力来纠正主动肌的异常肌张力，是治疗偏瘫的切入点。这一治法非常符合偏瘫的恢复过程。康复治疗的目的即在于促进患者的运动功能按上述顺序尽快纠正，否则会出现或加重误用综合征。

根据上述偏瘫恢复的规律，脑休克期即采用电针疏波直接兴奋其拮抗肌，使拮抗肌产生运动，不仅可以提高拮抗肌的肌力、肌张力，同时可以降低主动肌的肌张力，减轻痉挛，加快分离期的出现，纠正异常的运动模式，这种治法一直持续到恢复期结束。该治法简单且可操作性强。紧紧抓住恢复拮抗肌肌力、肌张力的治法，抓住治疗偏瘫的关键，也是疗效极佳的治疗方案。

肢体偏瘫时有上肢内旋、屈曲、握拳状态，下肢伸直、足内翻状态等异常模式。选用电针刺激拮抗肌的穴位，上肢针对外展肌、旋后肌、指总伸肌，以改善伸肘、伸腕、伸指、旋后、外展功能；下肢针对股内侧肌群、腓骨长肌、腓骨短肌，以增强股内收、足外翻功能。选穴要选在疏波电流作用下具有增强上述功能的腧穴（图5-1、图5-2）。

治疗时，首先让患者取仰卧位，上肢主要取肩髃（针尖刺向颈部，内有三角肌、冈上肌使臂外展并防止肩下垂）、肩髎（针尖刺向颈部，内有三角肌、冈上肌使臂外展并防止肩下垂）、天井（针尖刺向肩部，内有肱三头肌使前臂伸直）、手三里（内有旋后肌使前臂旋后），选用疏波，通电后可以使上肢向后外方向旋转，使拮抗肌的肌力、肌张力逐渐增强，主动肌的肌张力逐渐减弱，痉挛缓解。手部屈曲时，选用外关（内有拇长伸肌和食指固有伸肌使拇指、食指伸直）、内八邪（内有食指固有伸肌、骨间肌使食指伸直），通电后可以使手产生伸指动作。下肢取髀关（内有缝匠肌使大腿内旋）、血海

（内有股内侧肌使膝内收屈曲）、阳陵泉（沿皮向下刺，内有腓骨长肌、趾长伸肌使足背屈、伸趾、足外翻）、悬钟（内有腓骨短肌、趾长伸肌使足背屈、伸趾、足外翻），选用疏波，通电后可使下肢屈曲，足向外翻，从而使足内翻肌组的肌张力下降，痉挛减轻。

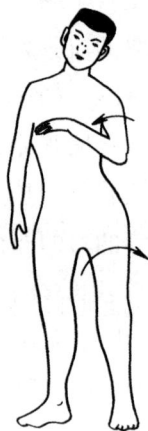

图5-1　脑卒中后异常运动姿势　　　图5-2　对抗脑卒中后异常姿势

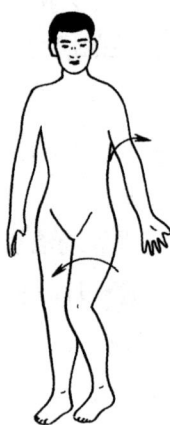

一组导线连接肩髃、肩髎，一组导线连接天井、手三里，一组导线连接外关、内八邪（其中一个穴），一组导线连接髀关、血海，一组导线连接阳陵泉、悬钟。电流量以肌肉收缩能纠正异常运动模式，患者又能耐受为准。每日治疗1~2次，每次30分钟，6次后休息1天。

脑休克期即开始治疗，通过电流的兴奋作用，既可以加快脑休克期的解除，又可以减轻症状，缩短痉挛期。恢复期开始，协同运动减少，分离运动增多，痉挛开始缓解，针刺治疗仍以电针拮抗肌为主，渐渐地肢体以分离运动为主，联带运动、共同运动逐渐消除，正常的运动模式开始建立。

电针治疗是通过向肌肉和关节输入正常的运动模式打破脑卒中引起的肢体异常运动模式。向中枢神经系统输入大量的本体运动及皮肤感觉的冲动，从而发挥易化作用，促使正常运动模式形成，促进大脑细胞功能重组，使大脑皮质运动区运动定型完成，以实现对低位中枢的调控。电针的电流刺激对中枢神经有兴奋作用，有利于脑休克期的解除；可以加快拮抗肌肌力、肌张力的恢复，进而缓解主动肌的肌张力。

疏波电流可以使拮抗肌产生有节律的跳动，术者可以观察到患者肢体是否在做增强拮抗肌肌张力、肌力，降低主动肌肌张力的运动，如果不是在做这种运动，那就是取穴不对，应当重新取穴。这种电刺激可以刺激拮抗肌使之收缩，通过肌梭和腱器官反射来交互抑制主动肌的痉挛，使痉挛的主动肌松弛。

三、康复结果

根据病变的性质（是指病灶脑出血、脑梗死）、部位（是指皮质下或内囊，内囊的内侧、中间、外侧）、大小不同，治疗时机的把握（急性期治疗是否及时、正确），治疗方法的对错（恢复期治疗是否有利于纠正异常运动模式），将预后分为三类。

1. 较轻 患者只是出现轻度肌无力，腱反射活跃，经过治疗可以恢复到正常。

2. 中度 偏瘫患者按上述恢复过程，可以达到生活自理。

3. 重度 患者恢复到一定阶段（多在痉挛期），不再恢复。

在康复治疗初期，可以对其运动功能恢复作出预测。一般来说，发病2周左右患者即应出现腱反射活跃和肌张力增高，同时多伴有随意运动出现（随意运动此时为共同运动）。如果在腱反射亢进的同时不出现随意运动，患肢运动功能恢复到具有实用性的可能不大。如果在8周左右其肌张力仍然低下，则预后不佳。一般运动功能的恢复在发病后3个月内比较明显，6个月后多数患者运动功能的恢复基本停止。如病情相同，一般60岁以下的患者较70岁以上的患者易恢复。下肢实用性功能较上肢及手的精细运动功能恢复得早。

四、异常姿势的预防

脑卒中后卧床时采用良好的肢体位置的目的是预防患肢痉挛，即预防异常姿势的出现。可以取仰卧位、健侧卧位、患侧卧位轮换，多以健侧卧位为主，不应长期患侧卧位（图5-3）。

（1）仰卧位：头正中位。患侧肩尽量前伸，肩下垫一软枕。肩关节外展、外旋，腕关节背伸。手指伸展略分开，拇指外展。髋、腰部下方放置软枕，髋关节及大腿稍内旋。膝关节下放一个枕头，使其屈曲，踝关节略呈背屈，防止足下垂和内翻。

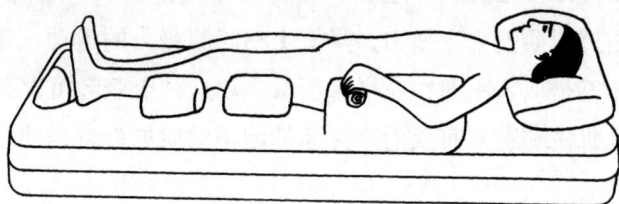

仰卧位

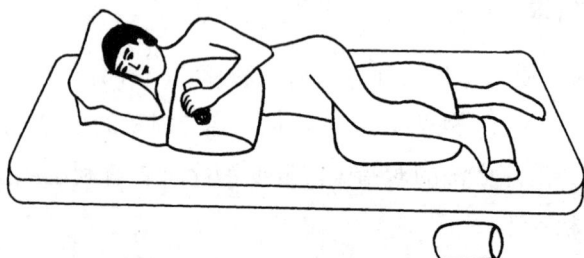

健侧卧位

图5-3 正确卧床姿势

（2）健侧卧位：患侧肩向前伸，肘及腕关节均保持伸展位，腋下的胸侧壁置一软枕，使肩及上肢保持外展位。髋略屈，屈膝，踝略背伸。健侧肢体可以自然放置。

（3）患侧卧位：患侧肩向前伸，肘伸直，前臂旋后，腕伸展，手掌向上，手指伸开。健肢在前，患肢在后，膝屈曲，踝背伸，足掌与小腿尽量保持垂直。

患者急性期要经常变换体位，每2小时翻身一次，防止出现压疮，预防肺部感染。偏瘫患者多愿意向患侧卧位，因脑卒中早期瘫痪肢体多有感觉障碍，患肢长时间受压，不感觉痛苦。但患侧肩关节与髋关节长时间压迫，极易产生患肢肩、髋关节的痉挛与挛缩，为日后功能恢复带来隐患。因此，3种体位经常变换为佳。

第五节　电针治疗偏瘫有关问题探讨

一、理论依据

Brunnstrom首次描述了中枢性瘫痪与周围性瘫痪的本质区别，是现代康复医学学术史上的较大贡献之一，使人们对偏瘫的本质认识更深入。

二、治疗体位

以往针灸体位的选择主要以患者舒适、能耐受及医者操作方便为主，基本不考虑体位与疗效的关系。脑卒中后偏瘫患者的舒适体位为上肢屈曲横放胸前，下肢伸直，髋外展外旋的痉挛模式。如果就势针刺，在针刺促进肌张力增强的作用下，可能出现痉挛加剧的后果。所以提倡在康复体位下针刺。一般应是患者仰卧位，患侧上肢尽量取伸展位，上肢痉挛重者可取胸前屈肘位，掌心向下；下肢取屈髋屈膝位，小腿下垫一小棉被，根据病情和治疗需要取健侧卧位（图5-3）。

三、电针的运用

以往只将毫针刺入腧穴内，采用捻转提插法很难改变肌张力，也可能加重异常模式。只有运用电针，采用疏波，使电流作用于瘫痪肌的拮抗肌上，兴奋拮抗肌，使拮抗肌收缩产生运动，进而增强拮抗肌的肌力及肌张力，才能缓解瘫痪肌的肌张力，纠正异常姿势。

四、电针治疗时的效果判定

以往针刺入腧穴后，以是否得气，即患者是否有酸、麻、胀、重感为针刺是否精准的标准。这一标准对一般性疾病，特别是感觉障碍性疾病的疗效判定较准确。对于中枢性瘫痪，判断电针后是否有效应以是否纠正了患者异常运动模式为标准，如上肢是否出现向外旋、手指是否出现屈伸活动、下肢是否出现足外翻。如果没有出现上述情况或反而使上肢内旋、下肢内翻加重，则应重新刺入，调整针刺的角度或深度，然后通电，直至获得满意的效果。

五、肢体训练及评价方法

患者在体针、电针治疗后，或头针治疗时常配合肢体训练。以往的训练方法以提高肌力为重点，强化了协同运动、联带运动而导致误用综合征的出现。目前尚有不少人缺乏正常运动模式的概念，因而常将异常运动模式（如误用综合征等）误认为好转、改善，这是应当纠正的。针灸医师应学习康复评定知识，研究Brunnstrom偏瘫恢复六阶段理论及其偏瘫运动功能评价法，以判定治疗方法是否正确，以便及时调整治疗方案。

六、头针、项针的治疗作用及机制

层次学说认为，如果脑上位水平受到损伤，则下位水平的各种功能处于释放状态，从而出现原始反射及病理性协同运动。头针、项针治疗可以促进脑部上位水平的恢复，是治疗儿童脑瘫及成人偏瘫的理论依据。

选取头针疗法可以使患者的注意力集中，积极主动配合医师锻炼的意识明显增强，获得理想的训练效果。选用项针可以改善脑部血液循环，活化脑细胞，增强脑的功能。这些针刺疗法对现代康复医学是极好的补充，使患者在康复治疗过程中得到协调性训练，有效避免肢体痉挛，防止废用综合征的发生，使患者的运动尽可能达到协调和随意，提高生活质量和自理程度。

偏瘫患者大脑皮质的运动功能减弱，皮质下的运动功能亢进，即在中枢神经中运动整合水平降低。偏瘫功能恢复应是运动整合水平提高，抑制下位层次运动功能的亢进。项针改善脑部血液循环是治疗脑病的基础，而头针产生的电场可以直接活化脑细胞，促进脑功能恢复。对头部穴区进行刺激，可以通过头这一容积导体产生生物电电场和磁场，其透过颅骨，将生物电效应传送到大脑皮质，与脑神经细胞自发电位变化传递到大脑皮质一样，无疑对大脑皮质有刺激作用。以下的临床研究可以说明这一原理。

（1）临床进行运动诱发电位研究时发现，除用诱发电位的刺激器刺激侧头部，可在大鱼际处收到MEP波形外，针刺头部相应部位后捻转，在大鱼际也可测到MEP波形。诱发电位是电或磁产生的作用，即电场或磁场作用于皮质的结果，说明针刺捻转后能产生运动诱发电位，也是生物电电场和磁场的作用。

（2）超声波治疗中风偏瘫，是超声波穿透颅骨直接作用于大脑皮质。据此认为，针刺产生的电场和磁场也可以直接穿透颅骨而作用大于脑皮质。"场说"的提出补充了传统针灸治疗理论上的不足，为针刺研究治疗脑卒中提供了一种新的有效的方法和理论。随着科学技术的提高，"场说"的科学性、客观性将得到进一步证明。

头针电磁场的这种作用可能改变脑皮质神经细胞的兴奋性，纠正抑制性泛化，使可逆性神经细胞复活或使被抑制的神经细胞觉醒，促进缺血性半暗带的局部神经元低氧超极化状态改善，神经功能尽快恢复；另外，也可能加强皮质功能区之间的协调和代偿作用，促进功能重组，使相应的临床障碍得到改善。也就是说，头针可以通过对大脑皮质的刺激作用使神经功能得到恢复，从而促进肢体的恢复。

七、治疗开始时间及安全性问题

关于偏瘫早期针刺及康复训练的开始时间问题，目前争论较多。大多数观点认为，脑梗死后的针刺及康复应该尽早开始。对血压无明显影响时，可以病后就开始治疗，但以不影响临床抢救为前提。应以患者神志清醒、生命体征平稳、临床症状不再发展后48小时开始为宜。

脑出血的患者，一般应在病后3周左右，生命体征平稳，特别是血压稳定，再出血的可能性很小时，先用轻度刺激量，适应后再逐渐加大刺激量。亦有主张对神志不清者针刺人中、风池、内关等穴，达到醒脑开窍的目的。此法有可能诱发再出血，应当严格掌握适应证。

第六章
电针治疗周围神经病的研究

第一节　周围神经病的发病机制

周围神经病病理改变可分为以下4种（图6-1）。

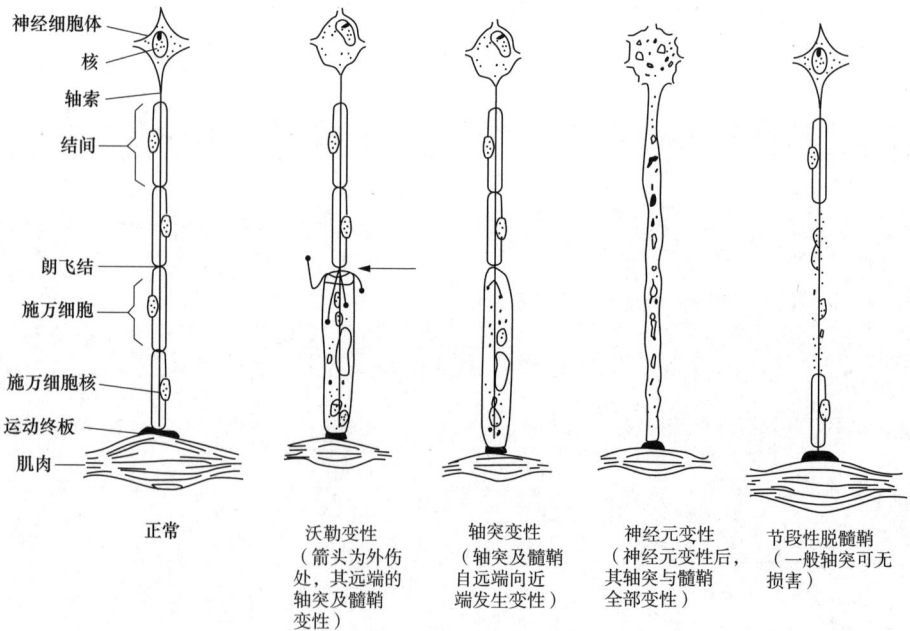

图6-1　周围神经病的基本病理过程图解

1. 沃勒变性（Wallerian degeneration）　轴突因外伤断裂后，无轴浆运输为胞体提供轴突合成的必要成分，断端远侧轴突和髓鞘变性、解体，由施万细胞和巨噬细胞吞噬，并向近端发展。断端近侧轴突和髓鞘只在1~2个朗飞结发生同样变化，但接近胞体的轴突断伤可使胞体坏死。

2. **轴突变性**（axonal degeneration） 是中毒、代谢性神经病最常见的病理改变。中毒或营养障碍使胞体蛋白质合成障碍或轴浆运输阻滞，远端轴突不能得到必需的营养，轴突变性和继发性脱髓鞘均自远端向近端发展，称逆死性（dyingback）神经病。病因一旦纠正，轴突即可再生。

3. **神经元变性**（neuronal degeneration） 是神经元胞体变性坏死继发的轴突及髓鞘破坏。其病变类似于轴突变性，但神经元坏死可使轴突全长短时间内变性、解体，称神经元病。可见于后根神经节感觉神经元病变，如有机汞中毒、癌性感觉神经元病等；或运动神经元病损，如急性脊髓灰质炎和运动神经元病等。

4. **节段性脱髓鞘**（segmental demyelination） 是髓鞘破坏而轴突保持相对完整的病变，如炎症（Guillain-Barré综合征）、中毒（白喉）、遗传性及代谢障碍等。病理表现为周围神经近端和远端不规则的、长短不等的节段性脱髓鞘，施万细胞增殖并吞噬髓鞘碎片。

第二节 电刺激促进周围神经再生的动物实验

Wilson用间断电刺激治疗鼠正中神经和尺神经损伤，发现损伤远端神经纤维数量增多，神经传导速度恢复加快。Borgens首先用青蛙肢体进行了电场促进神经再生的研究，结果表明电场提高神经再生能力得益于电场本身，而不是电极、组织交互作用的结果。Raji证实脉冲电磁场能促进白鼠坐骨神经功能的恢复，并能增加神经纤维损伤段和远侧段再生轴突的直径，加速神经损伤远端沃勒变性的恢复，提高神经再生速度。Orgel发现猫腓神经横断后用脉冲电磁场刺激，能增加其横断面运动神经细胞的数量。Kerns和Zanakis报道，直流电场刺激能促使鼠坐骨神经再生加速，其形态学研究显示，实验组较对照组在损伤的坐骨神经远端有大量轴突，并且3周后牵拉张力明显增大，差异有显著性。Pomeranz分别用直流电阴极和阳极刺激鼠坐骨神经损伤的远端，观察白鼠隐神经再生情况，发现用直流电阴极刺激能明显促进轴突再生，实验组的轴突再生是对照组的10倍；如用直流电阳极刺激，实验组结果与对照组无差异。Fahnour实验结果为直流电场治疗组坐骨神经每日生长3.2mm，对照组每天生长2.2mm，治疗组比对照组神经再生速度快45％。Politis应用弱直流电场治疗受损伤的鼠坐骨神经，证明电场确能早期促进神经再生和运动功能恢复，特别是提高早期恢复率。有的学者研究证实了神经纤维在电流刺激中向负极方向生长，而在正极方向则回缩或完全被抑制吸收的特性，并认为神经生长因子（NGF）等促进神经生长物质带有较强的电荷，在电场作用下聚集到阴极处，从而产生诱导神经纤维生长的作用，负极趋向性理论已得到广泛验证。

经研究，经皮电刺激对周围神经再生的促进作用肯定。但其机制尚未明确，还需进一步研究。

Zanakis首次在周围神经系统使用电场，做详细的剂量反应调查，证实1~10μA范围的电流水平修复损伤的鼠神经系统是有效的，并认为电流不是生理学上有关的参数，而是电流密度，即在被治疗组织处的场强。

电场促进损伤的周围神经再生的作用时间一直有争议。Kerns认为直流电刺激可促进神经再生的早期过程。Zanakis用动物实验证明，治疗10日后与30日后比较，荧光染色轴突计数结果显示"急性"和"慢性"的动物之间没有显著差异。一旦神经再生开始，去除电场后对神经再生没有影响，且没有发现长期传送电流的不利影响。但国内学者沈宁江等通过动物实验证实，20日后电刺激对周围神经再生仍有促进作用，电刺激30日、60日时，所有电生理指标、形态学指标及神经功能指标呈明显上升趋势。并证实长期置入动物体内不会发生排斥、感染及短路，不会引起瘢痕增生，神经吻合口不增粗，不发生神经瘤。

Kern肯定了再生轴突首先向阴极生长，然后向阳极生长，因为实验发现它们处于固定的阴性电极的远端，但电效应对神经再生的促进作用发生在最初几天，即生长的起始阶段，一旦神经再生开始，电场对神经再生没有影响。

电刺激的种类主要有恒定弱直流电、脉冲电流、电场与电磁场、驻极体及压电聚合物膜等，Paterson认为基本电刺激方法仍为恒定直流电刺激。Osterman归纳电刺激使用方式主要有全置入式、半置入式、非置入式3种，并认为3种方法各有优缺点。

目前，除了手术、药物、康复治疗外，电刺激治疗对促进神经再生无疑是一种有效的治疗手段，宜广泛应用于周围神经损伤患者。

第三节 电刺激促进周围神经再生的机制研究

神经系统的生长和引导是复杂的，电刺激促进损伤的神经再生机制目前尚不清楚。局部微环境建立特有渠道至靶细胞非常重要。再生机制是多因素的，包括多种生物电化学过程，且多种因素的相互作用十分微妙。国内外学者提出了很多假说，认为可能与局部电的相互作用有关，归纳起来有以下几种。

1. **血流再灌注学说** Zanakis认为周围神经和中枢神经系统的再生能力与电场带来的血流量增加有关，并认为这是电场诱导神经再生机制的最后分析结果。将大鼠右侧坐骨神经于大腿中部横断损伤，用TRAXON（电刺激器）神经套管传送$1.4\mu A$稳定的直流电（电压1.4V），放于横跨神经损伤处，阴极置于神经的远端。左侧（对照组）用相似的方法，但置入装置无电能。在置入术后5日和7日，动物用塘鹅墨灌注，切除左右两侧的坐骨神经，分析血管墨汁的程度，结果发现，最初的墨汁集中在神经束膜上；在两个时间点，墨汁清晰可见于整个神经断面。这些研究证实，电场确实对接近神经损伤处的脉管系统有明显作用。进一步说，因在5日和7日轴突还未达到分析点，因此认为电场影响脉管系统促进神经再生。Borgens的实验发现电场的特性是神经营养剂，并认为这是首要的作用，而不是第2位的作用。另有学者认为电场能引起离子运动，从而刺激感觉神经末梢，通过轴突反射和节段反射引起血管扩张，另外直流电的电解作用使微量组织蛋白分解释放血管活性肽，直接扩张小动脉，增加毛细血管渗透性，引起血管扩张，使受损神经段血供改善，从而促进神经再生。

2. **细胞内分子电泳再分配假说** Patel认为电场能改变神经膜分子的潜在不平衡状态，可干扰控制生长的跨膜运输过程。所以在电场下与生长有关的分子和某些受体在轴突内移动以适合细胞的重新分布，可能是观察现象的最恰当的解释。Pomeranznn推测有一种方向朝向负极的电源效应可吸引正电分子，神经生长因子带有较强的正电，因而在电场下向负极方向运动。

3. **电场影响钙离子水平变化** 已知钙离子参与细胞形态和机动性的调控，神经生长锥中的钙离子要比细胞体和轴突中的钙离子多得多，可能控制神经的延长。在延长期，生长锥丝状伪足尖端主要由钙离子组成的离子流进入，螺旋神经元生长锥中的钙离子水平受影响神经延长的电信号和化学信号调节。

钙可能参与敏感轴突向定位的神经生长因子延伸的反应。钙在神经向电性中有一定作用。研究已发现钙通道阻断剂对非洲蟾蜍神经轴突的生长有毒性作用。从培养液中移去大多数钙离子，虽然余下的胞外钙离子仍可影响神经定向，但却不影响神经的向电性。改变钙在生长锥的电流平衡可以拮抗这一效应，从而表明局部钙的内流对神经生长锥的定向有作用。

4. 电场能促进神经轴突穿过类神经瘤样损伤生长　神经损伤后常见的临床问题是继发的神经瘤形成及相关功能恢复不彻底。Beveridge对大鼠坐骨神经上相隔4mm的两点挤压并在其间部位施以苯酚以产生类神经瘤样结构，3周后即形成一个团块状、神经轴突不能穿透的结构，这时在施以苯酚的部位及7mm远处分别缝上硅胶套管。实验组连有电线通向置入皮下的TRAXON（电刺激器），远侧为阴极，而对照组无电连接。置入3周后，电刺激组阴极远侧可见大量有髓鞘轴突，而对照组中纤维数量要少4倍。用坐骨神经功能指标定量，电刺激的动物足印形状较对照组有神经瘤动物的相应指标显著提高。

5. 电刺激促使雪旺细胞增殖及髓鞘再形成　电刺激能促进体外培养的雪旺细胞增殖。作为周围神经系统的胶质细胞，雪旺细胞在轴索再生中起着重要的支持作用。有研究从冰冻处理的移植神经段发现，只有在雪旺细胞从近端游走进入移植段时，轴索才能通过移植段进行再生长；假如使用细胞毒性药物阻止雪旺细胞游走，则轴索不能再生。有髓纤维的发育成熟有赖于髓鞘的再生，髓鞘再生以雪旺细胞的存在为基础，雪旺细胞增生后形成一条为轴突长入的管道。

第四节　针刺治疗周围神经病的方法

电针产生的电场治疗周围神经病的相关文献报道很少，目前只能将有限的资料做简单介绍。

一、明确病变神经及其损伤程度

明确病变神经及其损伤程度是针刺选穴及判定临床疗效的前提。周围神经病患者有明显的病变部位，明确病变神经并不难。依据患者的临床功能表现，损伤程度分为3类。

1. 神经传导功能障碍　又称神经失用，常由轻度外伤、压迫等原因引起。

临床针刺治疗效果最好，康复时间也较快。

2. 神经轴索中断 其损伤以远端神经纤维及髓鞘发生逆行性病变为主。针刺治疗效果也较好，但康复时间较长。

3. 神经断裂 此类患者手术修复后再进行针刺治疗，方能取得临床治疗效果。

二、选穴

由于周围神经病有局限性，选穴均应以病变局部穴位为主，并沿损伤神经走向配穴。如桡、尺神经损伤，应取曲池、手三里、外关、后溪、合谷等穴，每日取穴应避免与前一日重复。

三、针刺方法

治疗周围神经损伤运用针刺手法后应加电针仪，连接导线，用密波、低电流量产生的电场刺激，20~30分钟为宜。密波可以使局部温度升高，血流加速，促进神经纤维修复。具体治法参见第四章第四节"局部电场疗法治疗周围神经病"及其他有关章节。

四、穴位注射疗法

穴位注射疗法对本病有非常重要的治疗作用。穴位注射不仅能保持长久的刺激作用，还能使药物直接作用于损伤神经或周围组织，疗效更高。穴位注射切忌针头太粗。针头刺入神经，有麻痛感时不宜注入药物，应当将针后退0.5cm再缓慢注入药物，以免引起药物性神经损伤而加重病情，如注入时患者疼痛剧烈，应停止注入。穴位注入药物以维生素B_1、B_{12}等营养药物为主，隔日1次，交替取穴。

五、辅助疗法

主要有按摩疗法及功能锻炼。推拿手法以捏、拿、揉、挫四法为主。可嘱患者家属配合治疗，手法要求均匀、柔和、深透，时间宜稍长。功能锻炼则应依病情而定。

六、药物配合

药物配合治疗可选择黄芪桂枝五物汤等。

第七章
神经病常见症状的诊断与治疗

第一节　头　痛

　　头痛是临床的常见症状，一般泛指头颅上半部，即眉毛以上至后枕下部范围内的疼痛，面部的疼痛不在其内。中医学认为疼痛部位浅而近者名"头痛"，深而远者为"头风"。

　　头痛的发生原理　颅外的各种结构，如头皮、肌肉、帽状腱膜、骨膜、血管、末梢神经等对疼痛较为敏感，其中颅外动脉、肌肉和末梢神经最为敏感，是引发头痛的主要结构。对疼痛较敏感的颅内结构是硬脑膜、血管和脑神经。上述各种疼痛敏感组织发生变化时，就出现各种形式及部位的头痛。血管被牵拉、伸展，或移位、扩张；脑膜受刺激；头颈部肌肉收缩；神经受刺激或损伤；五官科病变扩散或反射到头部；精神因素等导致痛阈降低，以致对疼痛的感受性增高，均可引发头痛。此外，体液的生化改变近年来受到重视，如发作时血浆中5-羟色胺含量暂时降低、去甲肾上腺素含量异常等。内分泌改变及某些药物也是造成头痛的原因之一。

一、分类与诊断

（一）原发性头痛

1.偏头痛

　　（1）典型偏头痛：约占偏头痛的10%，多有家族史。有明显的先兆期表现，如眼前闪光或冒金星、有暗点、黑蒙、偏盲。其他先兆症状是精神不振、嗜睡、肢体感觉异常、轻瘫和失语。先兆症状持续数分钟，随之单侧剧烈头痛，有时双侧或左右交替发作。疼痛多在前额、颞部、眼眶，可向半个头部扩散，性质为跳痛、胀痛、敲击痛。同时颞浅动脉搏动增强，压迫可使疼痛略减。患者面色苍白、恶心、出汗、畏光、畏声，常伴呕吐，吐后头痛明显减轻。发作持续数小时，长者可达1~2日，多在上午或日间发作。可每日发作，或数周、数月甚至数年发作1次。每日均发作称为偏头痛持续状态。

（2）普通偏头痛：约占偏头痛的2/3。先兆症状不明显，可在头痛前数小时或数日内出现一些胃肠道症状或情绪改变，头痛部位及性质与上述相似，持续时间长，可达数日。常有家族史。

（3）基底动脉型偏头痛：患者多为年轻或青春期女性，发作与月经有明显关系。开始时出现以视觉障碍和脑干功能紊乱为主的先兆症状，如闪光、暗点、黑蒙、复视、眩晕、构音障碍、口周或舌麻木、肢体麻木、共济失调等，持续数分钟后发生晕厥，意识恢复后出现枕部或一侧头部剧烈跳痛，伴恶心、呕吐，持续数小时。常有家族史。

（4）特殊类型偏头痛：如眼肌瘫痪型偏头痛、偏瘫型偏头痛、腹型偏头痛等。

2. 丛集性头痛 又称组胺性头痛。主要见于男性，多在中年发病，常在夜间入睡后突然发作而无先兆。开始时疼痛在一侧眶周或眼球后，迅速波及同侧额、颞、耳、鼻及面部。性质为跳痛、烧灼痛，伴有同侧眼及面部发红、流泪、流涕、鼻塞。常以十分规律的方式每天发作，连续数周或数月。间隔数月或数年再复发。组胺诱发试验阳性。

3. 肌紧张性头痛 是慢性头痛最常见的类型。多见于青壮年女性，头痛如重压样、紧箍样，有时以头顶及枕部明显。情绪不佳、紧张、失眠可使头痛加重，一般无阳性体征。继发性肌紧张性头痛是在头颅、颈椎病的基础上产生的，检查可发现原发病征。

（二）继发性头痛

1. 精神性头痛 头痛部位不定，或全头痛，性质多样或模糊不清，长年累月存在，但有波动性。头痛轻重与情绪改变、疲劳、失眠及天气有关，常伴有自主神经功能紊乱症状。临床检查无器质性病变的体征。

2. 脑血管疾病引起的头痛 颅内动脉瘤常有恒定一侧的眼眶周围搏动性痛，或一侧头部胀痛，有时伴有该侧动眼神经不全麻痹。颅内血管畸形的头痛多在20岁前出现，常位于病灶侧，伴有癫痫发作。当动脉瘤破裂或畸形血管出血时，产生自发性蛛网膜下腔出血，头痛多急骤发生，如爆裂样，数分钟达高峰，常伴有呕吐及脑膜刺激征。高血压性脑出血在出血前数日或数小时多伴有头痛、头晕，出血开始即有剧烈头痛、呕吐及意识障碍。部分脑梗死与脑栓塞的患者有轻度头痛。颞动脉炎表现为单侧或双侧颞部或眼部的浅在性烧灼痛。高血压头痛一般是枕部及额部头痛。

3. 五官疾病引起的头痛　常因五官疾病导致，或放射至相应部位引起疼痛。如眼部疾病引起的头痛位于眼眶及额部，鼻及鼻旁窦疾患引起额及鼻根部疼痛，牙病引起颞部疼痛。

4. 颅内感染性头痛　如各种病原体所致的脑炎、脑膜炎均有头痛。脑脓肿、脑寄生虫病也有程度不等的头痛。

5. 全身性疾病引起的头痛　急性感染性疾病有发热引起的剧烈血管扩张性头痛，内分泌、代谢性、中毒性疾病也常见头痛。饮酒后常因血管扩张而头痛。

6. 其他　如脑肿瘤、腰椎穿刺、颅内压增高、颅内低压、头部外伤后、癫痫等引起的头痛。

二、治疗

1. 毫针疗法

治法1：上下配穴法，泻法。

处方：太阳、头维、合谷、足三里、太冲。

方解：太阳、头维穴为近部取穴，内有颞动脉，针刺可调整颞动脉的舒缩功能而止痛；合谷、足三里、太冲为远部取穴，可协同止痛。本法适用于各种原因引起的偏头痛、精神性头痛。

操作：合谷、足三里、太冲穴的针感应向下传，以引邪下行。每日1次，或痛时针刺，每次留针30分钟，其间行针2次，6次后休息1天。

治法2：夹脊配穴法，泻法。

处方：颈2、4、6夹脊穴。

方解：上述三穴的脊神经后支支配头项部肌肉，针刺后肌肉紧张缓解而止痛。本法适用于肌紧张性头痛。

操作：每日1次，每次30分钟，其间行针2次，每次1~2分钟，6次后休息1日。

治法3：近部取穴法，泻法。

处方：以下关穴为主。鼻源性头痛加攒竹、印堂、迎香，眼源性头痛加太阳、阳白、鱼腰，牙病性头痛加颧髎、夹承浆、太阳。

方解：下关穴内下三叉神经节，支配头面部的感觉功能。其余各穴均为局部取穴，治疗穴位所在部位的疾病。本法适用于五官疾病引起的头痛。

操作：每日1次，每次30分钟，6次后休息1日。

治法4：近部取穴法，泻法。

处方：风池、供血、下关。

方解：风池可以改善颅内的血液循环，又治后头痛；供血可以调整脑脊液循环；下关治前部头痛。本法适用于颅内压变化及颅内感染引起的头痛。

操作：每日1次，每次30分钟，6次后休息1日。

2. 电项针疗法

处方：风池、供血、太阳、百会。

方解：本方可调整中枢神经系统的功能而止痛，适用于精神性头痛。

操作：针刺后用两组导线将同侧风池、供血上下连接，选用疏波，通电30分钟，每日1次，6次后休息1日。

3. 水针疗法

处方1：风池、太阳、阿是穴、合谷。

配穴：攒竹、印堂、翳风。

操作：取天麻注射液2ml，注入2~3个穴位，每日或隔日1次，一般治疗10次。适用于各种原因引起的头痛。

处方2：疼痛部位的近部穴或阿是穴。

操作：将1%盐酸普鲁卡因注入1~3个穴，每穴0.5ml，每日1次。适用于久治不愈，头痛不可忍者。

三、按语

（1）针刺治疗头痛有立竿见影之效，中药治疗则有治本之功，尤其是慢性头痛更应以针刺、中药相结合进行治疗。

（2）针刺治疗先用毫针疗法，严重者、久治不愈者用穴位注射。

（3）治疗效果不显著者，应进一步明确诊断，以防误诊。

（4）伴有发热的急性头痛、意识障碍的头痛均应按急症进行全面检查，综合治疗。

（5）针刺治疗偏头痛的生化因素近年来受到重视。偏头痛发作时血浆5-羟色胺含量降低，头痛缓解时5-羟色胺水平也恢复正常。5-羟色胺使大血管收缩，使小血管和头皮动脉扩张。针刺对5-羟色胺含量有调整作用。针刺可促使脑内吗啡样物质释放并作用于阿片受体而产生镇痛作用。在镇痛过程中，乙酰胆碱加强了镇痛效果，针刺可以引起乙酰胆碱的释放。

（6）最新造影研究显示，偏头痛发作时，大脑会出现一些异常兴奋的神经细胞，间歇性地向大脑后侧发射微弱的电脉冲，并向大脑的疼痛感知中心反射。与此同时，电脉冲经过的地方血流会明显加速。

（7）新近研究证明，偏头痛有遗传性、家族性，为基因遗传病。

第二节　晕　厥

晕厥（昏厥）是短暂的普遍性脑缺血缺氧引起的晕倒。保持身体姿势的肌肉肌张力低下，严重者意识丧失，历时数秒或数分钟而恢复。属中医学"厥证"范畴。

脑血流量正常为每分钟45~50ml/100g脑组织。当脑血流量骤减至每分钟30ml/100g脑组织，则发生晕厥。脑血流量骤减的原因：①血压急剧下降；②心排血量突然减少；③脑部急性缺血。

一、分类与诊断

前驱症状为急性起病，躯体不适，面色苍白，出冷汗，视物不清，肢端厥冷，四肢无力。发作时随即发生意识丧失，跌倒。有时有呼吸暂停、心率减慢，甚至心脏停搏，此时难以触到桡动脉搏动，患者往往伴有尿失禁。发作后有疲劳、嗜睡感。

发作时神经系统检查可以发现瞳孔散大，对光反射消失，腱反射减低或消失，可以出现病理反射，一般持续1~2分钟。

按病因可分为4类。

（一）反射性晕厥

由体内调节血压与心率的反射弧受损引起。反射弧包括颈动脉窦和主动脉弓的传入刺激、延髓内血管舒缩中枢的调节、交感神经及副交感神经对心血管的传出冲动。大脑皮质的精神活动可经丘脑下部影响血管运动中枢，躯体性和内脏性疼痛也可成为传入刺激，故疼痛和情绪不稳可诱发晕厥。常见的有血管减压性晕厥、直立性低血压性晕厥、颈动脉窦性晕厥、排尿性晕厥、咳嗽性晕厥、吞咽性晕厥、疼痛性晕厥等。

（二）脑源性晕厥

由颈内动脉系统、椎-基底动脉系统、主动脉弓及其分支动脉的病变导致管腔狭窄、痉挛、阻塞而缺血引起。或由颈部疾病或人为压迫血管引起。常见的有短暂性脑缺血发作、主动脉弓综合征、高血压脑病、基底动脉型偏头痛等。

（三）心源性晕厥

因心脏病导致输出量减少或心脏停搏，脑组织缺血而发作。常见于严重心律失常、Q-T间期延长综合征、主动脉瓣狭窄及某些先天性心脏病。

（四）其他晕厥

包括血液成分异常，见于低血糖、重症贫血、换气过度综合征、哭泣等。

二、治疗

1. 毫针疗法

治法：近部取穴法，补法。

处方：风池、供血、太阳、翳明、四神聪。

方解：风池、供血可以改善椎-基底动脉血液循环，翳明、四神聪可以醒神，针刺太阳穴针感可以通过三叉神经入脑而醒神。适用于脑源性晕厥。

操作：每次留针30分钟，每日1次，6次后休息1日。

2. 电项针疗法

处方：风池、供血、四神聪、太阳1、太阳2。

操作：用两组导线将同侧风池、供血上下连接，太阳1连太阳2，选用疏波，通电30分钟，每日1次，6次后休息1日。适用于反射性、脑源性晕厥。

三、按语

（1）患有反射性晕厥的人平时多有自主神经功能紊乱症状，服用中成药补中益气丸可以减少或避免本病的发生。补中益气丸可增强心肌、平滑肌、骨骼肌的兴奋性，抑制副交感神经功能偏亢，增强心输出量，使全身小动脉收缩，恢复脑血流量。此即补中益气、升阳举陷法的药理作用。

（2）针灸治疗急性晕厥发作疗效较好，缓解后要应用中药治疗原发病。

（3）发作时应首选毫针，或以指针代替毫针。

（4）本病发生的原因是脑部缺血，针刺、中药均可以调整自主神经功能，恢复血管的舒缩功能而改善脑部血液循环。本病发作时肾上腺素能交感神经张力降低，使全身小动脉和静脉扩张，血压下降。针刺可以使血浆内儿茶酚胺增多，心率加快，心肌收缩力增强，心输出量增加，恢复脑灌注。但临床观察发现，针刺时间稍长又会引起晕针，这可能是针刺导致去甲肾上腺素分泌减少的反应。

（5）本病常被误诊为眩晕，临床上应与之鉴别。

第三节　眩　晕

依照发生机制和性质可将眩晕分为假性眩晕和真性眩晕。假性眩晕表现为头昏，走路不稳，是大脑皮质中枢或全身性疾病影响皮质中枢造成的。真性眩晕是患者感觉自身或周围环境及物体在旋转或摇动的一种主观感觉障碍，常伴有客观的平衡障碍。以内耳门为界，分为前庭周围性眩晕（即前庭感受器及前庭神经核下段病变所致的眩晕）、前庭中枢性眩晕（指前庭神经脑干段病变所致的眩晕），以前庭周围性为多见。中医学亦称为"眩晕"。

一、分类与诊断

（一）假性眩晕（非系统性眩晕）

患者常主诉头昏、头胀、头重脚轻、眼花等，无外界环境或自身旋转的运动觉。常由神经精神性疾患、高血压、低血压、脑动脉硬化、发热、贫血、尿毒症、眼病、药物中毒等影响大脑皮质颞叶的功能所致。

（二）真性眩晕（系统性眩晕）

1. 前庭性眩晕　亦称周围性眩晕，前庭器官和前庭神经疾病诱发的眩晕常呈发作性，常因头位改变而发作，起病急，病情重，每次发作持续数分钟、数小时乃至数天。患者自觉周围物体旋转，或自身摇晃，常伴有恶心、呕吐、面色苍白、血压下降、心动过缓等症状，常伴有耳鸣或耳聋。神经系统检查可见水平性或旋转性眼震，严重程度与眩晕的程度一致。前庭功能试验无反应或反应减弱。昂白征阳性，且倾倒方向与眼震慢相、指鼻试验偏移方向一致。常见疾病有梅尼埃病、药物中毒、迷路炎、前庭神经炎、位置性眩晕等。前庭-视觉系统病变时表现为头晕，视物倾斜，短暂性复视，眼震。前庭-脊髓病变时表现为头晕，直线行走时出现躯体向病侧倾倒的症状，如站在行船的甲板上。

2. 中枢性眩晕　包括前庭神经核及其传导路、前庭神经皮质代表区的病变。眩晕感轻，常可忍受。发作时间可达数天或数周。自主神经功能紊乱的症状很少出现。也可伴有耳蜗症状及脑干其他神经受累的表现。神经系统检查可见眼震，与眩晕程度不一致。眼震慢相方向与身体倾倒方向、指鼻试验偏移方向不一致（图7-1）。前庭功能试验多正常，常有脑干损害的体征。常见病因有颈性眩晕，椎-基底动脉缺血发作，颞叶缺血、肿瘤，听神经瘤，脑干炎症，多发性硬化等。

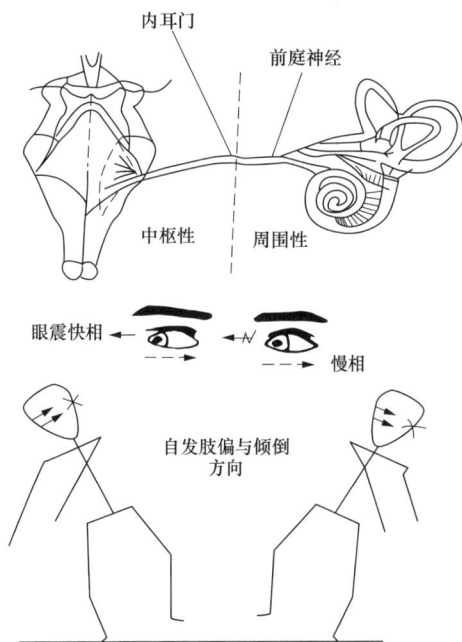

图7-1　前庭周围性损害与中枢性损害的症候鉴别

二、引起眩晕的常见疾病

（一）精神性头昏

患者常主诉头昏、脑涨等假性眩晕症状。常伴有头痛、焦虑、紧张、记忆力减退、注意力不集中、失眠等。神经系统检查无器质性改变，前庭及耳蜗功能正常。属神经症的一种临床表现。

（二）各种心脑血管疾病

高血压、低血压、心律失常、血管舒缩功能失调、脑缺血发作等常有头晕、头昏等症状，疲劳、紧张后更易发生，属假性眩晕。前庭及耳蜗功能均在正常范围，内科检查可发现原发病变。

（三）内耳性眩晕

亦称梅尼埃病。临床表现为发作性眩晕，多先有耳鸣、耳聋、耳内饱胀感。发作时常伴有恶心、呕吐、出汗、面色苍白、眼球震颤。眩晕发作时患者往往闭目卧床，不敢翻身、转头。每次发作历时数小时至数天，多数于1~2日内减轻，眩晕发作随耳聋加重而减少。发作间期，前庭功能检查轻度障碍，单侧神经性耳聋。因前庭炎症、外伤、出血、脑膜炎、脑桥小脑角肿瘤等疾病引起眩晕称内耳性眩晕综合征。

（四）前庭神经元炎

起病先有病毒性上呼吸道感染，或慢性感染病灶。有突发性眩晕，伴恶心、呕吐，但无耳鸣、耳聋。于青年、成年人多见。发作时有自发性水平性眼震。变温试验显示病侧前庭功能减退或消失。眩晕发作逐渐减轻，一般1个月内可缓解而不复发。

（五）药物中毒性眩晕

链霉素、新霉素、卡那霉素、苯妥英钠、水杨酸钠等均可损害第Ⅷ对脑神经而引起眩晕。其临床表现为自发性眩晕，大多有周围环境颠簸不定感。患者感到头晕、恶心、行走不稳、步态蹒跚，静卧时好转。前庭功能试验反应显著减退，甚至无反应，往往是两侧性的。闭目难立征阳性，如伴耳蜗损害则有神经性耳聋。

（六）良性发作性位置性眩晕

为内耳耳石病变，可能与头部外伤、耳病、年老、噪声性损害、链霉素中毒等使内耳耳石变性或前庭器官发生萎缩有关。临床表现为于某种头位时出现短暂眩晕，持续数秒至数十秒，重复该种体位时眩晕症状可重复出现。仰头位位置试验时可见眩晕的同时有短暂的水平兼旋转性眼球震颤，持续10~20分钟，于短期内连续多次重复检查可逐步适应而不出现眩晕与眼震。无听力及其他神经系统障碍。前庭功能试验正常。

（七）头部外伤后眩晕

外伤急性期，眩晕的产生可能与迷路或前庭神经核供血障碍或出血有关，表现为真性眩晕发作。伤后大多以头晕眼花为多见，伴情绪不稳及注意力不能集中等，为脑外伤后神经症状反应。

（八）颈性眩晕

参考第二十章第二节"颈椎病"。

（九）脑缺血发作

参考第十一章第二节"短暂性脑缺血发作"。

（十）眼源性眩晕

患者有眼外肌麻痹引起的复视，或视力障碍而导致头晕眼花、走路不稳。

三、治疗

脑部电场疗法、电项针疗法

处方：太阳1、太阳2、耳门、听宫、乳突1、乳突2、头针晕听区、足运感区、平衡区、天柱、下天柱、风池、供血。

方解：基底动脉分出的小脑下前动脉向后下方走行时又分出内听（迷路）动脉，分布到乳突内侧的内耳道周围。内耳道上缘有耳蜗神经、前庭神经、面神经走行。血管痉挛、缺血或内耳道周围受寒、发炎等均可使耳蜗神经、前庭神经发生病变，导致耳鸣、耳聋、眩晕、平衡障碍（图7-2）。风池、供血内有椎动脉，乳突1、乳突2内有前庭神经，耳门、听宫有内听动脉。密波电流可以产生电磁场，电磁场产生的电磁波将电能转化为热能，使血流加快，改善椎-基底动脉系迷路动脉的血流量，减轻炎症水肿。电磁波将电能转化为动能，使神经纤维的脱髓鞘、轴突变性缓解；同时又可以兴奋网状结构，上行激活系统而调整大脑的功能，实为治本之法。

操作：导线连接同侧风池-供血、足运感区-天柱、平衡区-下天柱、乳突1-乳突2。每穴均需平刺，针尖触及骨膜，通以密波，每次20分钟，6次后休息1日。适用于周围性眩晕、中枢性眩晕。

乳突穴定位：耳郭后约一横指，平外耳道上缘处为乳突1；乳突1向后0.5寸为乳突2；乳突1向上0.5寸为乳突3。（图7-3）

假性眩晕应积极治疗原发病，可参照有关章节。

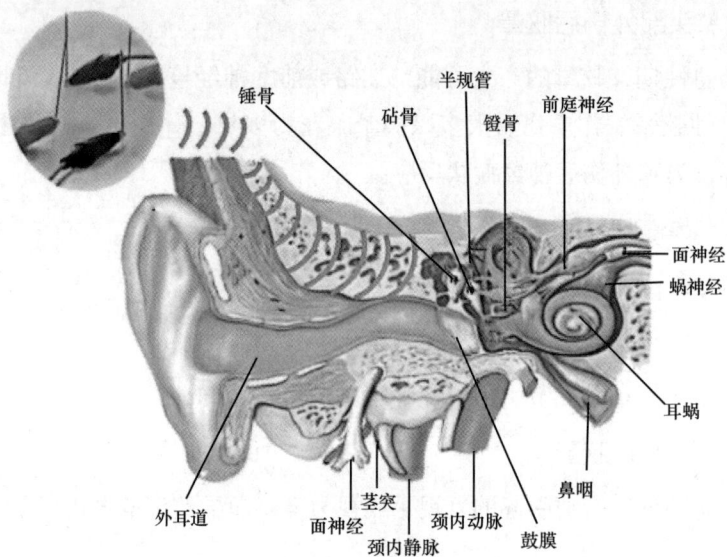

锤骨　砧骨　半规管　镫骨　前庭神经
面神经
蜗神经
耳蜗
外耳道　面神经　茎突　颈内静脉　颈内动脉　鼓膜　鼻咽

图7-2　内耳道结构图

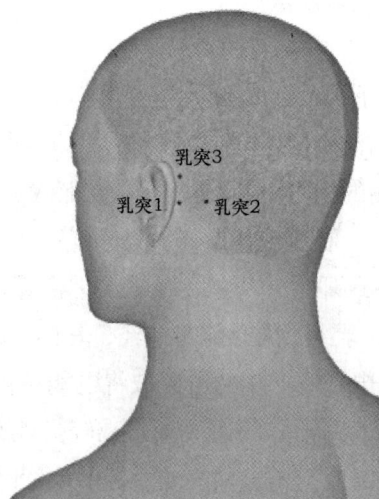

乳突3
乳突1　乳突2

图7-3　乳突1、乳突2、乳突3定位

四、按语

（1）眩晕发作首先应想到的是大脑后循环缺血发作引起的前庭性眩晕，然后进一步确定是中枢性还是周围性。用电项针可以改善循环缺血，缓解症状。

（2）眩晕发作时，迷走神经兴奋、胃分泌液增多，患者常呕吐痰涎。中医还有"无虚不作眩"之说，说明低血压、低血糖、脑短暂性缺血发作是眩晕发作的常见原因。

（3）眩晕发作时以针灸治疗为主，平时根据病因辨病治疗引起眩晕的原发病。

（4）针灸治疗本症疗效显著，尤其对脑缺血发作引起的眩晕效果更佳，往往一次即显效。

（5）临床上真正以眩晕求治者多为周围性眩晕，即使是中枢性眩晕也是中枢及其传导通路病变影响了前庭神经功能，所以要以风池、供血、翳风、听宫为主穴，改善迷路（内听）动脉血液循环。

（6）前庭神经元炎在临床上极易与内耳性眩晕混淆，最主要的鉴别点是内耳性眩晕有明显的耳鸣及一侧听力下降，而前庭神经元炎没有听力下降。配合中药疗效佳。

第四节　共济失调

在肌力正常的情况下，肢体运动不平衡或不协调称为共济失调。神经系统中小脑与前庭系统、脊髓后索参与平衡与协调，它们互有联系并与大脑关联，其中任何一环发生故障，即可引起平衡与协调障碍，以小脑系统病变为多见。本症属中医学的"骨摇"范畴。

一、分类与诊断

1. **小脑性共济失调**　小脑蚓部病变者表现为躯干性共济失调，小脑半球病变者表现为病变同侧肢体性共济失调。躯干性共济失调下肢障碍重，坐位、站立时摇摆不定，双脚分开距离较大，上下身动作不协调，方向不定，向前后、左右倾倒，犹如醉汉步态，语言呈吟诗样。肢体性共济失调又称运动性共济失调。坐位时不发生明显的摇晃，站立时双脚分开，步行时呈醉汉步态。一侧小脑半球病变时，病侧出现指鼻试验、跟膝胫试验阳性，肌张力低下，腱反射减弱或消失，轮替动作失常，意向性震颤，书写障碍，反击征阳性，以及爆发式语言、吞咽障碍等。病变影响前庭神经核及其纤维时可有眼震。闭目难立征睁眼、闭眼皆为阳性。

2. **前庭性共济失调**　躯干方面病变特点是当站立或步行时躯体向病侧倾

斜，摇晃不稳，沿直线行走时更明显，常伴有眩晕和眼震，头位改变时有一定影响，四肢共济运动大多正常。视觉可以纠正，因而睁眼时症状减轻。病变越接近内耳迷路，症状越重。前庭功能试验，如内耳变温试验或旋转试验，反应减退或消失。常伴听力障碍。常见于内耳迷路、前庭神经和脑干病变。

3. 大脑性共济失调　主要发生于额叶、颞叶、顶叶、枕叶、胼胝体等部位病变时。额叶性共济失调临床表现如同小脑性共济失调，但症状比较轻，在站立或步行时出现，少见闭目难立征、辨距不良、运动迟缓、眼球震颤等，强直性跖反射明显，常伴有腱反射亢进，肌张力增高，以及病理反射、强握反射及精神症状。颞叶性共济失调出现对侧患肢不同程度的共济失调，闭眼时症状明显，深感觉障碍多不重或呈一过性。皮质综合感觉障碍明显。

4. 深感觉性共济失调　由周围神经疾病、脊髓后索病变、丘脑病变及顶叶病变所致。患者有深感觉障碍，如关节运动觉、振动觉减低或丧失；共济失调征，如指鼻试验、跟膝胫试验有明显障碍；闭目难立征阳性。步行时，足向前抛，足跟用力着地，常以目视地面，每向前迈一步都出现摇晃，失去平衡，不能自行控制，肌张力、腱反射均减弱。不同病变还有相应的体征。

上述各个类型的共济失调可以单独出现，也可以混合出现。如脑干病变侵及内侧丘系、小脑脚和前庭神经核时，可有感觉性、小脑性和前庭性共济失调。

二、治疗

脑部电场疗法、电项针疗法

处方：晕听区、乳突1、乳突2、足运感区、小脑平衡区、天柱、下天柱、风池、供血。

方解：电流通过风池、供血穴进入脑干网状结构，上行激活系统，使大脑皮质高级中枢兴奋，可以调整皮质下自主神经功能紊乱，同时使椎-基底动脉系统血流量增多，改善小脑及前庭功能。本法适用于各种原因的共济失调。

操作：导线分别连接两侧风池-供血，乳突1、乳突2-晕听区，足运感区-天柱，小脑平衡区-下天柱。选用密波，电流量以患者能耐受为度。每次30分钟，6次后休息1天。

积极治疗原发病，可参考有关章节。

三、按语

（1）针刺治疗本病效果非常显著，治疗深感觉性共济失调效果较差。

（2）针刺治疗的同时应配合行走练习。

（3）临床配穴时，应当以玉枕、脑空或平衡区为主，并应根据病变部位灵活选穴，如额桥小脑束损伤者，应以项部穴改善脑供血，再加五处、曲差调整额桥小脑束的功能，可一次显效。必须诊断准确、明白原理，才能运用自如。

（4）遗传性、变性病者疗效差，只能暂时缓解。

第五节　震　颤

震颤是人体某一部位，循一定方向，呈一定节律来回摆动性不自主运动。其幅度大小不一，频率快慢不等。部位以头部、手指、腕部、眼睑、口角、舌肌最为常见，下肢较为少见。眼球震颤不在此节讨论。

人体某部静止时发生的震颤称为静止性震颤，做动作时发生的震颤分为姿位性震颤与运动性震颤两种。姿位性震颤是指人体局部维持一定姿位时所呈现的震颤，如双肢向前平伸时所见的手部震颤即属姿位性震颤。运动性震颤又称意向性震颤，是指肢体运动过程中呈现的震颤。属中医学"颤证""肝风"范畴。

一、分类与诊断

（一）功能性震颤

1. 生理性震颤加强　起因与β肾上腺素能性受体调节反应增强有关。可见于正常人惊恐、怯场、焦虑或疲劳时。周围神经病变时，肢体远端肌力轻度减退，使生理性震颤增强。生理性震颤加强也见于低血糖、甲状腺功能亢进、可卡因或酒精中毒、某些药物副反应。戒酒或停用β受体阻滞剂可能诱发。运动也可以使生理性震颤加强。

2. 癔症性震颤　大多为动作性震颤，也有呈静止性震颤者。震颤多限于一肢，或波及全身。幅度大小不一，常无规律，多数幅度较大。有时呈摇动状。患者分散注意力，震颤往往缓解；集中注意于震颤部位时，症状多见加重。常有心因性诱因，或伴其他癔病征象。

3. 其他功能性震颤 其发生多与情绪紧张有关。过度疲劳与失眠后的眼睑震颤常在轻度闭眼时明显，按之消失。

（二）病理性震颤

1. 静止性震颤为主者

（1）帕金森病：震颤多为静止性，单侧起病，肌张力高，走路慢，进展快，可合并动作性震颤。

（2）其他：如少见的多发性硬化症可有头部静止性震颤。

2. 以姿位性震颤为主的疾病

（1）原发性震颤：常见老年人手和前臂震颤，亦可见于头面部，饮少量酒可减轻。发病多在成年期，系慢性进行性疾病，属显性遗传病。尚有一部分发病在老年时期，又称为老年性震颤，可能与脑部基底节缺血有关。

（2）书写震颤：是由旋前圆肌活动引起。

（3）酒精中毒。

3. 以运动性震颤为主的疾病 小脑病变以手部动作不稳、准为主。

4. 颈性震颤 参考第二十章第十二节"颈源性震颤"。

二、治疗

（1）静止性震颤参见第十四章第一节"帕金森病"。

（2）姿位性震颤参见第十四章第二节"原发性震颤"。

（3）运动性震颤参考第七章第四节"共济失调"。

三、按语

（1）功能性震颤与大脑皮质功能失调，肾上腺素能β受体调节反应增强有关。脉冲电流可以调节大脑皮质的功能，有抑制肾上腺素能β受体调节反应增强的作用。

（2）功能性震颤采用上午电项针、晚间服用中药治疗，效佳。

第六节　抽　搐

"抽搐"一词含义较广，本节系指各种骨骼肌不随意收缩的症状。抽搐可能呈强直性，即持续收缩；或阵挛性，即断续收缩。既可以是全身性的，也可以是局限性的。中医学称为"痉证""抽风"等。

最常见的病因有两类。一是大脑功能的短暂性障碍。如果障碍范围广泛，常伴有意识障碍和不同程度的自主神经症状，例如瞳孔散大、分泌增加、尿失禁等。二是非大脑功能障碍的抽搐，如作用于周围神经的手足搐搦症，作用于下运动神经元的破伤风、马钱子中毒，作用于脑干的去大脑强直，以及精神疾患等，都能导致抽搐。两者的区别在于，前者抽搐呈阵挛－强直性，常伴有意识障碍、瞳孔散大、大小便失禁、面色青紫等症；后者大都意识清醒。

一、分类与诊断

（一）大脑功能障碍性抽搐

1. **痫性发作**　是指大脑皮质神经元异常放电而导致的短暂性脑功能障碍。

2. **晕厥性抽搐**　凡严重的脑缺血或缺氧性晕厥，都可能伴有抽搐、昏迷、瞳孔散大、分泌物增加，偶然发生的大小便失禁和事后的嗜睡、呕吐等。类似痫性发作，但抽搐的时间较短，一般仅数秒，最长数十秒。

3. **发热惊厥**　是幼儿中最常见的抽搐原因。其发病率占儿童的2%~7%，发病多在6个月至5岁间，以1~2岁间较为多见。

4. **急性脑部疾病的抽搐**　见于各种病毒性脑炎和脑膜脑炎，急性细菌性、霉菌性或寄生虫性感染，以及急性播散性脑脊髓炎，均以儿童病例较为多见。其他系统的感染也可伴发脑病而发生抽搐。脑梗死仅偶尔在发病时有局限性（偏瘫侧）抽搐。脑出血和蛛网膜下腔出血在急性期发生全身抽搐者并不少见。高血压脑病时常有抽搐发作。各种类型的脑栓塞时常导致局限性或全面性抽搐，继以不同程度的神经体征，但有些空气栓子可能不产生体征。颅脑损伤（包括急性电击伤）、脑部的血管神经性水肿、中暑伴发的脑水肿均能产生抽搐。

5. **中毒性抽搐**　某些化学物品，主要是药物，能直接提高神经元的兴奋性，药量过多时导致抽搐。长期大量服用苯巴比妥类药物（如水合氯醛、安定）突然停药、食物中毒、蕈中毒亦可导致抽搐。

6. 代谢性抽搐　严重的脑缺氧时，抽搐常伴随昏迷出现。高压氧亦可以导致痫性大发作。由急性水代谢障碍而引起的抽搐一般仅见于婴儿。在成人中，低血糖、尿毒症、肝性昏迷等均可引起抽搐。

（二）非大脑功能障碍性抽搐

1. 癔病性抽搐　发作前大多有情感因素。发作时突然倒地，头部后仰，全身僵直，牙关紧闭，双手握拳。强直痉挛过后，继有不规则的手足舞动，常杂以捶胸顿足、哭笑叫骂等情感反应。发作持续数分钟至数小时，可能频繁重复而进入所谓的"癔病持续状态"。检查时发现患者意识并不丧失，拨开眼睑时会遇到阻力，瞳孔反射正常。肌张力变化不定，也无病理反射。患者可因过度换气而发生手足搐搦症。暗示或强刺激往往可中断其发作。

2. 手足搐搦症　由低血钙或碱中毒引起，多见于婴儿和儿童、哺乳期妇女。表现为间歇发生的双侧强直性痉挛。上肢较为显著，呈典型的"助产手"。牵涉下肢时，有足趾和踝部的跖屈和膝部的直伸。严重时并可有口、眼轮匝肌的痉挛。发作时意识清楚，仅个别病例有轻度谵妄。面神经叩击试验阳性，束臂试验阳性。但低钙血症可能同时产生手足搐搦和痫性发作，在婴儿期并不少见。

3. 马钱子中毒　频繁抽搐，在意识清醒时发生。抽搐开始是阵挛性的，以后渐呈强直性，造成短暂的角弓反张。在抽搐间歇，没有持续的肌痉挛。

二、治疗

毫针疗法

治法：上下配穴法，泻法。

处方：人中、合谷、涌泉、太冲。

方解：针刺以上四穴，可以使大脑皮质产生新的兴奋点而抑制病理性异常兴奋点。

操作：本法适用于发作期，直至抽搐停止。

三、按语

（1）针刺治疗本病发作期有效。

（2）抽搐是一种症状，要积极治疗原发病。

第七节　肌萎缩

骨骼肌因肌肉营养不良发生肌肉体积缩小，肌纤维减少或消失，称为肌萎缩。肌萎缩应与消瘦鉴别，前者多为局部现象，伴肌力减退；后者为全身普遍现象，肌力一般正常。

肌肉的正常功能与营养状态的维持、肌肉的正常代谢、充分的氧供应，以及肌肉的生理活动和锻炼等有密切关系。在运动神经元乃至周围神经损害时，肌营养维持因子障碍，不能维持肌纤维的正常体积、形状和功能，且兴奋因子（已知为乙酰胆碱的作用）障碍，不能使肌肉收缩，终致肌肉萎缩。运动终板的神经末梢变性时，神经肌肉传递的缺失也可致肌萎缩。本症属中医学"痿证"中的"肉痿"。

一、分类与诊断

（一）周围神经性肌萎缩

下运动神经元及其纤维损害时可发生肌萎缩。前角细胞及脑干运动神经核损害时的肌萎缩呈节段性分布，以肢体远端多见，对称或不对称，不伴感觉障碍，常出现肌束颤动。肌力及腱反射减弱与其损害程度有关。常见的疾病有急性脊髓灰质炎、进行性脊髓性肌萎缩、进行性延髓麻痹、脊髓空洞症等。周围神经病变的肌萎缩常有按神经分布的感觉、运动和腱反射障碍。常见疾病有神经根病变、神经干病变、多发性末梢神经病、腓骨肌萎缩症、周围神经外伤等。

（二）中枢神经性肌萎缩

是指伴有腱反射亢进或病理反射，常由大脑半球运动区深部、顶叶病变引起的对侧肢体的肌萎缩。常见疾病有大脑半球顶叶病变，大脑皮质萎缩，大脑半球深部（丘脑）占位性病变、炎症，中枢神经弥漫性病变，家族性遗传性共济失调等。

（三）肌源性肌萎缩

是指由于肌肉疾病所致的萎缩。肌萎缩不按神经分布，常为近端型骨盆带及肩胛带对称性肌萎缩，无感觉障碍，无肌纤维震颤。常见疾病有进行性肌营养不良、多发性肌炎等。

（四）废用性肌萎缩

长期卧床、关节病变、石膏固定、癔病性肌萎缩等均属此类。祛除病因，全身情况改善，参加适当锻炼后可恢复。

（五）缺血性肌萎缩

供应肌肉的血管病变（炎症、梗死、损伤）可致肌肉缺血和无菌性坏死而引发肌萎缩。常见于各种动脉炎、血栓形成、栓塞等。血清酶学检查、肌电图、肌肉活检有助于确立诊断。

二、治疗

1. 毫针疗法

治法1：夹脊配穴法，补法。

处方：取相应节段的夹脊穴，上肢常用颈4~8、胸1夹脊，下肢常用腰1~5、骶1~2夹脊。

方解：夹脊穴接近神经根，针刺治疗有利于周围神经再生。本法适用于周围神经性肌萎缩、肌源性肌萎缩。

操作：每日1次，每次留针30分钟，其间行针2次，6次后休息1日。

治法2：近部取穴法，补法。

处方：肩髃、臂臑、曲池、尺泽、手三里、外关、合谷、鱼际、后溪、环跳、髀关、风市、血海、伏兔、足三里、阳陵泉、三阴交、昆仑。

方解：针刺可以改善局部血液循环，有利于神经再生。本法适用于周围神经性肌萎缩、肌源性肌萎缩、废用性肌萎缩、缺血性肌萎缩、中枢性肌萎缩。

操作：每日1次，每次30分钟，其间行针2次，6次后休息1日。

2. 穴位注射疗法

处方：同毫针疗法。

操作：用当归注射液或丹参注射液4ml，或维生素B_1 100mg、维生素B_{12} 500μg交替，每日1次，每穴0.5ml，6次为一疗程，疗程间休息1日。

3. 电针疗法

处方：同毫针疗法。

操作：针刺得气后，将针柄连在针夹上。选用密波，低电流量达到病变部位有热感。每日1次，每次30分钟，6次为一疗程，疗程间休息1日。

三、按语

（1）针刺治疗肌萎缩，由于病因不同而疗效差异很大。一般遗传性、变性病疗效差。其他疾病疗程也较长。

（2）临床上电针疗法效果好，应首选。

（3）周围神经损伤、缺血性者，疗效佳。实验研究证明，脉冲电针选用密波，电流量使病变部位产生温热感时疗效佳。一般先是肌力好转，渐渐肌萎缩也好转。机制研究证明，电流通过时有利于神经纤维再生，改善血液循环，而神经纤维的再生与电流量大小成正比。

第八节 吞咽障碍

吞咽障碍是指由多种原因引起的口、舌、软腭、咽喉、食管等部位结构或功能受损，患者下咽困难，不能将食物送至胃内。吞咽障碍的发病机制可分为结构性和神经性。结构性吞咽障碍系肿瘤、炎症或其他原因引起咽或食管管腔狭窄、压迫而出现症状。神经性吞咽障碍是指吞咽反射运动障碍。常见的是运动神经元病变，可由咽肌痉挛引起，还可因咽肌或食管平滑肌收缩无力或收缩异常而发生。

一、神经性吞咽障碍的分类

1. 痉挛性吞咽障碍 由上运动神经元损害后吞咽肌肉的肌张力增强及肌力减弱所致，多发生在口腔期。特点是吞咽动作缓慢、费力或呛咳，常伴有强哭强笑，是假性延髓麻痹的常见症状之一。

2. 弛缓性吞咽障碍 由下运动神经元损害后吞咽肌弛缓无力所致，多发生在咽腔期。特点是舌肌及口唇动作缓慢，软腭上升不全，进食易反呛，食物常从鼻孔流出，是真性延髓麻痹的临床表现之一。

3. 运动障碍性吞咽障碍 在基底节或锥体外系疾病中出现，由吞咽肌不自主运动和肌张力改变所致。如帕金森病可导致运动减少性吞咽障碍，由发音肌强直引发；小舞蹈病可导致运动过多性吞咽困难，由吞咽肌不自主运动引发。

4. 运动失调性吞咽障碍 是小脑或脑干内传导束病变的结果，由吞咽肌的协调动作障碍导致。

5. 肌肉病变所致的吞咽障碍 重症肌无力导致的弛缓性吞咽困难病情有波动性，疲劳时加重，休息后好转。肌强直症导致的吞咽困难是运动减少性吞咽困难。

6.混合性吞咽障碍 比较常见的为真假混合性吞咽障碍、痉挛性和运动障碍性吞咽障碍。二者临床表现见本节。

7.慢性咽炎后吞咽障碍 见第二十三章第十节"慢性咽炎后吞咽障碍"。

二、治疗

详见第二十三章第十三节"吞咽障碍的治疗"。

第九节　语言障碍

语言是人脑特有的高级功能，涉及人类的听、说、读、写。

口语（说话）是用耳听口说，文字是用眼看手写，这是语言的声音及符号经听觉及视觉器官感受后，由口部、手部、运动表达，称为外部语言。此外，语言还有大脑的思维活动，包括语言信号的认识、储存、再现或回忆等，称为内部语言。这两个方面的语言功能单独或混合发生障碍，表现为各种类型的语言障碍，通常分为构音障碍、失语症等。语言障碍属中医学"中风不语""舌强语謇""喑痱"等范畴。

一、构音障碍

喉部发出的声音为基音；经咽、口、鼻、鼻窦、气管和肺等器官的共鸣作用而增强，叫作构音，成为所听到的声音。

构音系统由口腔、舌、唇、齿、腭及鼻等组成，属于声道的可变部分，人发出清晰、有意义的言语声音依赖于构音系统灵活及协调地运动。构音系统中的任一环节出现问题，均可导致构音障碍。表现为发音困难，构音不清，音调或语速、节律等异常和鼻音过重等言语听觉特征的改变。与言语形成有关的肌肉麻痹或运动不协调都可导致构音障碍。

1. 痉挛性构音障碍 由上运动神经元损害后发音肌肉的肌张力增加、肌力减弱所致，是假性延髓麻痹的症状之一。其特点是说话缓慢费力、字音不清、声轻调低、鼻音较重。常伴有吞咽困难及强哭强笑。

2. 弛缓性构音障碍 由下运动神经元损害后发音肌弛缓无力所致，是真性延髓麻痹的一种表现。其特点是说话时鼻音特别重，呼气发音时因鼻腔漏气而语句短促，字音含糊不清，伴有舌肌萎缩与颤动，舌肌及口唇动作缓慢，软腭上升不全，吞咽困难，进食易呛咳，食物常从鼻孔流出。

3. 运动障碍性构音障碍 在基底节或锥体外系疾病中出现，由发音肌的不自主运动和肌张力改变所致。例如，帕金森病患者说话缓慢，发音低平单调，可有颤音及第一字音的重复，主要由发音肌强直所致，又称运动减少性发音困难。小舞蹈病患者说话发音高低、长短、快慢不一，可突然开始或中断，是发音肌不自主运动所致，又称运动过多性发音困难。

4. 运动失调性构音障碍 是小脑或脑干内传导束病变的结果。其特点是说话含糊不清，字音常突然发出（爆发性言语），声调高低不一，间隔停顿不当（吟诗状或分节性语言）。由发音肌的协调动作障碍所致。

5. 肌肉病变所致的构音障碍 重症肌无力的发音困难属于弛缓发音困难，病情有波动性，疲劳时加重，休息后好转。肌强直症的发音困难是运动减少性发音困难。

二、失语症

失语症是语言功能获得后又出现的语言信号的认知（听、视觉）和表达（说、写）障碍，是在意识清楚，发声和构音没有障碍的情况下，由优势半球大脑皮质语言代表区及其纤维病变所引起的语言表达能力障碍。可在多种原因导致的大脑疾病中发生。

（一）口语障碍

主要是口语的表达障碍。

1. 运动性失语 优势侧半球额下回后部，运动性语言中枢或其纤维病变所致。完全性运动性失语症患者连个别字、词或音节都不能发出，而只能发声。不完全性运动性失语症患者尚能发出个别字的语音，但不能把语音构成词句，因而发出的个别语音也杂乱无章，令人不能理解。

2. 命名性失语　多见于左半球颞中回后部或颞枕交界区受损，是视觉和听觉初级中枢传来的信号不能综合分析，联系完全断绝，以致不能将物体的现象（第一信号系统）和物体的言语信号（第二信号系统）结合起来。患者说不出物体的名称，但可说出其用途。如说不出"钢笔""茶杯"，但可说出是写字用、喝水用。

（二）听语障碍

主要是听语的理解障碍。感觉性失语是优势侧半球颞上回后部病变所致的。轻症者能听懂语句，但提问太快或内容复杂则理解困难。病重者对于简单语句也不能理解。要患者取某一物体，可能取错，严重者说话多、快而流利，但答非所问。

（三）阅读障碍

主要是看到文字符号的形象，读不出字音，不解其意义。有失读症、视感觉性失语等名称。病变位于优势侧角回和视区皮质。多伴有失写、失算、体象障碍、空间方位失认及右侧偏盲等症状。

（四）书写障碍

主要是不能用书写来表达，称为失写症或书写不能。常伴有失读、口语及听语障碍，但程度较轻。病变位于额中回后部或优势侧半球缘上回的运用中枢。笔语和口语的皮质中枢非常相近，但发展程度因人而异，因而病症不仅和部位有关，也和训练有关。

三、治疗

（一）构音障碍

详见第二十三章第十三节"吞咽障碍的治疗"。

（二）失语症

头针疗法

处方：运动性失语取运动区下2/5部位，即言语一区；命名性失语以语言二区为主；感觉性失语以语言三区为主。无论哪种失语症，皆可三区配合使用，提高疗效。

方解：针刺捻转后产生电磁场，可以穿透颅骨，作用于言语中枢，使脑细胞活化，功能恢复。

操作：一般取优势侧半球（多数为右利手，左侧半球为主侧）相应部位。将40mm长的毫针刺入皮下，快速捻转，每分钟200次左右，留针30分钟，其间捻针2次，每次2分钟左右。6次后休息1日，休息时嘱患者练习言语功能。

四、按语

（1）赵氏对针刺治疗中风言语障碍目前存在的问题做了评述，主要有4点。①诊断不准确，病名不统一。最多见于以失语为研究对象的文章中，具体观察的患者多表现为构音障碍，混淆了失语症和构音障碍。②诊断及疗效判定标准不统一。诊断不明确是导致报道中治愈率过高的原因之一。较重度的失语症是脑卒中后遗症较难恢复的疑难症，完全恢复实非易事。③从报道的治疗方法来看，有的重视舌局部穴位，有的强调头部取穴，有的重视取颈项部穴，有的则强调取肢体穴位。④治疗方法单一。言语障碍为后天获得性障碍，对于此病除了给予及时恰当的治疗外，还需鼓励患者配合言语康复训练。

（2）关于针刺治疗的时机，有学者认为，倘若等待脑水肿或血肿吸收后再进行针刺治疗，有可能使语言中枢细胞丧失活力，神经功能代偿受到限制，从而失去最佳治疗时机。所以，脑梗死1~3天后即可根据病情开始治疗，脑出血1~3周后可根据病情开始治疗。

（3）恢复时间：一般失语的恢复主要在脑卒中后的1~3个月内，失语恢复最明显的时间为病后2周内。在病后3~6个月还可观察到某些改善，发病后6~12个月则少有改善。大约40%的急性失语患者可在12个月内基本恢复。

（4）晏氏等的研究表明，运动性失语愈后优于感觉性和混合性失语。

（5）有的患者言语不利是舌体胖大所致，属构音障碍，用三棱针对舌体放血，疗效甚佳。

（6）治疗中应配合言语训练疗，效多显著。针刺时要求患者数数或说话，可以明显提高运动性失语症的疗效。

（7）影响疗效的相关因素：中风失语的针刺疗效，除了与选穴、疗法有关外，尚与病灶大小、病变种类、治疗时机、疗程、年龄等因素有关。张氏观察发现，无论是出血还是梗死，病灶愈小疗效愈好，病灶愈大疗效愈差，疗效与病灶的大小成反比。头针治疗对血肿体积小于20ml、梗死面积最大直径小于3cm者效果较为满意。青年人和中年人卒中后失语者的语言恢复好于老年人，分析其原因可能是老年人大脑的可塑性下降和存在亚临床痴呆，以及学习能力降低等。情绪障碍和焦虑是失语恢复的负性因素，抑郁会影响失语的恢复，失语也可影响抑郁的严重程度和持续时间。

（8）针刺对失语症患者神经中枢功能的直接作用机制目前仍在推测阶段，可能包括3个方面。①通过皮质-丘脑-皮质的调节，使特异性传导系统和非特异性传导系统达到平衡，重建语言活动的神经环路。②迅速建立脑血管侧支循环，增加损害部位的血流量，改善脑循环。③激活语言中枢功能低下的神经细胞和神经纤维的数量，促进和加强脑功能的代偿作用。

（9）只要造成失语症的原发疾病不是进行性的，失语症就有恢复的可能。脑血管障碍时，一般发病后1~3周的急性期改善与再通畅或病变周围水肿消退等有关。2个月至1年的长期改善的机制尚无定论，但有其他领域功能代偿或向次低级功能再组合的学说。慢性期言语症状的改善，有人认为是右大脑半球的代偿作用。

（10）目前尚无针对失语症或构音障碍有直接治疗作用的中成药或方剂，只能对整个疾病进行治疗，疾病好转，病症才能好转。针刺治疗确有针对性，对于构音障碍有时也确有立竿见影之功效。

第十节　认知障碍与痴呆

认知是人类接受知识和应用知识的能力，包括认识、计算、记忆及语言和行为。认知障碍是指上述几项认知能力中的一项以上受损。痴呆是指临床检查有两项以上的认知能力障碍，并伴有不同程度的人格改变者。

一、分类与诊断

（一）病因分类

1. 以痴呆为主要表现的疾病　如阿尔茨海默病、皮克病。

2. 脑部疾病所致的痴呆　包括血管性痴呆、皮质下白质脑病、脑瘤、脑外伤、硬脑膜外血肿、感染中毒性脑病、急性脑缺氧综合征、正常压力性脑积水、多发性硬化等。

3. 内科疾病所致的痴呆　包括甲状腺、肾上腺皮质功能减退，营养缺乏病如糙皮病、亚急性联合变性、维生素B_1缺乏，以及慢性药物如巴比妥类、溴化物中毒所致的痴呆。

（二）分期

1. 遗忘期　自知力存在，近事遗忘，远事记忆尚好，计算力低下，工作和学习效率低，易出错，性情忧郁，言语礼仪尚好，兴趣和活动范围小。

2. 痴呆前期　自知力差，近事遗忘重，远事记忆差，计算力、理解力、判断力差。性格与原来相反，欣快或易怒，有冲动行为。

3. 痴呆期　自知力丧失，近事、远事皆遗忘，计算、理解、判断能力丧失，有行为异常（如和电视中的人物对话，见到火的影像就跑），可有失认、失语、失用、体象障碍等。神经系统检查可见锥体束征、病理反射等。

（三）诊断

主要依靠临床检查，辅以智能测验和其他神经心理检查。临床检查分直接检查和间接检查。间接检查是指向那些同患者有密切接触的人询问病史和病症。直接检查时，应取得患者的合作。

认知障碍检查的内容：①对自己病情的了解。②记忆力，指远事、近事、即刻和受干扰回忆能力。③计算力，即一般心算，由易到难。④判断力，对一些相近似的具体概念和抽象概念加以区别。⑤理解和联想，解释成语。还可以检查是否伴有精神情感、行为异常。

全面的体格检查、实验室检查、脑电图检查以及头颅X线、CT、MRI检查对诊断有重大意义。

痴呆的诊断必须采取3个步骤。第一步：首先在临床上确定患者是否有痴呆。可用修订的长谷川智力量表（表7-1）来测定智力，进行筛选。第二步：确定痴呆的脑部病变。需进行一系列检查，如脑电图、脑电地形图、单光子发射计算机断层成像（PECT）、CT、MRI和正电子发射断层成像（PET）等。第三步：痴呆的鉴别诊断。血管性痴呆必须与阿尔茨海默病进行鉴别。常用的是Hachinki缺血性量表。

表7-1　修订的长谷川智力量表

内　容	分　数
1. 今天是几月几日？是星期几？	0, 3
2. 这是什么地方？	0, 2.5
3. 你多大年龄？（相差3~4岁为正确）	0, 2.5
4. 从最近发生的事情中（根据不同病例，预先从周围人中了解）选1个，然后问此事发生于何年何月（已几个月了）或发生于什么时候。	0, 2.5
5. 你出生于何地？	0, 2.5
6. 抗日战争或"文化大革命"是从什么时候开始的？（相差3~4年算正确）	0, 3.5
7. 1年有多少天（或1小时有多少分钟）？	0, 2.5
8. 现在我国的总理是谁？	0, 3
9. 100连续减7，100-7=？ 93-7=？	0, 2.4
10. 倒背以下数字：6-8-2，3-5-2-9。	0, 2.4
11. 将5个物品试验，例如香烟、火柴、钥匙、钟表、钢笔分别命出名来，再藏起来问是什么东西。	0.05, 1.5, 2.5, 3.5

注：回答正确给予相应的分数，回答错误则不得分。31分以上为正常，22~30.5分为轻度异常，10.5~21.5为痴呆前期，10分以下为痴呆期。

二、治疗

脑部电场疗法、电项针疗法

处方：太阳1、太阳2、认知区、情感区（额叶外侧裂前的区域）、天柱、下天柱、风池、供血、语言1区、语言2区、语言3区。

方解：风池、供血可以通过调节椎-基底动脉系统改善脑部血流量，增加神经递质的释放；针刺情感区-下天柱、认知区-天柱、太阳1-太阳2可以活化大脑皮质细胞，改善脑功能；针刺语言一、二、三区可以恢复语言功能。

操作：用导线分别连接同侧的风池-供血、情感区-天柱、认知区-下天柱、太阳1-太阳2，选用密波，每次30分钟，6次后休息1日。

三、按语

（1）临床上可治性痴呆属于起病原因较清楚的脑部疾病，多不属于神经系统退行性疾病，如全身内科疾病引起的代谢障碍、中毒和脑外伤等。

（2）针灸治疗老年性痴呆具有肯定的作用，但目前仍以治疗血管性痴呆为主，而对阿尔茨海默病的治疗却未见报道。

（3）对本病治疗，针灸具有两方面的作用：一是改善脑部血液循环和脑的代谢，间接抑制痴呆的发展，维持残存的脑功能；二是活化脑细胞，减轻因痴呆而产生的各种症状。资料表明，针灸治疗老年性痴呆取得疗效时，脑电图脑波频率趋于增快，波幅增加，α波指数增多，β波指数增大，θ波指数减少。利用听觉刺激引起的条件相关脑诱发电位P300潜伏期显著缩短。表明针刺后老年性痴呆患者大脑皮质兴奋性有所提高。针刺改善脑缺血患者脑血液循环，增加脑供血、供氧量，促进衰退神经元的能量代谢，可能亦为针刺治疗血管性痴呆机制之一。实验研究还发现，针刺大鼠"足三里"后，大脑皮质、海马、纹状体及脊髓中胆碱能M受体、5-HT受体结合容量显著下降，同时大脑皮质cAMP降低，cAMP/cGMP值显著变化，表明针刺提高记忆力可能与针刺改变脑内M受体结合容量，调理cAMP/cGMP值，改善脑组织能量代谢，促进脑组织的损伤修复与再生有关。

（3）脑部电场疗法、电项针疗法对本病疗效显著，行针时患者有头清目明、精力充沛之感。其机制是脉冲电流通过上行网状激活系统使大脑细胞得到活化，皮质的兴奋性增高，同时，椎–基底动脉供血增多，使脑血流量增多，因而思维活跃，尤其对早期患者有明显疗效。

（4）有文献报道，针刺前额叶的背外侧区（认知区、情感区的外侧，即额叶外侧裂前的区域，参阅图4-7）及太阳穴，用40Hz的脉冲电流刺激，能改善认知和记忆功能。功能性核磁共振成像显示，海马回区域局部神经活动增强。

第十一节 下尿路功能障碍

上尿路是肾脏和输尿管，下尿路是膀胱和尿道。下尿路功能障碍性疾病包括常见的神经源性膀胱、膀胱过度活动症、盆底肌松弛症、前列腺疾病、膀胱炎、尿道炎等引起的储尿和排尿障碍。

一、排尿的神经生理机制

调控排尿的高级中枢在大脑皮质中央旁小叶，低级中枢在骶髓2~4节。当膀胱内尿量达100~150ml时可有尿意，达300~400ml时有排尿要求。

1. 储尿期 大脑皮质通过皮质脊髓束增强了阴部神经和交感神经的传出冲动，使尿道内外括约肌阻力增强，同时使膀胱逼尿肌松弛而控制尿液外溢。

2.排尿期 大脑皮质通过皮质脊髓束调节阴部神经、交感神经，使尿道内外括约肌松弛。同时兴奋副交感神经，使膀胱逼尿肌收缩，使尿液流出（图7-4）。

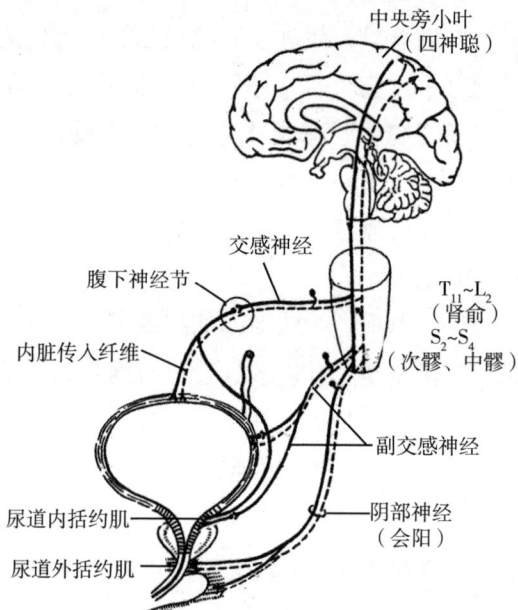

图7-4 排尿功能的神经支配

二、下尿路功能障碍按病因分为两大类

（一）神经源性排尿障碍（神经源性膀胱）

此为调控膀胱及尿道的中枢神经或周围神经病变引起的排尿功能障碍。常见的病因有脑及脊髓血管病、急性脊髓炎、脊髓压迫症、神经根病变、周围神经病、多发性硬化、糖尿病性神经病、运动神经元病、脑萎缩、隐性脊柱裂、脊膜膨出等。

1.无抑制性神经源性膀胱 由大脑或脑干的排尿中枢及下行纤维的不完全性双侧性损害，对膀胱的反射抑制作用减弱所致，症状较轻，表现为尿急、尿频、尿淋沥或急迫性尿失禁，但无残余尿。

2.反射性神经源性膀胱 骶髓中枢以上的脊髓完全性损害，使骶髓的排尿中枢失去了高级中枢的调控，症状较重，表现为膀胱感觉消失，无排尿要求，膀胱充盈时只能间歇地不自主排尿（称为间歇性尿失禁）。排尿分几次排完，有一定量的残余尿。

3. 自主性神经源性膀胱 骶髓（骶2~4节段）排尿中枢损害。是排尿障碍较重的少见病症，主要为排尿困难，需压迫腹壁排尿，尿充满后会形成充盈性尿失禁。排尿后仍有较多的残余尿。

4. 无张力性神经源性膀胱

（1）感觉障碍性膀胱：由反射弧的传入神经病变引起，见于骶神经后根病变。表现为排尿困难，严重者有尿潴留，尿液充盈到一定程度出现充盈性尿失禁，有大量的残余尿。

（2）运动障碍性膀胱：由反射弧的传出神经病变引起，见于骶神经的前根病变。表现为膀胱感觉膨胀，严重者有疼痛感。而排尿障碍又分为两种：一是膀胱逼尿肌无力，不能排尿，出现尿潴留和充盈性尿失禁；二是盆底肌松弛，尿道内外括约肌无力，尿频、压力性尿失禁。（图7-5）

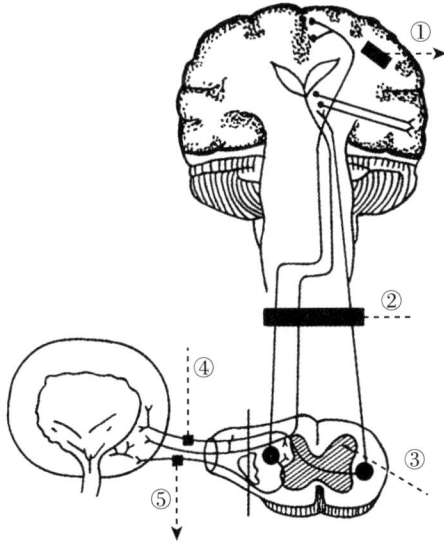

图7-5 神经病变与神经源性膀胱关系示意图

（二）泌尿系统病变引发的排尿障碍

1. 前列腺增生性排尿障碍 是老年人的常见疾病，其发生必须具备年龄较大及睾丸功能存在这两个基本条件。临床表现为尿道刺激期尿频，夜尿3次以上，随后白天也尿频，还会伴有尿急、尿痛，急迫性尿失禁；尿道梗阻期初期表现为排尿等待，排尿费力，以后会出现尿线变细，射程短，尿液呈滴沥状排出。

2. 盆底肌松弛症　盆底肌松弛导致尿道内外括约肌松弛、收缩无力而尿失禁。

3. 膀胱活动过度症　是指多种疾病所伴发的排尿异常，其原发病因比较多，如泌尿系感染（包括前列腺炎）、结石、肿瘤等。目前认为与以下三种病理改变有关：①原发疾病刺激膀胱逼尿肌出现异常收缩；②膀胱感觉过敏，在较小的膀胱容量时即出现排尿欲；③精神行为异常，激素代谢失调等引致逼尿肌出现异常收缩。

三、常用腧穴的解剖生理学基础

1. 四神聪穴　在颅内对应的为中央旁小叶，是高级排尿中枢。针刺该穴可以兴奋大脑高级排尿中枢的功能，恢复对皮层下排尿中枢的调节。

2. 会阳穴　有 S_2~S_4 组成的阴部神经，在男性分支支配前列腺，电针密波可以使前列腺的血流加快，增生减轻，尿道通畅，同时还支配尿道外括约肌调节排尿；在女性只支配尿道外括约肌调节排尿。（图7-6）

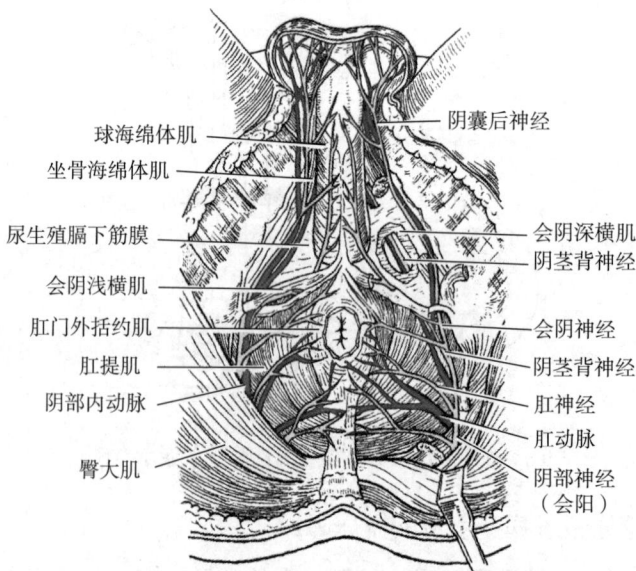

图7-6　阴部神经分布图

3. 肾俞穴　有交感神经支配尿道内括约肌的舒缩功能，兴奋时引致尿道内括约肌收缩，使尿液贮存于膀胱，减弱时使尿道内括约肌舒张，使尿排出体外（图7-7）。

4. **次髎、中髎穴**　内有S_2~S_4的副交感神经，经骶神经后支分布于膀胱逼尿肌和尿道内括约肌，兴奋时使逼尿肌收缩、尿道内括约肌开放而排尿。（图7-7）

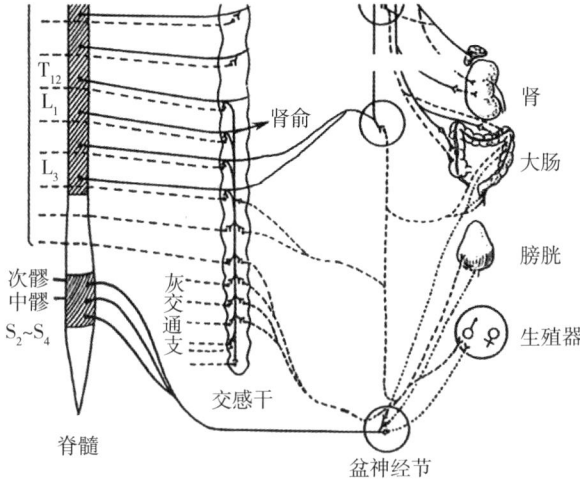

图7-7　经骶神经后支的神经分布图

5. **中极、曲骨、双侧大赫及横骨**　六个穴均在膀胱及尿道上部，电针发出的电磁波可以兴奋逼尿肌收缩，引起排尿。同时脉冲密波电流对前列腺的细胞膜造成穿孔，破坏细胞的内环境，使细胞凋亡，进而使前列腺萎缩，同时可以使前列腺的血流加快，增生减轻，尿道通畅，治疗前列腺病变，疗效显著。（图7-8）

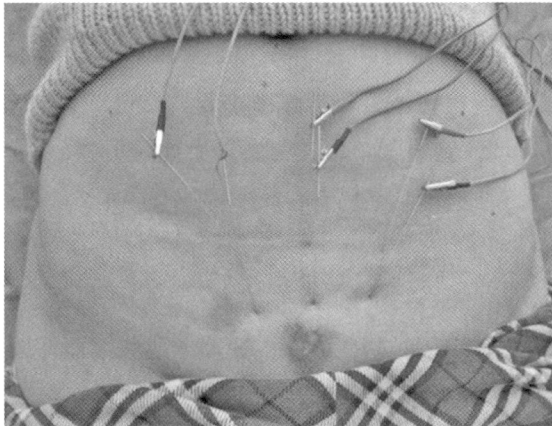

图7-8　中极等穴电针治疗图

6.**三阴交、阴陵泉**　见第三章第九节"电针治疗下尿道功能障碍"。

四、治疗

疾病诊断必须精准，同时治疗原发病。例如：同时用电项针、头针治疗脑病，用夹脊电场治疗脊髓病，用夹脊电针治疗脊髓压迫症、颈腰椎间盘突出症或颈腰椎管狭窄症、马尾神经病变等。

上述各种类型的排尿障碍，根据病变时膀胱逼尿肌和尿道内外括约肌张力的变化情况可分为低张力性膀胱（尿潴留）和高张力性膀胱（尿失禁）两种类型，治疗方法也对应地分为两种，即排尿法和止尿法。

治法：电针疗法

处方1：四神聪、肾俞、会阳。

方解：四神聪穴的颅内为中央旁小叶，是高级排尿中枢，可以调节排尿功能，针刺肾俞兴奋交感神经，使尿道内括约肌收缩；会阳穴有阴部神经，针刺可以使尿道外括约肌收缩，同时抑制膀胱逼尿肌收缩而止尿。

操作：用导线接同侧肾俞-会阳，选密波，留针30分钟，每日1次，6次为一疗程，疗程间休1日。本法适用于各种原因所致的尿频、尿失禁（压力性尿失禁、盆底肌松弛症），尤其对脑部病变引致的无抑制性神经源性膀胱效果尤佳。

处方2：阴陵泉、三阴交。

方解：阴陵泉、三阴交穴在胫神经支配区内，用密波能使盆底肌收缩力提升，使尿道内外括约肌收缩而止尿。

操作：针下得气后，接脉冲电针机，同一组导线连接同侧阴陵泉、三阴交，用密波电流产生的电磁波，电流量由小到大，每日1次，6次后休息1日。本法适用于各种原因引起的尿频、尿急、压力性尿失禁，尤其针对无张力性神经源性膀胱（盆底肌松弛症）效佳。

处方3：中髎、次髎。

方解：中髎、次髎穴发出副交感神经，支配膀胱逼尿肌，密波电流产生的电磁波可以穿透骶骨作用到膀胱外壁，使逼尿肌收缩而使尿排出。

操作：针刺后，接脉冲电针机，同一组导线左右连接对侧次髎、中髎，每日1次，6次后休息1日。本法适于各种原因引起的排尿困难、尿潴留。尤其针对脊髓病变所致的排尿困难效佳。

处方4：四神聪、认知区、情感区、中极、曲骨、大赫、横骨、阴陵泉、三阴交。

方解：四神聪、认知区、情感区可调控排尿，中极、曲骨、大赫及横骨使膀胱逼尿肌收缩而排尿，阴陵泉、三阴交可以使尿道内外括约肌收缩而止尿。

操作：针下得气后，接脉冲电针机，导线连接同侧认知区-情感区、中极-曲骨、大赫-横骨、阴陵泉-三阴交，均用密波，电流量由小到大，针感传至外阴部位为佳，每日1次，6次后休息1日。本法适于脑病引致的排尿困难、尿潴留又伴尿淋沥者。前列腺增生、前列腺炎者可以不选用四神聪、认知区、前额叶，疗效也非常显著。（图7-9）

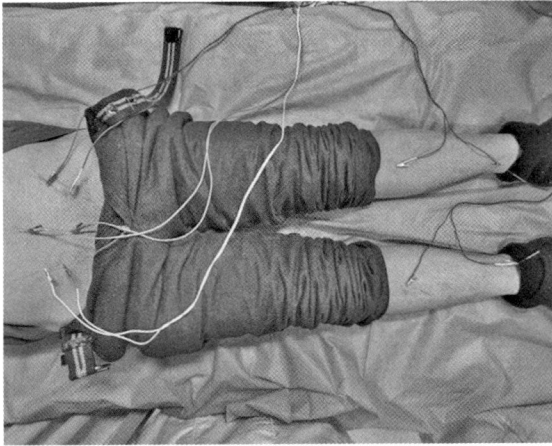

图7-9　四神聪等穴电针治疗

五、电针治疗下尿路功能障碍的机制探讨

（1）针刺次髎、中髎穴不需刺入骶后孔内，只需刺到穴位所在的骶骨膜上，电针密波产生的电磁波可以穿透骨质作用到膀胱外壁，使逼尿肌收缩，尿道内外括约肌开放引致排尿。

（2）电磁波穿透骶骨作用到膀胱外壁，使逼尿肌收缩，同时尿道内外括约肌开放引致排尿。电磁波的热能可以使前列腺增生的病变部位的血流加快，使炎症的水肿减轻而利尿，电磁波的动能能使阴部神经、交感神经神经纤维的脱髓鞘、轴索变性好转而止尿。

（3）文献报道，电针刺激膀胱时，测膀胱内压结果显示：中髎支配膀胱收缩率占70%，次髎次之，下髎最差，上髎无反应。因此常选用中髎和次髎穴。

（4）尿潴留时中髎、次髎导线横向连接，使逼尿肌收缩而排尿。中极、曲骨、大赫、横骨上下连接，有利于膀胱逼尿肌收缩而排尿。尿失禁时肾俞、会阳同侧连接，有利于尿道内外括约肌收缩而止尿。

（5）因电流量大小与形成的电磁波成正比，密波的电流量大，产生的电磁场及电磁波强，能有效地传递电能转化的动能和热能，所以治疗需用密波刺激次髎穴，使膀胱逼尿肌收缩而利尿。同时，大脑中央旁小叶的调节也可以使尿道内外括约肌舒张而利尿，这是协同治疗作用。

（6）关于导线交叉连接的问题：例如，左侧的肾俞连接右侧的会阳，右侧的肾俞连接左侧的会阳，通电后止尿疗效会比同侧连接更好吗？答案是否定的。因为，一是同侧的交感神经和阴部神经支配同侧尿道内外括约肌收缩而止尿，电流必须要在同侧形成回路才能发挥作用，从肾俞进去的电流从同侧的会阳传回来符合神经解剖生理学；二是如果交叉连接，产生的电磁波就会交叉，电磁波形成的电磁场就会减弱，治疗作用就会减弱或消失。

（7）关于腧穴双向良性调整作用的问题：腧穴确有双向良性调整作用，在胃肠系统表现得比较明显。例如：胃肠处于痉挛状态时针刺治疗可以缓解痉挛，胃肠处于松弛状态时针刺可以促进胃肠蠕动。运用电针缓解胃肠痉挛选用密波好，要促进胃肠蠕动选用疏波疗效更佳。而在泌尿系统则没有此作用。

（8）有的患者尿潴留很重，需先插导尿管排尿，同时治疗尿潴留，2~3周后再试验拔管。

（9）排尿障碍是疾病的症状，治疗排尿障碍的同时必须积极治疗原发病。排尿障碍临床表现分为两种，即尿频、尿失禁或排尿困难、尿潴留，治法上是止尿法或利尿法，极少数二者兼有，既用止尿法又用利尿法，抓住这个纲领就会效如桴鼓。

第十二节　呃　逆

呃逆是膈肌反复不自主收缩或阵发性痉挛，继之声门突然关闭使吸入的气流突然被阻断，而发出短促、特殊声音的一种临床症状，俗称"打嗝"。顽固性呃逆常见于神经内科重症患者。

呃逆由膈肌传入或传出神经或其延髓中枢受刺激所引起。呃逆反射弧的传入神经为迷走神经和膈神经的向心神经纤维，神经中枢为颈髓3~5前角细胞、脑干呼吸中枢和延髓网状结构；传出神经为至膈肌、声门和其他呼吸肌的膈神经和迷走神经的离心纤维。反射弧上任意一处的刺激病灶均可引起呃逆。

膈神经是颈丛最重要的分支。先在前斜角肌上端的外侧走行，继沿该肌前面下降至其内侧，在锁骨下动、静脉之间经胸廓上口进入胸腔，经过肺根前方，在纵隔胸膜与心包之间下行达膈肌。膈神经的运动纤维支配膈肌，感觉纤维分布于胸腹心包。膈神经还发出分支至膈下面的部分腹膜。一般认为，右膈神经的感觉纤维尚分布到肝、胆囊和肝外胆道等（图7-10）。膈神经损伤的主要表现是同侧的膈肌瘫痪，腹式呼吸减弱或消失，严重者可有窒息感。膈神经受刺激时可发生膈肌痉挛，即呃逆。

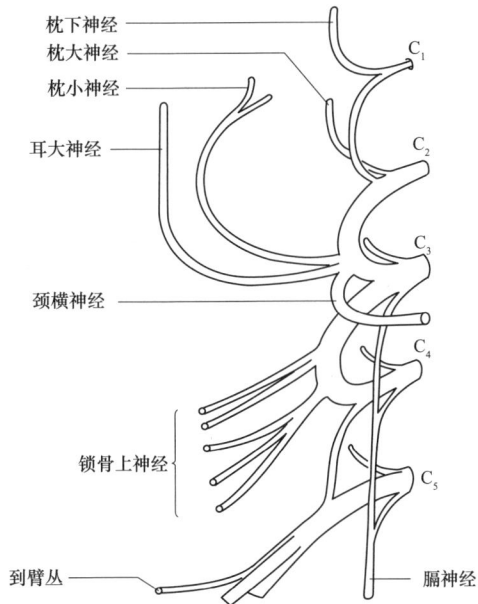

图7-10　膈神经发自 C_3、C_4、C_5

一、诊断

根据病因分为中枢性呃逆和周围性呃逆。中枢性呃逆常由脑血管病，脑或颈髓感染、中毒及肿瘤等局部病变引起，亦可见于糖尿病、尿毒症、酸中毒等全身性疾病。周围性呃逆多由膈肌、膈神经受冷或附近的病灶（胸腔积液、胸膜炎等）及鼻饲管、胸腔引流管的刺激引起。

二、治疗

1. 电项针疗法

处方：双侧颈3、4、5夹脊穴。

方解：针刺颈3、4、5夹脊穴，通以脉冲电流，可以抑制颈髓3~5前角细胞及前根传出的膈神经的异常兴奋而止呃。

操作：将导线分别连接左右3对夹脊穴位，选用密波，电流量以患者能耐受为度，每日1~2次，每次30分钟。

2. 电针治疗

处方：双侧次髎、中髎、会阳。

操作：将导线分别连接对侧穴，选用密波，电流量以患者能耐受为度，每日1~2次，每次30分钟。

方解：针刺后导线左右连接，通以脉冲密波电流，可以兴奋副交感神经而止呃。

三、按语

内脏的运动神经包括交感神经和副交感神经。其高级中枢均在大脑皮质，副交感神经低级中枢在脑干和脊髓的骶2~4段。副交感神经兴奋使内脏的运动增强，刺激穴位可以引起大脑皮质兴奋并扩散，使迷走神经兴奋而止呃。

第十三节　神经病常见综合征

神经病病因及病变部位有特殊性，在临床上形成了以某些症状为主的综合征。现将电项针、电针疗效较好的常见综合征介绍如下。

一、柯萨可夫综合征

（一）诊断

柯萨可夫综合征多由长期饮酒或长期营养不良导致维生素B_1缺乏而引起，

病变部位在额极。临床表现以健忘为主要特征，多见于40岁以上的男性，有长期多量饮酒史，记忆力明显减退，尤其近记忆力减退明显，远记忆力尚可，定向力欠佳，常伴有虚构，思维能力减退，严重者生活不能自理，呈现酒精中毒性痴呆。

（二）治疗

电项针疗法

处方：风池、供血、神庭、曲差、本神、认知区、情感区、天柱1、天柱2、太阳1、太阳2。

方解：病变部位在额叶，在风池－供血的治疗基础上，选神庭、曲差、本神以活化额叶脑细胞的功能。

操作：用导线将同侧风池－供血、认知区－天柱、情感区－下天柱、太阳1－太阳2上下连接，选用密波，通电30分钟，其余各穴用捻转补法，每日1~2次，6次后休息1日。

（三）按语

本病应戒酒，并服用维生素B_1、B_6、B_{12}等。

二、格斯特曼综合征

（一）诊断

格司曼综合征主要是顶叶的主侧半球角回及顶叶向枕叶移行部损害，主要表现为手指失认、左右失认、失写及失计算力。

（二）治疗

电项针疗法

处方：风池，供血，语言一、二、三区，认知区，情感区，天柱，下天柱。

操作：用导线将同侧风池－供血、认知区－天柱、情感区－下天柱上下连接，选用密波，通电30分钟，其余各穴用捻转补法，每日1~2次，6次后休息1日。

（三）按语

电项针治疗本病疗效显著。

三、体象障碍

（一）诊断

体象障碍主要是右侧顶叶急性病变，患者出现对自体结构的认知障碍。包括偏瘫失认症（对偏瘫失去关注）、偏瘫无知症（否认自己肢体偏瘫）、失肢症（感觉自己丢失了手脚）、多肢症（认为自己有3条腿或3只手）。

（二）治疗

电项针疗法

处方：风池、供血、翳明、通天、正营、承灵、络却。

方解：病变部位在顶叶，选右侧通天、络却、正营、承灵穴，以活化顶叶脑细胞的功能。

操作：用一组导线将同侧风池、供血穴上下连接，选用疏波，通电30分钟，其余各穴用捻转补法，每日1~2次，6次后休息1日。

（三）按语

（1）本病部位在右侧顶叶，故针刺必须在右侧头部选穴。

（2）本病在急性期症状表现明显，慢性期可消失。

四、瓦伦贝格综合征

（一）诊断

瓦伦贝格综合征又称小脑后下动脉梗死或延髓背外侧综合征。多突然出现眩晕、恶心、呕吐及眼球震颤，多为水平性，吞咽困难、声音嘶哑或失音，病灶侧软腭低下及咽反射减弱或消失，同侧面部及对侧肢体痛温觉障碍，同侧肢体出现小脑性共济失调，同侧霍纳征阳性，可有呃逆。

（二）治疗

参考第二十四章第一节"小脑后下动脉梗死"。

五、丘脑综合征

（一）诊断

丘脑综合征是由丘脑损伤产生的一组病症。主要表现为病灶对侧半身感觉减退或消失，深部感觉障碍重于浅部感觉，可同时出现感觉性共济失调，病灶对侧半身疼痛，痛难忍受，难以形容，有定位不确切的灼热或疼痛，检查时可有感觉过度、感觉过敏、感觉倒错，还可出现肢体的水肿及不随意运动等。

（二）治疗

电针疗法

处方：肩髃、曲池、外关、合谷、后溪、环跳、阳陵泉、侠溪、太冲。

方解：上述腧穴通以密波电流可以抑制丘脑产生的各种感觉，又可以改善脑病变部位的血液循环，恢复感觉功能。

操作：两组导线分别连接上下肢，选用密波，电流量以患者能耐受为度，每次30分钟，每日1~2次，6天后休息1日。

（三）按语

本病电针治疗有较好疗效。

六、梅杰综合征

梅杰综合征是由法国神经病学家Henry Meige首先描述的一组锥体外系疾患，主要表现为双眼睑痉挛、口下颌部肌张力障碍、面部肌张力失调样不自主运动。Henry Meige于1910年首次报告了梅杰综合征，此后还有人称其为Brueghel综合征、眼睑痉挛、口下颌部肌张力障碍等。

（一）诊断

中老年女性多见，多以双眼睑痉挛为首发症状，睑下垂和睑无力也多见。部分由单眼起病，渐及双眼。其余首发症状有眨眼频率增加、精神疾患、牙科疾患、其他部位张力障碍（主要在颅颈部）等。睑痉挛在睡眠、讲话、唱歌、打呵欠、张口时改善，可在强光下、疲劳、紧张、行走、注视、阅读时诱发或加重。

（二）治疗

参见第十四章第一节"帕金森病"。

第八章
脑神经疾病

第一节　眼外肌麻痹

眼肌包括由动眼、滑车及展神经支配的眼内肌及眼外肌。眼外肌为横纹肌，在眼球外；眼内肌为平滑肌，在眼球内。脑及周围神经病变导致眼外肌力量不协调，两眼不能同时注视同一目标，谓之斜视，同时患者主观上产生两个影像谓之复视。其机制是视轴呈分离状态，被注视的物体不能同时在双眼的视网膜黄斑中心凹上成像，出现一眼注视目标，另一眼偏离注视目标。

正位是一种理想的两眼平衡状态，是一种很少能见到的眼位，大多数人都有小度数的隐斜。临床上将斜视分为共同性斜视与麻痹性斜视两大类。共同性斜视是指双眼视轴分离，各个注视方向的偏斜角基本相等，眼球运动未受限制，多在5岁前发病。麻痹性斜视则可发生在任何年龄，是眼球运动有障碍，即眼外肌麻痹。根据临床表现，中医学称为"睑废""视歧""视一为二""上胞下垂"等。

一、眼球解剖（图8-1）

1. **眼球壁**　从外至内，由眼球纤维膜（由坚硬的致密结缔组织构成，分为角膜和巩膜两部分）、眼球血管膜（分虹膜、睫状体和脉络膜三部分）、眼球视网膜3层构成。

2. **眼球的内容物**　包括房水、晶状体和玻璃体。这些结构和角膜一样透明、无血管，具有屈光作用，使物体在视网膜上映出清晰的物像。

3. **眼球的副器**　包括眼睑（即眼皮）、结膜（睑结膜和球结膜）、泪器和眼外肌，对眼球有支持和运动、保护功能。

4. 眼的血管 包括眼动脉和眼静脉。（图8-2）

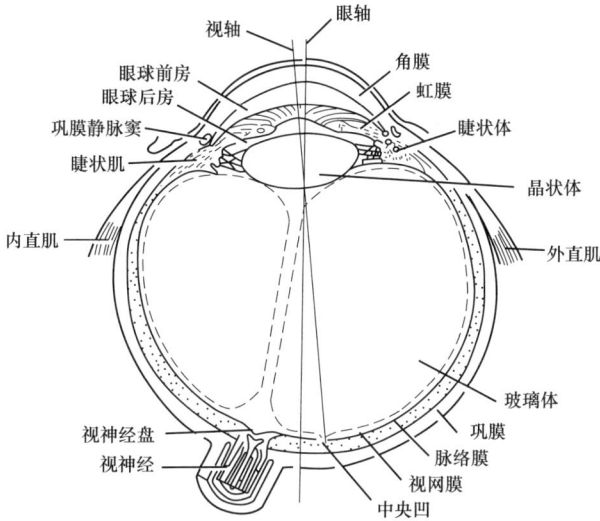

图8-1 眼球的构造

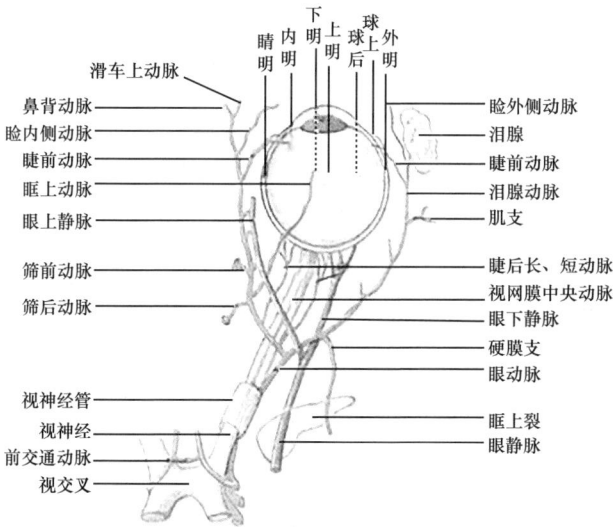

图8-2 眼的血管

二、眼肌的生理作用（图8-3）

1. 动眼神经支配肌 动眼神经支配上直肌、下直肌、内直肌、下斜肌和提上睑肌，副交感支分布于瞳孔括约肌。上直肌使眼球转向上内方，下直肌使眼球转向下内方，内直肌使眼球内转，下斜肌使眼球转向上外方，提上睑肌使眼睑上提，瞳孔括约肌使瞳孔收缩。

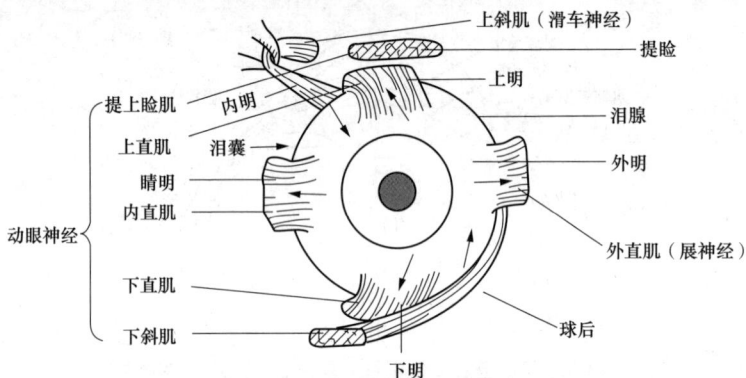

图8-3 眼球运动神经

2. 滑车神经支配肌 即上斜肌，使眼球转向下外方。

3. 展神经支配肌 在颅底经较长的行程后，经眶上裂出颅，支配外直肌。外直肌使眼球外转。

4. 眼外肌 其拮抗与协同作用如下。

（1）假如某一眼外肌麻痹，眼球除不能向麻痹肌的作用方向转动外，还会因其拮抗肌的作用向麻痹肌作用的反方向斜视。如外直肌麻痹时眼球向内侧斜视，上斜肌麻痹时眼球不能向外下方转动，而向内上方斜视。

（2）眼球运动时不是单一眼外肌的作用，而是2~3块眼外肌（协同肌）同时收缩的结果。如眼球向上仰视是上直肌和下斜肌同时收缩的结果，向下俯视由下直肌和上斜肌共同完成。眼球外展由外直肌和上、下斜肌完成，眼球内转由内直肌和上、下直肌完成。

眼外肌的起点和作用见表8-1。

三、眼部腧穴

1. 睛明穴 在内直肌眼球附着点后2~3mm处。有动眼神经支配的内直肌。

2. 上明穴 在眼球与眶上缘正中处。有动眼神经支配的上直肌，深处有眶上动脉，针刺操作不当易出血。

3. 下明穴 在眼球与眶下缘正中处鼻侧2mm处。有动眼神经支配的下直肌。

表8-1 眼外肌的起点和作用

肌名	起点	止点	作用	协同肌	拮抗肌	神经支配
提上睑肌	视神经孔周缘	上睑	提上睑向上			III
上直肌		巩膜前上部（斜向鼻侧）	眼球转向上内方	下斜肌、内直肌	下直肌、上斜肌	
下直肌		巩膜前下部（斜向鼻侧）	眼球转向下内方	上斜肌、内直肌	上直肌、下斜肌	
内直肌		巩膜前内侧部	眼球转向内侧	上直肌、下直肌	外直肌和上、下斜肌	
外直肌		巩膜前外侧部	眼球转向外侧	上斜肌、下斜肌	内直肌和上、下直肌	VI
上斜肌		经滑车向后外下方，止于巩膜后外侧部	眼球转向下外方	下直肌、外直肌	下斜肌、上直肌	IV
下斜肌	眶下壁前内侧部	巩膜后外侧部	眼球转向上外方	上直肌、外直肌	上斜肌、下直肌	III

4. **提睑穴** 在上眼轮匝肌正中处。上明穴下2mm，内有动眼神经分支支配的上睑提肌。

5. **外明穴** 在外直肌眼球附着点后2~3mm处。有外展神经支配的外直肌。

6. **内明穴** 在上明穴与睛明穴之间眼眶内。有滑车神经支配的眼上斜肌。

7. **球后穴** 在下明穴外0.5寸眶内处。有动眼神经支配的下斜肌。

8. **泪腺** 在外明与上明之间，位于眼眶的前外上方的眼眶内，泪囊在睛明上0.5寸眶内侧壁前方的泪囊窝内（图8-3）。

9. **新穴** 在颞部有太阳穴（当眉梢与目外眦之间，向后约一横指的凹陷处），即为太阳穴1，再新取太阳穴1后0.5寸为太阳穴2，合之为太阳组穴（图8-4）。

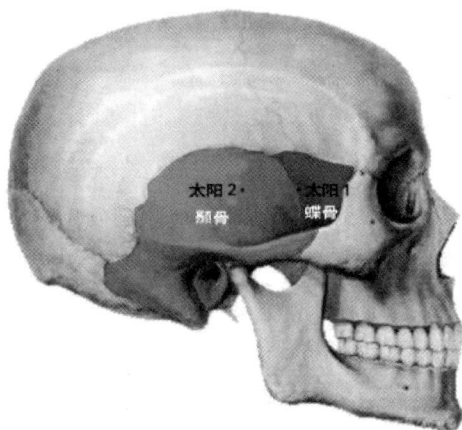

图8-4 太阳组穴

四、病因

常见于脑底动脉环或颅内动脉的动脉瘤压迫动眼神经或展神经，头颅外伤损及动眼、滑车、展神经，眶内和眶后的炎症，重症肌无力，颅内肿瘤压迫，高血压及动脉硬化造成供应神经干或核的血管栓塞，扩张的血管压迫或出血压迫，糖尿病性神经炎，眼肌瘫痪性偏头痛等。主要由支配眼球运动的神经核、周围神经或眼外肌麻痹病变所致。

五、检查

1. **问诊**　包括发病年龄、时间、诱因，斜视的发展变化，治疗史，眼球偏斜的方向及有无代偿头位。

2. **临床表现**　眼外肌麻痹可以是单条或多条眼外肌完全性或部分性麻痹，完全性麻痹立即出现斜视，部分性麻痹初期可以不出现斜视。

后天性麻痹多为急性，往往立即出现复视、视物模糊不清，严重的复视会出现眩晕和恶心呕吐，必须闭上一眼或遮盖一眼才能使症状消失。由于突然的眼位偏斜，视觉定位功能被破坏，患者走路时步态不稳，常向某一方向偏斜，触拿物体有异常透射现象。

先天性或幼年早期发生的部分麻痹，由于有代偿头位和健全的融合功能，一般多无自觉症状，偶有因某些原因发生复视而来就诊者。

3. **眼球运动检查**　检查6个方向眼球运动情况，以观察、确诊是哪条眼外肌有异常。

4. **斜视的检查**

数字化复视像检测系统可以判定哪一支眼外肌麻痹。

5. **实验室及其他检查**

（1）实验室检查：常有血脂高、血黏度增高或血糖增高等。

（2）CT或MRI检查：可发现颅内肿瘤、鼻咽部肿瘤等。

（3）眼眶CT或MRI检查可发现某侧眼外肌增粗，甲状腺病变时更常见。

六、诊断

（一）周围性眼外肌麻痹

以患者右眼为例，图8-5中右侧为正常活动时眼球位置，左侧为麻痹时眼球位置。

1.展神经麻痹　展神经支配眼球外直肌，损害时眼球不能外展，出现水平性复视，由于展神经在颅底行程最长，故易受损。在高颅压时易出现双侧麻痹。

2. 动眼神经麻痹　完全性损害时产生上睑下垂，睑裂变窄，眼球不能向上、下、内3个方向运动，眼球向外下方偏斜、复视（内直肌麻痹出现水平性复视，上、下直肌和下斜肌麻痹出现垂直性复视），瞳孔散大，对光反射消失。不完全性损害时瞳孔括约肌受损轻，可不出现瞳孔改变。

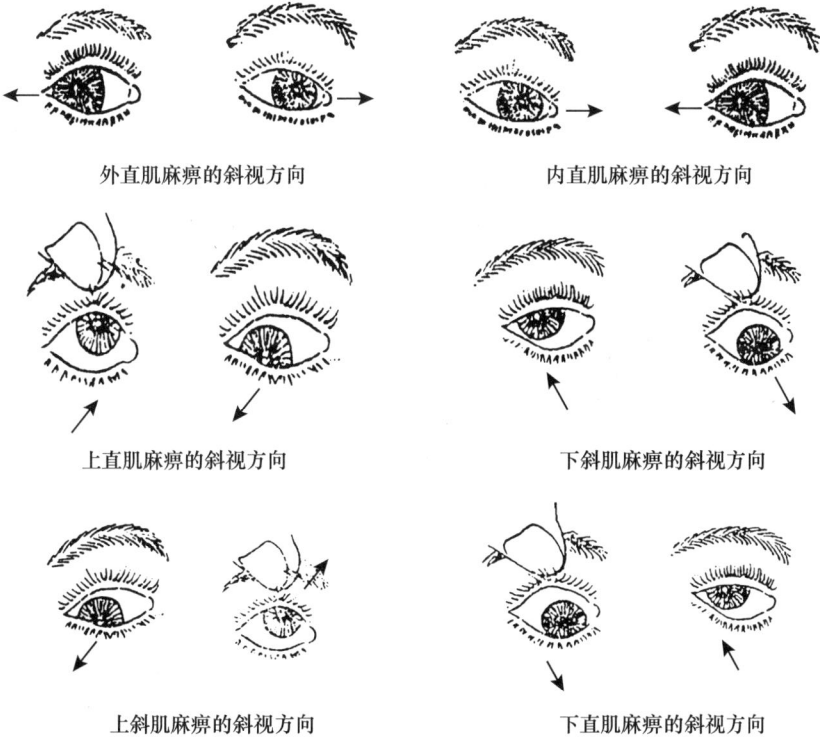

外直肌麻痹的斜视方向　　　　　内直肌麻痹的斜视方向

上直肌麻痹的斜视方向　　　　　下斜肌麻痹的斜视方向

上斜肌麻痹的斜视方向　　　　　下直肌麻痹的斜视方向

图8-5　周围性眼外肌麻痹示意图

3. 滑车神经麻痹　滑车神经支配眼上斜肌，损害时眼球不能向下、向外运动，以出现垂直性复视最为常见。亦会出现代偿头位，头向健眼侧倾斜时病情缓解或消失。滑车神经很少单独受累，判定较困难。复视像检查有利于诊断。

（二）脑干核性眼外肌麻痹

脑干病变，其表现与周围性相似，常累及邻近结构，如展神经核损害常累及面神经核。动眼神经核分散，易出现某一核受损症状，呈分离性眼肌麻痹，常伴眼轮匝肌麻痹。

（三）脑干核间性眼外肌麻痹

脑干内侧纵束损害，不能使双侧眼球水平同向运动。

（四）中枢性眼外肌麻痹

额中回后部损害，双眼看向病灶侧，单眼活动无障碍，所以无斜视、复视，只是双眼在协同动作时不能向上、向下或向一侧转动，称凝视麻痹。

七、治疗

局部电场疗法（电眼针疗法）。

（一）理论依据

电眼针疗法是电场学说在针灸临床上又一个成功应用的典范，是局部电场疗法治疗周围神经病的新成果（图8-6）。

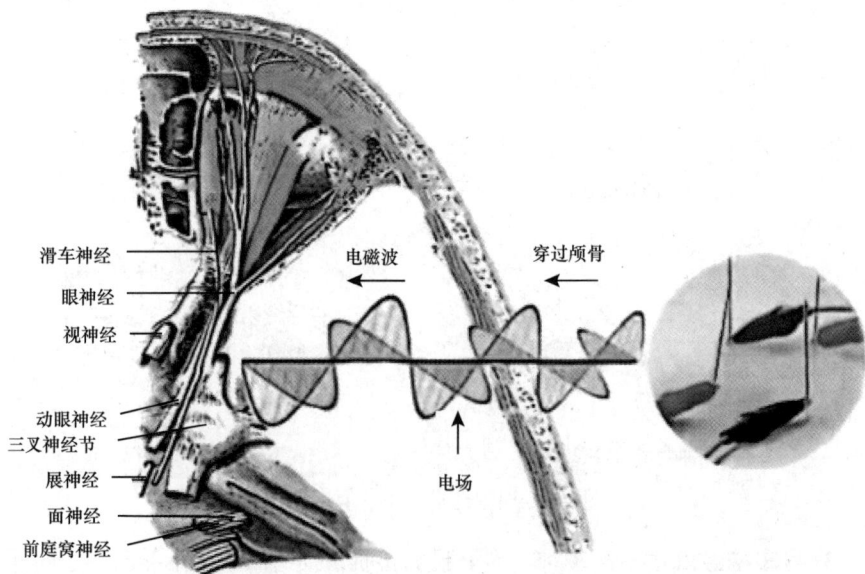

图8-6　电眼针电磁波骨传导示意图

（二）沿神经循行及血液循环部位取穴

处方：太阳1、太阳2、风池、供血。

方解：电针太阳1、太阳2，密波电流产生的电磁波能穿透颅骨，有利于加快神经循行部位的血液循环，使神经纤维的髓鞘和轴突功能恢复，从而恢复眼外肌的功能。电针风池、供血穴有利于改善脑干神经核的供血。

操作：将针刺入后用导线连接太阳1-太阳2、风池-供血，通以密波电流，电流量以患者能耐受为度，通电30分钟。

（三）眼部病位取穴

1. 展神经麻痹

处方：外明。

方解：电针外明穴，密波电流产生的电磁波能穿透目外眦，有利于展神经纤维的髓鞘和轴突功能恢复，而使其支配的外直肌功能恢复。

操作：在外明穴的眶外上下各3mm处，针与眼球成15°角，分别捻转刺向目外眦约5mm深，进针后用导线连接两针柄，选密波，电流量以患者能耐受为度，通电30分钟。

2. 动眼神经麻痹

（1）提上睑肌麻痹

处方：在上眼睑处取2个穴点。

操作：将眼睑提起，用长40mm、直径0.25mm的毫针两根，沿两个点分别浅刺5~6mm，进针后用导线连接两针柄，选密波，电流量以患者能耐受为度，通电30分钟。

注意：防止刺伤眼角膜，需用手将患者眼睑揪起来，针刺入后再放下眼睑。

（2）内直肌麻痹

处方：睛明。

方解：电针睛明，密波电流产生的电磁波能穿透目内眦，有利于恢复支配内直肌的神经纤维髓鞘和轴突功能，从而恢复内直肌功能。

操作：在睛明穴的眶外上下各3mm处，针与眼球成15°角，分别捻转刺入目内眦约5mm深，进针后用导线连接两针柄，选密波，电流量以患者能耐受为度，通电30分钟。

（3）上直肌麻痹

处方：上明。

操作：在上明穴眶外上方两侧各3mm处，用直径长40mm、0.25mm的毫针向眼眶外刺入10mm。用导线连接两针柄，选密波，电流量以患者能耐受为度，通电30分钟。

（4）下直肌麻痹

处方：下明。

操作：参考上直肌麻痹。

（5）下斜肌麻痹

处方：球后。

操作：参考上直肌麻痹。

3. 滑车神经麻痹

处方：内明

操作：在内明穴的眶外内侧和外侧各3mm处，用长40mm、直径0.25mm的毫针沿着眼眶外向上刺入10mm，用导线连接针柄，选密波，电流量以患者能耐受为度，通电30分钟。

4. 眼肌增粗所致的眼肌麻痹　眼肌麻痹的患者如果是由甲状腺疾病所致，常有眼肌增粗，眼眶CT可确诊。急性期多为炎性水肿，电针治疗时可以同时口服激素、甲钴胺。如时间较长，多因慢性增生所致。例如某患者眼球外展不全，不是外展神经麻痹牵拉无力，而是内直肌增粗肌张力增强，牵拉眼球致不能外展。

5. 单纯瞳孔括约肌麻痹　瞳孔对光反射消失。治法同第八章第二节"视力障碍"。

八、异常情况及处理

眼部血管丰富，眼眶区针刺后在某些情况下（尤其是针上明穴时易刺到眶上动脉）眶内出血蓄积可产生眶内血肿。临床表现多为一侧眼眶血肿引起急性高眶压，最显著的症状和体征是眼球突出伴有胀痛、恶心、呕吐、复视、眼球运动障碍、视力减退或丧失及眼睑、结膜水肿充血，而后眼睑或结膜下出现青紫色瘀斑。眼球突出往往在数分钟或数小时之内达到高峰，两眼差值可达10mm，根据突出方向可以判断病变的位置。疼痛是由眶内压急剧增高，感觉神经末梢受压迫及眼压增高引起的。眶尖部血肿引起视神经供血障碍，视力突然减退，甚至丧失光感。肌肉圆锥以外的出血往往向前弥散至皮下或结膜下，2~3周内吸收，一般不会影响视力，也不会加重病情。可停止针刺治疗1~2周。急性眶压增高、皮下出血和反复多次发生是其临床特征。血肿和血囊肿形成后，需与眶内新生物鉴别，影像学检查有助于诊断。MRI能显示急性期出血，尤其善于显示亚急性期、慢性期及残腔出血。因眼眶血肿可使眶压突然增加，压迫视神经而严重损害视力，此时必须果断妥善地处理，若视功能和眼底检查有视神经压迫表现，应立即行单纯血肿穿刺抽吸或开眶减压（包括外侧开眶），也可通过眉弓上方开眶抽吸排出骨膜下血肿。穿刺抽吸或切开排出暗红色血液后应使用压迫绷带数天，以防再出血。有继发潜在感染风险的患者应给予合适的抗生素治疗。早期诊断和及时处理，随着眶内高压的缓解，患者视力迅速恢复后预后通常良好。严重病例尽管积极治疗也难以恢复已丧失的视力。除非眼眶血肿继发于大的颅内硬脑膜下，出血通过眶上裂入眶，否则一般全身预后也良好。

九、按语

（1）向患者说明针刺后有眼球结膜出血可能，一般在7~14天后可以吸收，不会影响视力。

（2）施术针必须细且弹性好，直径为0.2~0.25mm，针身长40mm较适宜。

（3）治疗本病必须明确诊断，掌握每个神经支配眼球运动的方向，然后选取相应主穴及配穴。

（4）眼外肌麻痹常见外直肌和上斜肌同时麻痹，先治外直肌麻痹，经1个月的治疗常可治愈。愈后再治上斜肌麻痹。如有一点残留也仅限于向周围固视时，无须治疗。

（5）动眼神经麻痹时，往往也会有内直肌显效后上直肌或下直肌或上斜肌的麻痹症状，再按上直肌或下直肌或上斜肌的麻痹继续治疗。

（6）根据临床经验，周围性展神经麻痹疗效好，约20%的患者治疗3~5次即可临床治愈。动眼神经内直肌麻痹疗效较好，上直肌、下直肌麻痹则疗效差，瞳孔括约肌麻痹疗效更差。滑车神经麻痹疗效差，因为其走行为钩状又在眼球后面。核性差，核间性最差，中枢性则无须治疗，会自行好转。

（7）由炎症、缺血所致的周围性眼外肌麻痹者疗效显著，针刺治疗有即刻疗效。脑外伤、脑出血、颅内肿物术后引起者疗效差。

（8）脑干出血、梗死造成的眼外肌麻痹，针刺后易发生再次出血，不宜用本法治疗。

第二节　视力障碍

视力是指视网膜分辨影像的能力，包括形觉、色觉和光觉，可分为中心视力和周边视力。视力的好坏由视网膜分辨影像能力的大小决定，正常人的中心视力一般在1.0以上。视力障碍是指视网膜分辨影像的能力下降或丧失，单眼或双眼的中心视力减退或丧失。眼部炎症、血管病、外伤、变性病等均可以使视力下降或丧失。眼的屈光介质（如角膜、晶状体、玻璃体等）混浊或屈光不正（包括近视、远视、散光等）时，即使视网膜功能良好，视力也会下降。

一、视力障碍的分类

1. 一过性视力下降

是指视力突然下降，24h内（多为1h）恢复正常的病症。常见原因有一过性缺血发作、视网膜中央动脉痉挛、体位性低血压、精神刺激性晕厥或黑蒙、颅内高压、精神神经性反应（癔病、神经衰弱）、机体反应（潜水病、饥饿、过度疲劳）等。

2. 急性视力下降

常见原因有视网膜动脉阻塞、视网膜静脉阻塞、局限性视网膜出血、急性视神经炎、视网膜脱离、玻璃体积血。

3. 慢性视力下降

常见的有充血性眼病（如角膜炎、虹膜炎与全眼球炎、闭角型青光眼）、非充血性眼病（如晶状体混浊、白内障、角膜变性、开角型青光眼、玻璃体后脱离、玻璃体变性、玻璃体积血）、视网膜病（如视网膜炎、视网膜血管病、黄斑疾病）、视路疾病（如视神经炎、视神经萎缩）、屈光不正与调节障碍（如近视、远视、弱视、干眼症等）及外伤与炎症（如外伤性白内障、继发性青光眼、交感性眼炎）的并发症和后遗症。

二、常见疾病

1. 晶状体混浊

晶状体是眼球结构中非常重要的一个组织，通常人眼会产生大量有害自由基，自由基致使晶状体浸润而变得不透明。晶状体混浊就是白内障的早期症状。患者感觉眼前有一团白雾，视物模糊，严重的会失明。发展到中晚期会产生严重并发症，如青光眼、葡萄膜炎等。同时白内障的存在还容易掩盖其他眼底疾病，延误治疗。

2. 玻璃体混浊

玻璃体为透明凝胶状态，有流动性，混浊时异物是动态的。与之相反，晶状体混浊异物是固定的。玻璃体混浊不是一种独立的眼病，而是多种眼科疾病的常见临床症状。患者眼球玻璃体内出现不透明物质，眼前有飞蚊样、云雾状物黑影飘动。生理性玻璃体混浊好发于中老年人群，多由玻璃体退行性病变所致，一般不影响视力。病理性玻璃体混浊多由眼部外伤、眼内炎症、视网膜病变、葡萄膜炎等导致，除了玻璃体混浊的典型表现外，还可伴原发其他表现，如眼前红雾飘动、视野缺损等，严重者可影响视力，甚至导致失明。

3. 视网膜血管阻塞

视网膜血管阻塞（视网膜动脉阻塞、视网膜静脉阻塞）的原因多为动脉痉挛，也可由栓塞（如心内膜炎、心脏手术形成的栓子）或血栓形成（如动脉内膜炎或静脉内膜炎）导致。视网膜中央动、静脉属末梢血管，无侧支联系，一旦发生阻塞，将使供血区的视网膜缺血缺氧、水肿、变性、坏死，甚至萎缩，使视力遭到严重破坏。

4. 视神经萎缩

视神经萎缩指视神经炎、颅内病变等疾病引起视网膜神经节细胞和其轴突病变。临床主要表现为视力减退。眼底检查可见视乳头颜色为淡黄或苍白色，边界模糊，生理凹陷消失，血管变细等。

5. 青光眼

青光眼是一种病理性眼压升高导致的眼部疾病。青光眼危害性大，致盲率接近30%，是常见致盲眼病之一。青光眼的具体病因仍未明确，目前认为主要与异常的眼压升高有关。眼内持续高压容易造成视神经损害，从而出现一系列眼部症状。也有少数患者眼压正常却出现视神经、视野损害，具体原因尚不清楚。典型的视物模糊、视野受限、眼痛、眼胀、畏光、流泪等症状叠加眼压、房角、视野和视盘等眼科检查结果可进行诊断。

6. 视网膜黄斑疾病

黄斑区是视网膜上感光最敏锐的区域，位于视网膜的中心部。黄斑中心的小凹称为中心凹，其感光水平即是体检检查的中心视力。视网膜的黄斑病变是一类疾病的总称，可以分为很多不同的类型，黄斑疾病最常见的症状是视力不同程度下降、视物变形或颜色异常，有时伴有眼底出血，不宜针刺治疗。

7. 玻璃体后脱离

多见于50岁以上的中老年人群，发病率为50%~60%，近视眼患者的玻璃体后脱离比一般人群约早10年出现。随着年龄的增长，玻璃体发生退行性改变，此时会出现玻璃体液化、凝缩，玻璃体后皮质与视网膜内界膜之间产生分离，导致玻璃体后脱离。剧烈运动、头部碰撞会加速本病的发生。过度揉搓眼球、长时间用眼等都会加重眼睛负担，也会导致本病。患者在看物体时眼前会出现黑点，类似漂浮物，经常与飞蚊症同时发生，易发生视物变形、视力模糊、玻璃体积血、视网膜脱离、特发性黄斑裂孔病变。要进行眼底的散瞳检查确诊，不宜针刺治疗。

8.视网膜脱离

多有高度近视造成的严重眼球变形、眼外伤史、玻璃体积血等病症。有视力下降、飞蚊症、视野缺损、视物变形、眼底出血等表现。不宜针刺治疗，可手术治疗。

三、治疗

局部电场疗法（电眼针疗法）

处方：内明、球后、太阳1、太阳2、风池、供血。

操作：在内明、球后穴的眶外用毫针分别向上和向下刺入10mm后，用导线连接内明–球后、太阳1–太阳2、风池–供血。通以密波，电流量以患者能耐受为度，通电30分钟。每日1次，6次为一疗程，疗程间休息1日。

四、按语

（1）电眼针疗法是一种闭环式无创性经眼眶电刺激技术，通过电场起到治疗作用，不需要局部组织产生跳动，因而减少了局部出血或房水外漏的概率，副作用极小。能调节眼球形状、眼肌张力、血流快慢、房水循环，有异病同治的作用。但眼病合并症多，疗程较长，少数病例需1~2周才能显效。

（2）视觉细胞或组织病变会带来相应的眼病。眼周血管堵塞或血流速变慢时，眼底细胞组织缺乏营养或产生毒素排泄障碍，引发干眼症；睫状肌受到影响，失去弹性，新陈代谢下降使晶状体蛋白变性、水肿，引发白内障；玻璃体混浊，引发飞蚊症；房水循环阻塞，眼压高，造成青光眼；眼底细胞老化、变性，导致眼底黄斑病变，并可导致眼底视神经病变。

（3）治疗视力障碍的新方法是在掌握眼部解剖及病理学的基础上，抓住针灸学创新发展的2个关键要素——腧穴与针刺方法。一是根据腧穴解剖学的主治作用提出眼部新穴上明、内明、下明。二是依据电针密波的治疗作用机制探索出的电眼针治法。将毫针刺入患者眼眶外的穴位内，通以密波脉冲电流，恢复交感神经和副交感神经的平衡状态，提高眼睫状肌的调节能力，缓解睫状肌痉挛，改善眼部微循环，加快晶状体和玻璃体内容物的循环代谢，促进毒物的排泄，使视力恢复。同时，电磁波有利于神经的髓鞘和轴突功能恢复，抑制眼底细胞凋亡，促进眼球内各变性细胞和组织恢复及再生。

（4）临床经验总结，眼部出血的原因多为患者年龄较大，动脉血管脆性增强，平时常服抗凝药物，凝血机制差。眼底病变者、已发脑干出血者，针刺后易出现眼底出血，不予针刺治疗。

第三节　视野缺损

视野缺损是指视野范围受损。视野是眼球不动，向前注视一点，所能看到的空间范围，是黄斑中心凹以外的视力。一般视交叉前方病变可引起单侧或双侧视神经受累，视交叉受损可引起双颞侧偏盲，视束或视辐射或枕叶视中枢病变可引起对侧象限盲或对侧偏盲。本节主要论述后者，病因主要为枕叶或视辐射处的脑血管疾病、炎症或占位性病变。

一、诊断

患者自述一侧视物不清或不能视物，经常向一侧撞墙或撞人。可能同时伴有轻偏瘫或轻度偏身感觉障碍，检查时可有一侧的同向性偏盲（即视野缺失占整个视野的1/2）或一侧的同向性象限盲（即视野缺失占整个视野的1/4），可以是上象限或下象限盲，辅加眼底视野图可以诊断（图8-7）。

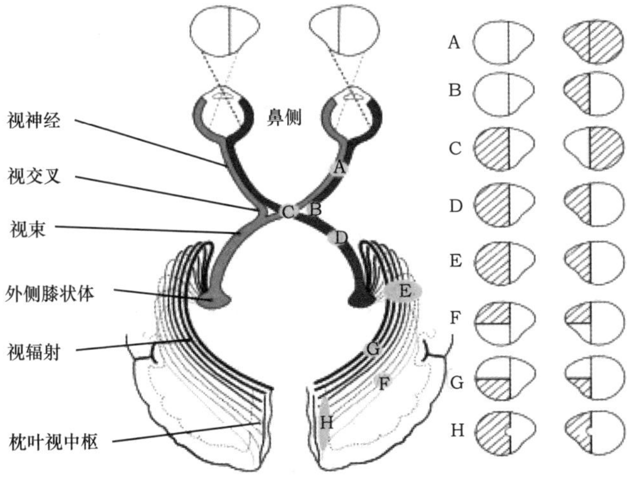

图8-7　视野缺损眼底视野诊断示意图

二、治疗

局部电场疗法

处方：风池、供血、视区两点、小脑平衡区两点、太阳1、太阳2、天柱、下天柱。

方解：针刺风池、供血可改善椎基底动脉、大脑后动脉血流量。针刺视区可以改善枕叶视区的血液循环，活化视区脑细胞的功能。针刺太阳1、太阳2可加快眼部血液循环，使视神经功能恢复。

操作：导线连接风池-供血，太阳1、太阳2连同侧视区两点，小脑平衡区连同侧天柱、下天柱，选用密波，每次30分钟，每日1次，6次休息1日。

三、按语

本法对脑梗死引起的偏盲疗效较佳，对脑出血所致者疗效差。发病3个月以内治疗效果较好。伴偏瘫、偏身感觉障碍者可同时配用运动区、感觉区。

第四节　干眼症

干眼症是某些原因造成泪液质量或动力学异常，泪腺分泌泪液减少，并伴有眼部不适和（或）眼表组织病变特征的多种疾病的总称，又称角结膜干燥症。目前，干眼症是眼科门诊的多见病。

分泌泪液的泪器由泪腺和泪道组成。泪腺位于眼眶的前外上角内，其排泄小管开口于结膜上穹，泪液经泪小管开口于泪囊，泪囊位于眶内侧壁前方的泪囊窝内，泪液分泌于眼部及下鼻道（图8-8）。

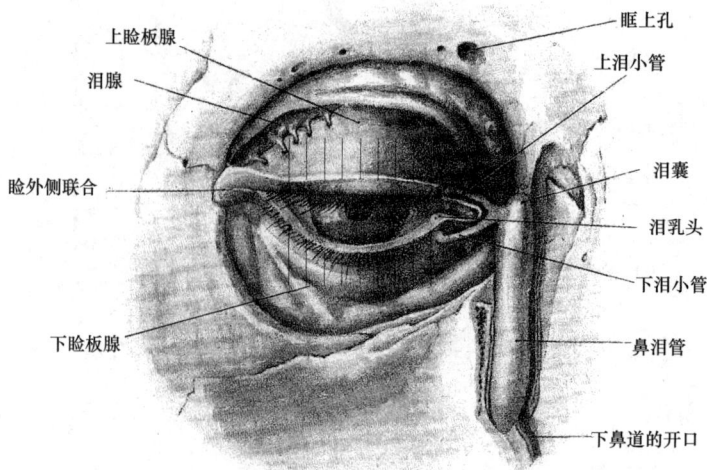

图8-8　泪腺解剖示意图

基本的泪液成分包括水分、油脂、蛋白质、电解质、抗体、黏液等，其功能为滋润眼睛，吸收空气中的氧气供给眼角膜等，并能令眼球表面光滑，使光线更完善地进入眼睛。当泪液分泌不足或成分不良，就会引起干眼症。

一、病因

引起干眼症的病因很多，高龄、睡眠不足、精神紧张等原因导致泪液质量下降，泪腺分泌泪液减少，泪小管、泪囊排泄不畅，睑板腺功能障碍，从而引发泪液分泌不足。部分降压药及精神安定剂会对泪膜产生影响，如扑尔敏对泪膜产生有害作用，心得安和某些避孕药能减少泪液的产生。空气干燥，泪液蒸发增加；长时间驾驶、读书，瞬目次数减少；过敏性结膜炎、大气污染、紫外线等，均会导致泪液减少，质量下降。角膜接触镜佩戴时间过长、电子屏幕久视者易患干眼症。眼部发炎或受伤，泪腺分泌不足及甲状腺病、干燥综合征、免疫系统疾病（如类风湿关节炎、系统性红斑狼疮）等亦可引发干眼症。

二、诊断

干眼症最常见的症状是眼疲劳、异物感、干涩感，其他症状还有烧灼感、眼胀感、眼痛、眼红、分泌物黏稠、怕风、畏光、对外界刺激敏感。有时眼睛太干，基本泪液不足，反而刺激反射性泪液分泌，导致经常性流泪；较严重者眼睛会红肿、充血、角质化，角膜上皮破损而有丝状物黏附，日久则可造成角结膜病变，影响视力。球结膜血管扩张，失去光泽，增厚水肿，皱褶，有时在下穹窿见微黄色黏丝状分泌物、睑裂区角膜上皮不同程度的点状脱落。干眼症早期轻度影响视力，病情发展后可出现丝状角膜炎，晚期出现角膜溃疡、角膜变薄、穿孔，偶有继发细菌感染。角膜瘢痕形成后，严重影响视力。

三、治疗

局部电场疗法

处方：泪腺、丝竹空、太阳1、太阳2、风池、供血。

操作：除风池、供血穴外均平刺，泪腺、丝竹空向眼眶外侧平刺，进针后刺入6~8mm。用导线连接泪腺–丝竹空、太阳1–太阳2、风池–供血，均选密波，电流量以患者能耐受为度，通电30分钟。每日1次，6次为一疗程，疗程间休息1日。

体会：病情较重，无过多眨眼动作的患者，泪腺、上睑板腺两处可沿眼眶内侧弧形刺入3~5mm，疗效显著。但眨眼动作多的患者易引起针尖抖动而划破微小血管，导致出血。见图8-3、图8-8。

四、按语

（1）养成多眨眼的习惯。一般人每分钟眨眼少于5次眼睛即会干燥。

（2）佩戴专业且舒适的眼镜。40岁以上的人最好佩戴双焦点镜片，或在近处视物时佩戴度数较低的眼镜。

（3）长期从事电脑操作者，应多吃新鲜的蔬菜和水果，同时增加维生素A、B、C、E的摄入。

（4）工作环境照明要柔和，避免亮光直接照射到电脑屏幕，导致眼部疲劳。

（5）为减少眼部的干燥，可以适当在眼部点用角膜营养液，如人工泪液等。另外眼保健操也可以起到放松眼睛、减少视疲劳的作用。

第五节　三叉神经痛

三叉神经痛是指面部三叉神经分布区内出现阵发性剧烈疼痛，而不伴三叉神经功能破坏的症状。临床上以第2支、第3支发病为多见。本病多发在中年以后，女性患者居多。多发生于一侧，亦有少数两侧俱痛者。按病因可分为原发性和继发性两种。属中医学"面痛""眉棱骨痛"范畴。

原发性三叉神经痛的发生可能与受寒、缺血等有关。继发性三叉神经痛系因三叉神经及其通路附近的炎症、血管病、骨质压迫、外伤瘢痕、多发性硬化、肿瘤等刺激或压迫三叉神经而引起，如牙髓炎、副鼻窦炎、颅底或桥小脑角的肿瘤、骨质增生等。

一、诊断

疼痛常呈突然发作，部位限于三叉神经分布区内，以面颊、上下颌部为多见。疼痛发作短暂，数秒或数分钟后缓解，连续数小时或在数天内反复发作。常因触及面部某一点而诱发，称为扳机点。致病者不敢洗脸、漱口、进食。疼痛呈阵发性闪电样剧痛，痛如刀割、火灼、锥刺样，可伴有痛侧面部肌肉抽动、皮肤潮红、眼结膜充血，流泪，流涕，流涎等，所以又称为痛性抽搐。体检时，在神经的皮下分支穿出骨孔处，如眼支的眶上切迹、上颌支的眶下孔、下颌支的颏孔处常有压痛（图8-9）。

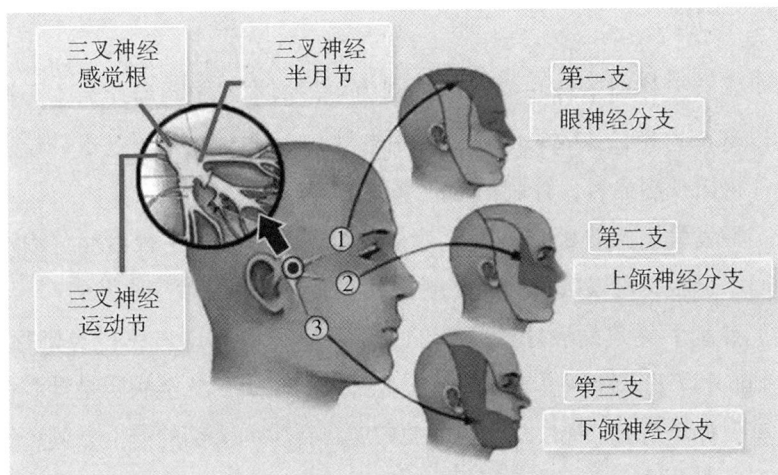

图8-9　三叉神经分布图

原发性三叉神经痛一般无神经系统病理性体征，发作多呈间歇性。继发性三叉神经痛常伴有痛觉减退、角膜反射减弱或消失等。带状疱疹病毒常潜伏于三叉神经半月神经节，当机体抵抗力下降时可发生带状疱疹。

二、治疗

1.局部电场疗法

处方：主穴　乳突1、乳突3、风池、供血。

配穴　鱼腰-下关，四白或颧髎-下关，夹承浆-下关。

方解：下关穴内有三叉神经节，周围突组成3支，第1支称为眼神经，由眶上孔出颅，该处为鱼腰穴；第2支称上颌神经，由眶下孔出颅，该处为四白穴；第3支称下颌神经，由颏孔出颅，该处为夹承浆。电针上述腧穴均可止痛。

操作：用导线分别连接乳突1-乳突3，风池-供血，再将鱼腰连下关，四白或颧髎连下关，夹承浆连下关。选用密波，电流量由小至大，以患者能耐受为度，每次30分钟，每日1次。6次为一疗程，疗程间休息1日。

2. 水针疗法

处方：鱼腰、四白、夹承浆、阿是穴。

操作：以75%乙醇加2%盐酸普鲁卡因等量，每穴注射1ml，进针应注入神经孔，一般1次操作即可以缓解疼痛，未愈者1周后可再注射1次。

三、按语

（1）本病发作时治标止痛，以针刺为主，治本以中药治疗为主。针刺治疗一般以毫针为先，如效果不显，可用电针、水针。已采用过水针、射频或手术治疗再出现疼痛者，针刺治疗效果差。

（2）原发性三叉神经痛，轻者疗效较好，较重者需水针治疗，治疗时加用卡马西平口服，可以缓解病痛。继发性三叉神经痛应治疗原发病。

（3）针刺下关穴是治疗该病症的关键，针刺时有电击感传导则疗效佳。一般深刺1寸以上，针刺得气后应持续捻针10~20秒。气至病所是针刺镇痛的关键。三叉神经第1支痛时，针刺下关穴应将针尖向头部的前上方刺；针刺第2、3支时，针尖向头面的后下方刺，使之产生电击样传导。针刺疼痛敏感点（阿是穴）也是治疗本病的关键之一。

（4）本病治疗采用上下配穴法，也是提高疗效的方法之一。

第六节　面神经麻痹

面神经麻痹是指面神经非特异性炎症所致的周围性面瘫。此病多见，可发生于任何年龄，而以20~40岁为多，男性略多，常发生于一侧。春、秋两季发病较高。大部分患者因局部受风吹着凉而起病，可能为局部营养神经的血管痉挛使神经组织缺血、水肿、受压迫而致病。另一部分患者因病毒感染而致神经水肿，髓鞘脱失，或因骨质增生、肿物压迫而致病。

一、病因

面神经麻痹大部分是因为面部受风着凉，血管痉挛，致面神经缺血而发病，茎乳孔内狭长的骨性管腔也可产生骨膜炎，造成面神经管狭窄，压迫肿胀的面神经而发病；小部分为病毒感染，如乳突炎等。脑外伤、颅内手术损伤面神经纤维时也常见，一般疗程较长且较难痊愈。老年人亦有骨质增生、骨性管腔狭窄压迫等使面神经水肿、血液循环障碍而导致面神经麻痹者，很难治愈。因此，病变初期进行血常规检查，判定病变的原因，辨病用药，是必须的。

病因决定病变的部位、程度及预后。病变的部位在茎乳孔以外，多为受凉所致的单纯性面神经炎，此类患者局部理疗、热敷、敷用中药膏剂均可改善面部血液循环、消除水肿，3周内可治愈。早期伴有乳突痛者，疾病部位较深，为茎乳孔面神经管内病变，多因病毒感染。损及鼓索神经及镫骨肌支时，经治疗大部分可痊愈。损及膝状神经节及岩浅大神经处的亨特（Hunt）征，需2~3个月有明显疗效，但大部分会留有不同的后遗症，尤其是最初2周未用激素治疗者。面神经核病变者则无治愈的可能。病变初期，病变在膝状神经节以上部位时，没有及时用激素治疗而只进行针灸、理疗，会延误治疗时机影响疗效，留有后遗症。

二、诊断

常急性起病，每在睡眠醒来时，或冷风吹面后，发现一侧面部表情肌瘫痪。部分患者起病前有同侧耳后乳突区疼痛。

查体可见病侧额纹消失，眼裂扩大，不能皱眉、蹙额、露齿、鼓颊，口角歪向健侧，病侧鼻唇沟变浅，眼睑不能闭合，眼球向外上方转动显露白色巩膜，称Bell征。角膜反射、眼轮匝肌反射、口轮匝肌反射均减弱甚至消失。肌电图的面神经传导速度测定对面神经损伤程度对诊断有帮助。

根据病变部位不同分为以下4种类型（图8-10）。

1. 茎乳孔外 单纯性面瘫。

2. 茎乳孔内损及鼓索神经及镫骨肌支 伴有舌前2/3味觉障碍，听觉过敏。

3. 膝状神经节处 伴有耳郭与乳突区痛，味觉及泪腺障碍，亦可出现耳郭、外耳道疱疹，称为Hunt征。多为带状疱疹病毒感染。

4. 面神经核损害 周围性面瘫，常伴有展神经麻痹，对侧锥体束征。多为脑血管病。

一般2~3周后开始好转，轻者1~3个月内可以恢复，部分患者不能完全恢复时因瘫痪肌挛缩而出现倒错现象，或出现面肌痉挛或联带运动，如"鳄鱼泪"现象。

下列体征可视为出现后遗症的早期症状：①与健侧相比，患侧的眼裂缩小；②患侧鼻唇沟加深；③在紧闭患侧的眼睛时，口角一起向上向外牵引；④在天气寒冷和晨起时，患侧面部有笨拙、收缩或抽搐感。出现上述情况时要避免面部的刺激或更换治疗方法。出现联动征是由于病损后神经纤维再生时长入邻近的其他功能神经细胞管道中，面肌抽搐可能是面神经炎后脱髓鞘性变性所致。早期应用激素治疗可以防止或减轻其发生，面肌挛缩出现倒错现象是面肌萎缩所致。

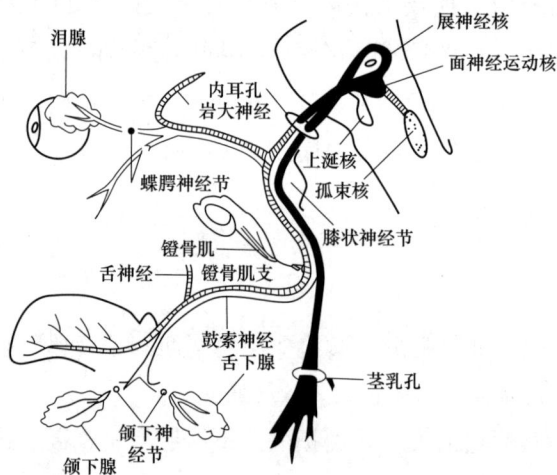

图8-10 面神经解剖图

三、治疗

局部电场疗法

面神经麻痹在治法有两点创新：一是在取穴上，在乳突处取穴解决了内耳病变时无穴可治的难题。二是应用电针密波早期可以减轻面神经失性水肿，缓解面神经卡压，中晚期可以改善局部血液循环，促进神经组织自生。

处方：风池、供血、乳突1、乳突2、阳白-丝竹空（颞支）、四白-下关（颧支）、迎香-颧髎（颧支）、夹承浆-颊车（颊支）（图8-11）。

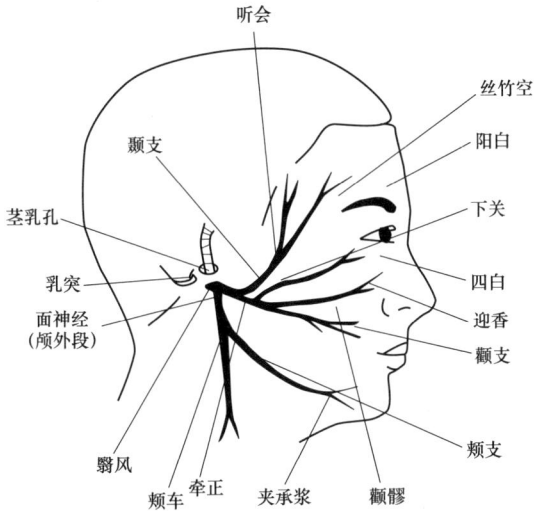

图8-11　面神经麻痹取穴图

方解：风池、供血穴下有椎动脉，乳突1穴、乳突2穴下有面神经主干走行。阳白-丝竹空支配额肌，四白-下关支配颧肌，迎香-颧髎支配颧肌及口轮匝肌，夹承浆-颊车支配颊肌及口轮匝肌。密波电流可以使电能转化为热能，可以使血流加速而改善椎-基底动脉系统迷路动脉的血流量，使痉挛的迷路动脉血管松弛，增加内耳及面部的血流量，电流沿面神经走行传导，电能转化为动能可以使面神经水肿减轻，面神经髓鞘变性得到恢复，促进面神经再生。

操作：将导线连接同侧风池-供血。乳突1、乳突2均需平刺，刺向外耳道方向，针尖均需触及骨膜，将导线连接乳突1-阳白、四白，乳突2-迎香、夹承浆，选密波，电流量以患者耐受为度，每次30分钟，6次后休息1日。

治疗时，患者面部有蚁走感或肌肉跳动感即表示面瘫开始好转，一般多从额部开始好转。病变初期（第1~3天）尽早配合激素治疗2周，可以减轻水肿、髓鞘脱失、轴索变性，有缩短疗程，提高痊愈率，减少后遗症的作用。面瘫第1周，因面神经处于水肿期，针刺疗效不显著，但电针密波有利于减轻面神经水肿。有乳突痛的炎症患者用抗病毒药、解毒活血类中药。

四、按语

（1）面瘫的疗效与患者年龄、体质，以及是否合并糖尿病、高血压有关。糖尿病、高血压患者不宜使用激素治疗，而致早期面神经水肿不能尽快好转。

患者的精神状态与疾病的恢复也有一定关系。

（2）亨特征者若逾期未恢复，可做面部肌电图测定，无变性反应者可恢复；呈部分变性反应者，需3~6个月恢复；完全变性反应者，恢复的可能性不大。

（3）面瘫反复发作者、左右交替发作者，与茎乳孔内面神经管狭窄有关，稍肿胀面神经即受压迫，功能即减弱或丧失。

（4）面神经形成的穴位是肌门类型的（神经进入肌肉的地方叫肌门，也叫运动点），神经分支都是从外表进入肌肉，面部肌肉浅表，所以穴位位置浅，故面部穴位不宜深刺。电针时，出现牙关紧闭或叩齿为针刺过深，刺中咬肌和颞肌，应将针退出，浅刺。

（5）临床上掌握面神经各肌支走行，在肌门处及面神经主干上取穴，将有利于面神经功能的恢复。而面神经的走向与肌纤维多互相交叉。面神经主干走行与牵正、瞳子髎、丝竹空、迎香、地仓、颊车、夹承浆关系较大。穴位分布所在的神经干越粗，其穴位的治疗作用越重要。例如，牵正、颊车的疗效高于其他面部穴位。

（6）临床上有很多面瘫患者，眼睑抬起不好，采用左手捏起眼睑，右手将20mm长的毫针由上向下斜刺提睑穴0.3寸的方法治疗，严防刺到眼角膜，效果显著。

（7）关于周围性面瘫的针刺治疗时机问题，争论的焦点主要集中在面瘫急性期是否能够针刺治疗。一些医家认为面瘫急性期不宜针刺治疗，尤其不宜强刺激或采用电针；认为面神经炎急性期神经正处于急性炎症水肿阶段，若用电针连续刺激，会使神经组织水肿加剧，面神经受到进一步损害。而近十年来的临床研究认为，面瘫早期应用局部电场疗法治疗可以明显减轻面部肿胀，加速面神经纤维变性的恢复，有利于面神经麻痹的好转，因此，越早治疗越好。

（8）目前，国内外正在应用微创方法治疗面瘫后遗症，部分病例有较好的疗效。可以减少肌糖原的丧失。被动活动肌肉可使肌纤维得到充分伸展，保证失神经支配的肌肉的弹性，减轻麻痹肌肉内的瘀血和淋巴液淤积，改善血液循环，减弱肌纤维变性和肌细胞的结缔组织增生。实验研究证明面瘫应用电针治疗有利于损伤的面神经髓鞘脱失、轴索变性好转。

第七节 面肌痉挛

面肌痉挛又称面肌抽搐，表现为一侧面部不自主地抽搐。抽搐呈阵发性且不规则，程度不等，可因疲倦、精神紧张及自主运动等加重。起病多从眼轮匝肌开始，涉及整个面部。面肌痉挛可以分为两种，一种是原发性面肌痉挛；一种是继发性面肌痉挛，即面瘫后遗症产生的面肌痉挛。两种类型可以从症状上区分。原发型面肌痉挛在静止状态下也可发生，痉挛数分钟后缓解，不受控制；面瘫后遗症产生的面肌痉挛只在做眨眼、抬眉等动作时产生。

一、病因

目前已知有80%~90%的原发性面肌痉挛是面神经出脑干区存在血管压迫导致的。桥脑小脑角的非血管占位性病变，如肉芽肿、肿瘤和囊肿等因素亦可导致面肌痉挛。面神经的出脑干区存在压迫因素是产生面肌痉挛的主要原因。此外，也可见于一些全身性疾病，如多发性硬化。家族性面肌痉挛迄今仅有几例报道，其机制尚不明了，推测可能与遗传有关。

二、诊断

原发性面肌痉挛多数在中年以后发病，女性较多。病程初期多为一侧眼轮匝肌阵发性不自主抽搐，逐渐缓慢扩展至一侧面部的其他肌肉痉挛抽搐，口角肌肉的抽搐最易为人注意，严重者甚至可累及同侧的颈阔肌，但额肌较少累及。抽搐的程度轻重不等，为阵发性、快速、不规律的抽搐。初起抽搐较轻，仅持续几秒，以后逐渐延长至数分钟或更长时间，间歇时间逐渐缩短，抽搐逐渐频繁且加重。严重者呈强直性，致同侧眼不能睁开，口角向同侧歪斜，无法说话，常因疲倦、精神紧张、自主运动而加剧，但不能自行模仿或控制其发作。入眠后多数抽搐停止。双侧面肌痉挛者甚少见。若有，往往是两侧先后起病，多一侧抽搐停止后另一侧再发作，而且抽搐一侧轻另一侧轻重，双侧同时发病、同时抽搐者未见报道。少数患者于抽搐时伴有面部轻度疼痛，个别病例可伴有同侧头痛、耳鸣。

三、治疗

以前面肌痉挛不建议针灸，认为此病本身怕刺激，针灸会加重病情。近年，高维滨教授根据面神经走行的解剖学，用电针密波治疗该病，部分病例疗效显著，具体治法见第八章第六节"面神经麻痹"。

大部分病例疗效不显著或疗效不持久，可能与病因及治疗方法不当、误治有关。部分病程长者微创或手术有一定的疗效。

第八节　耳　鸣

耳鸣是无外界相应声源或电刺激，耳内有响声的主观感觉，病变部位在耳蜗神经以下的部位。原因不明的耳鸣在人群中的发生率为10%~14%。耳鸣会影响听力及睡眠质量，长期耳鸣患者有烦躁、焦虑、紧张、害怕、抑郁等情绪，导致工作、生活质量下降。

一、病因

1. 听觉系统疾病

外耳道耵聍栓塞、肿物或异物，各种中耳炎、耳硬化症、梅尼埃病、突发性聋、外伤、噪声性聋、老年性聋等。

2. 全身性疾病

心脑血管疾病，如高血压、高血脂、动脉硬化、低血压等；自主神经功能紊乱，如精神紧张、抑郁等；内分泌疾病，如甲状腺功能异常、糖尿病等。其他如神经退行性变（脱髓鞘性疾病）、炎症（病毒感染）、外伤、药物中毒、颈椎病、颞颌关节性疾病或咬合不良等。

二、诊断

1. 感音性耳鸣　病变部位主要在耳蜗及听觉感音器，可随之有不同程度的感音–神经性耳聋出现。感音性多为高音调耳鸣，或高低音同时存在，或彼此交替出现，先有低音性耳鸣，后有高音性或混合性耳鸣。伴有眩晕者，主要为整个迷路的病变所致。

2. 传音性耳鸣 是从外耳道至内耳的内淋巴病变产生的耳鸣。由外耳、中耳本身或邻近的病变产生的微细声源传入内耳，为感音器接受产生，耳鸣特点为低音性，提示病变系从传音器官开始，又波及感音器官。

单侧性耳鸣多为传音系统病变，双侧性耳鸣多为感音系统疾病，听神经瘤多为单侧性耳鸣，高血压引起的耳鸣通常为双侧性。传音性耳鸣出现之后很少发生变化，故常为持续性，有些感音性耳鸣时间短暂，常突然发生或突然消失。感音器有长期病变时，耳鸣也多为持续性。

脑鸣是指延脑的耳蜗神经核至大脑皮质听觉中枢整个通道的某一部位病变导致的功能性耳鸣，时隐时现，断续不定。大多为脑血管病变所致。耳鸣则为耳蜗神经以下的病变。

此外，在极静的环境中（由于个体兴奋性的变化而无明显的原因）听到持续的、微弱的耳鸣，为听觉系统神经细胞的自发性活动所致，可视为生理性耳鸣。有些精神紧张的人对正常情况下出现的体内噪声过度敏感，可发展成为顽固的耳鸣（如神经症）。

X线平片、头部CT、听觉诱发电位对诊断均有价值。

三、治疗

局部电场疗法

处方：耳门、听宫、晕听区（取2个点）、乳突1、乳突2、风池、供血、翳风。

操作：导线连接风池-供血，晕听区两点连乳突1，耳门或听宫连乳突2，上述各穴均平刺向外耳道方向，针尖均需触及骨膜。选密波，电流量以患者耐受为度，每次30分钟，6次后休息1日。出针后，针刺翳风穴时针尖刺向鼻侧方向约1cm，快速捻转20秒后出针。

四、按语

（1）从基底动脉分出的小脑下前动脉向后下方走行时又分出内听（迷路）动脉，其路程较远又多有弯曲，分布到乳突内侧的内耳道周围。内耳道上缘血管较细长，内耳道周围容易受寒而使内听动脉痉挛、缺血、发炎等，导致耳蜗神经、前庭神经、面神经发生病变，产生耳鸣。

（2）针后用电针导线分别连接风池-供血，可以改善椎-基底-内听动脉供血，乳突1-耳门，乳突2-听宫，选用密波，电流可以由内耳传到耳外部神经末梢，有利于恢复听神经功能，因而疗效明显提高，针后患者有局部发热、舒适、透亮、耳鸣减轻感。

（3）青少年患有本病且治疗好转后又多次复发者，可能为脑血管发育畸型或有病变，故很难治愈，应进行磁共振脑血管成像检查或脑血管造影检查确诊。

（4）根据临床观察，耳鸣患者常伴有颈椎病，或心烦焦虑，同时治疗能提高疗效。

第九节　舌咽神经痛

舌咽神经痛是一种局限于舌咽神经分布区的发作性疼痛。男性多于女性，起病年龄多在35岁以后。本病病因不明，可能为舌咽及迷走神经的脱髓鞘性病变引起舌咽神经的传入冲动与迷走神经之间发生"短路"的结果。近年来由于显微外科的发展，部分患者椎动脉或小脑后下动脉压迫舌咽、迷走神经，解除压迫后症状可以缓解。

一、诊断

疼痛呈持续性间歇发作，每次持续数秒，疼痛位于扁桃体、舌根、咽、耳道深部，每可因吞咽、谈话、呵欠、咳嗽或吃刺激性食物而发作，伴有喉部痉挛感、心律失常，甚或短暂停搏等症状。神经系统检查，舌咽神经的运动、感觉功能均正常，在咽喉、舌根、扁桃体窝等处可有疼痛的触发点。如疼痛持续应与颅底及耳咽管肿瘤、扁桃体肿瘤相鉴别。

二、治疗

毫针疗法
治法：远近配穴法，泻法。
处方：风池、供血、翳明、翳风、提咽、耳门、听宫、听会、外金津玉液、天容、合谷、阿是穴（多在颌下）。
操作：进针后持续捻转，使病部有酸麻感，留针30分钟，其间行针2次，或发作时针刺，外金津玉液、阿是穴捻转后不留针，每日1次，6次后休息1日。

颈源性舌咽神经痛的治疗参考第二十章第八节"颈源性舌咽神经痛"。

第十节　喉肌麻痹

喉肌麻痹或称声带麻痹，表现为发音障碍。喉是呼吸的管道和发声器官。以甲状软骨、环状软骨、杓状软骨、会厌软骨、小角软骨和楔状软骨为支架，借关节、韧带和喉肌连接而成。环甲肌受喉上神经支配，其余喉肌受喉返神经支配。

声带是人类发声的主要结构，甲状软骨外的环甲肌收缩与舒张牵引甲状软骨在贯穿两侧环甲关节的冠状轴上做前倾和复位运动，以此增大和缩小甲状软骨角隅与杓状软骨的间距，完成声带张弛的调节。发声时两侧声带拉紧、声门裂变窄甚至接近关闭，从气管和肺冲出的气流不断冲击声带，引起振动而发声，在喉内肌肉协调作用下，使声门裂受到有规律性的控制，故声带的长短、松紧和声门裂的大小均能影响声调高低。（图8-12、图8-13）

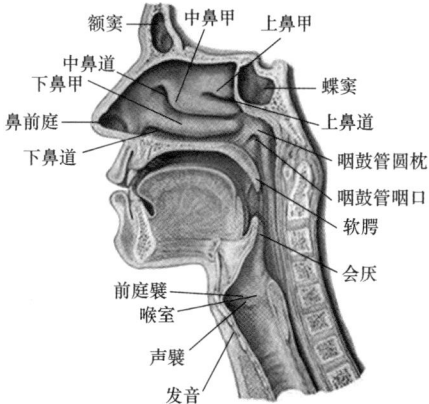

图8-12　鼻腔、口腔、咽和喉的正中矢状断面

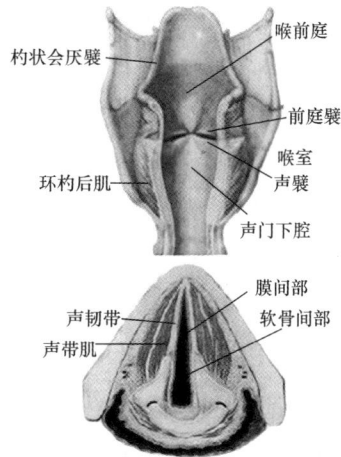

图8-13　喉腔后侧观及横断面

脑梗死，喉炎，颅底骨折，甲状腺手术，颈部、喉部各种外伤，喉部、颈部或颅底肿瘤压迫，纵隔或食管转移性肿瘤，鼻咽癌侵犯颅底，肺尖部结核性粘连，心包炎，周围神经炎等均可引起声带麻痹。

一、诊断

1. 中枢性　两侧大脑皮质喉运动中枢有神经束与两侧疑核相连系，故每侧肌肉均接受来自两侧大脑皮质的冲动，因皮质病变引起的喉麻痹在临床上极为少见。

2. 周围性　当喉返神经或与喉上神经外支同时受到损害时，即可出现声带外展、内收或肌张力松弛3种类型的麻痹。临床上因左侧喉返神经行程较长，故以左侧声带麻痹多见。主要临床表现为发声障碍、声音嘶哑或失声。

（1）单侧喉返神经不完全性麻痹：主要为声带外展障碍，症状多不显著。

（2）单侧喉返神经完全性麻痹：患侧声带外展及内收功能均消失。发音时声带不能闭合，发音嘶哑无力。

（3）双侧喉返神经不完全性麻痹：少见，多因甲状腺手术或喉外伤所致。两侧声带均不能外展而相互近于中线，声门呈小裂隙状，患者平静时可无症状，但在体力活动时常感呼吸困难。一旦有上呼吸道感染，可出现严重呼吸困难。

（4）双侧喉返神经完全性麻痹：两侧声带居旁中位，既不能闭合，也不能外展，发音嘶哑无力，一般呼吸正常，但食物、唾液易被误吸入下呼吸道，引起呛咳。

（5）单独喉上神经损伤者少见，常与喉返神经同时受累。喉上神经外支麻痹主要表现为声带张力丧失，不能发高音，声粗而弱。

二、发音障碍与构音障碍

喉部发出的声音为基音，咽、口、鼻、鼻窦、气管和肺等器官的共鸣作用使之增强和变化，叫作构音，成为听到的声音。人发出清晰和有意义的言语声音依赖于上述器官之间灵活、协调地运动。

1. 发音障碍　单纯的发声器官喉（声带）的功能障碍，由迷走神经的分支喉返神经麻痹所致。表现为声音嘶哑或无声。

2. 构音障碍　构音系统中的任一环节出现问题，均可导致构音障碍的出现。构音器官鼻、口、唇、舌、咽部及发声器官喉的功能障碍，由舌咽神经、喉上神经、舌下神经麻痹所致，表现为言语不流利及音量低。

三、治疗

项针疗法 平补平泻。

1. 处方 风池、供血、头针运动区下1/3，病侧的发音、治反流、增音穴（图8-14）。

2. 操作 发音、治反流、增音穴，行针各15~20秒，得气后即刻出针。一般每日1~2次，每次留针30分钟，中间行针2次，每次1~2分钟，6次后休息1日。

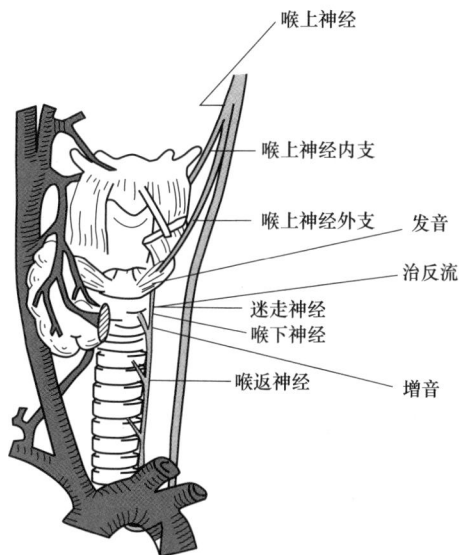

图8-14 喉部常用腧穴

四、按语

（1）本病往往针刺一次见效。

（2）发音穴位于喉上神经外支走行处，治反流穴位于喉返神经上段。增音穴位于喉下神经的上部。

（3）上述穴不宜过度向外深刺，以防伤及迷走神经。

第十一节　喉肌痉挛

喉肌痉挛指喉部肌肉痉挛收缩，使声带内收，声门狭窄或完全关闭而导致患者出现不同程度的呼吸困难，甚至导致完全性呼吸道梗阻而窒息。

一、病因

（1）气道内操作、浅麻醉下手术操作时可引起反射性喉肌痉挛。对于麻醉未完全清醒的患者，气管拔管后最容易发生喉肌痉挛。尤其常见于小儿上气道手术后。例如扁桃体切除术后喉肌痉挛发生率约为20%。喉镜检查、气管插管操作等直接刺激喉部均可诱发喉肌痉挛。

（2）反流的胃内容物等刺激诱发所致。在吃饭时说笑，食物、汤液容易误入气道，引发呛咳，甚至引起喉肌痉挛。

（3）喉返神经的上段称为喉下神经，支配环甲肌以外的所有喉肌。环杓后肌收缩可使声门裂开大，环杓侧肌收缩可缩小声门裂。喉下神经双侧损伤时可出现喉肌痉挛。

二、诊断

喉肌痉挛轻者可表现为轻微吸气性喘鸣，多发生在行走过快或上楼梯时，有时夜间可以憋醒，重者可为吸气性呼吸困难。

三、治疗

项针疗法

处方：风池、供血、头针运动区下1/3及双侧治反流、增音穴、发音穴。

方解：针刺增音穴、治反流穴可使松弛的环杓后肌收缩，使声门裂开大，呼吸通畅；也可使收缩的环杓侧肌松弛，声门裂扩大，呼吸通畅。发音穴的环甲肌可双向调节声带的肌张力。

操作：一般每日1~2次，每次留针30分钟，中间行针2次，每次1~2分钟，6次后休息1日。治反流、增音穴行针各15~20秒，得气后即刻出针。

在危急时刻，及时点按天突穴可解除喉痉挛，使患者转危为安。

四、按语

（1）本病往往针刺1次显效。

（2）穴位不宜过度向外深刺，以防伤及迷走神经。

第九章
脊神经疾病

第一节　枕神经痛

枕神经痛是指枕大神经、枕小神经支配的枕区和上颈部的疼痛，属中医学的"太阳经头痛""后头痛"。常因感受风寒；或晚上洗头，没有擦干，水分滞留于头皮，夜间冷凝，长此导致血液循环不畅而发。如在冬天，寒湿交加，更易为患。亦可由颈椎病等引起，其他如脊柱结核、脊髓肿瘤、肌炎、各种感染等也可引发。

一、诊断

疼痛部位在枕区和上颈部，可为自发性，亦可因头部及颈部的动作、喷嚏、咳嗽等而诱发。发作时患者常保持头部不动，疼痛可为持续性，亦可阵发性加剧，但在发作间歇期枕部有钝痛。枕大神经压痛点位于乳突与第1颈椎间的风池穴，枕小神经压痛点位于胸锁乳突肌附着点的后上缘翳明穴处。当按这些部位时，患者感到剧烈疼痛，并沿神经分布扩散（图9-1）。

二、治疗

1. 毫针疗法

治法：近部取穴，泻法。

处方：颈2、3夹脊，风池，玉枕，天柱，完骨，阿是穴。

方解：枕大、枕小神经由颈1~3神经根发出，枕大神经出口处即风池穴，上行时经玉枕、翳明，完骨穴处有枕小神经及耳神经走行。

操作：针刺夹脊穴时针尖方向向内。各穴均应产生针感，休息20分钟，再行1次手法后出针，每日1次，或疼痛发作时针刺。6次为一疗程，两疗程之间休息1日。

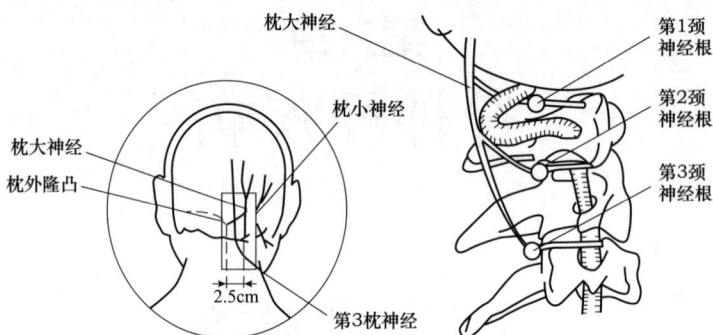

图9-1　枕大神经起源及走行

2. 水针疗法

处方：风池、阿是穴。

操作：局部常规消毒后，将当归注射液2ml注入穴位，患者有针感后稍退针注入药液，每日1次，一般3~7次可治愈。或用1%盐酸普鲁卡因2~4ml穴位注射。如不愈，3日后可重复治疗。

三、按语

（1）本病在寒冷季节非常常见，针刺治疗本病疗效甚佳，一般1次即显效。

（2）如为颈椎病所致者，可参考颈椎病治疗。

（3）夹脊穴与阿是穴相结合是治疗本病的关键。

（5）部分患者同时有耳部周围的疼痛，为耳神经痛，治疗时加刺翳明和角孙穴。

第二节　项肩痛

项肩痛是项部、肩部的疼痛。临床上常见的病因有感受风寒、颈椎病、颈椎间盘脱出、颈椎损伤或脱位、颈椎骨关节病变等。如常见的肌紧张性头痛，多伴有枕项部酸痛，脑膜感染和蛛网膜下腔出血，常引起急性的枕后疼痛和颈项强直，后颅窝、枕大孔区和上颈段椎管内占位病变也可引起项颈痛。

颈椎病变在上颈段时表现为枕项痛，下颈段病变表现为项肩痛或肩臂痛。属中医"痹证"范畴。

一、诊断

项肩部疼痛，夜间较剧，头项部活动时疼痛，可向肩部放射。X线片可显示颈椎骨质病变。一般根据疼痛的首发部位定位病变所在。例如，首发于项肌的病变多在颈3神经根，自肩部开始疼痛者多为颈4神经根病变，首发于三角肌部疼痛者则病变多位于颈5神经根。

二、治疗

1. 毫针疗法

治法1：远近配穴法，泻法。

处方：颈2、3、4夹脊，肩髃，肩井，阿是穴。

方解：项肩部由颈2~4神经后支支配，肩髃、肩井穴均在颈神经丛支配区。

操作：针刺夹脊穴时针尖向内，局部产生针感后，休息20分钟，6次为一疗程，两疗程之间休息1日。

治法2：上下配穴法，动法治疗。

处方：后溪，颈2、3、4夹脊。

操作：先针颈2、3、4夹脊，产生针感后出针，再针刺后溪使针感上传至肩部，同时嘱患者活动颈部与病侧上肢，直至出针。每日1次，每次20~30分钟，6次为一疗程，两疗程之间休息1日。

2. 电针疗法

处方：同毫针疗法治法1。

操作：针刺得气后，连接脉冲电针仪，将针夹夹在夹脊穴的针柄上，用密波，电流量由小至大，通电20分钟，每日1次，6次为一疗程，两疗程之间休息1日。

3. 水针疗法

处方：颈2、3、4夹脊。

操作：每穴注入骨宁注射液或当归注射液1ml，每日1次，6次为一疗程，两疗程之间休息1日。

三、按语

（1）本病针刺治疗疗效佳。针刺具有针对疼痛部位的止痛作用，中药止痛是对疼痛中枢起作用，因此，可以异病同治。

（2）上下取穴，动法治疗，有利于颈部关节活动，又可缓解肌肉痉挛，疗效甚佳。

第三节　臂神经痛

臂神经由颈5、6、7、8和胸1神经根的前支所组成，主要支配上肢的感觉和运动。由这些神经成分所组成的神经根、神经丛和神经干的原发性或继发性病变所产生的疼痛，总称为臂神经痛。属中医学"痹证"范畴。

一、病因

1. 根性臂神经痛　颈椎病变、颈脊髓脊膜病变、颈胸神经根炎症。

2. 丛性臂神经痛　主要为锁骨下窝的各种病变，如臂丛损伤、胸上口异常、肿瘤与淋巴结病变、肩关节炎及肩关节周围炎、臂神经丛炎等。

3. 干性臂神经痛　主要为周围神经损伤、局部受压、周围神经炎等。

二、诊断

（一）根性臂神经痛

在颈部、肩部、上肢出现疼痛，有时沿神经放射，所属神经分布区出现感觉障碍、肌力减弱与肌萎缩，上肢腱反射减弱或消失。头颈部活动受限，咳嗽、打喷嚏或用力时疼痛加重，下颈椎棘突、横突、锁骨上窝有压痛，臂丛神经牵拉试验、坐位低头试验均为阳性。

（二）丛性臂神经痛

开始时疼痛部位在锁骨上、下窝的臂丛区域，继而扩展至肩后部，并向上臂、前臂放射，呈钝痛、刺痛或灼痛。上肢活动，尤其做外展、上举等动作时加剧疼痛。臂丛神经牵拉试验、直臂抬高试验阳性。肩胛带肌无力或麻痹，肌肉呈局限性萎缩，亦可波及整个上肢。后期腱反射减弱或消失。

（三）干性臂神经痛

主要表现为上肢单神经病变，其中正中神经损害易引起疼痛。因其含自主神经纤维最丰富，故易产生剧烈的疼痛及营养障碍。表现为第2、3、4手指麻木、刺痛，大鱼际肌群萎缩，屈腕、握拳无力，拇指、食指不能对指，桡侧手掌及3个半手指的感觉障碍。

颈椎X线片、CT、MRI有助于诊断。腰椎穿刺做压力测定及脑脊液化验可排除颈脊髓脊膜病变。

三、治疗

1. 夹脊针疗法 泻法。

处方：主穴 根据临床表现判定神经节段，取其相应夹脊穴。

配穴 肩井、肩髎、曲池、臂臑、曲泽、尺泽、外关、后溪、鱼际、合谷、极泉等。

方解：针刺相应节段夹脊穴可以止痛，再取支配区内腧穴以加强止痛作用。

操作：持续捻转至痛止。每日1次，或痛时针刺治疗，10次为一疗程，两疗程之间休息3日。

2. 夹脊电针疗法

处方：同夹脊针疗法。

操作：针刺得气后，连接脉冲电针仪，将每组导线上下连接，选密波。每日1次，6次为一疗程，两疗程之间休息1日。

3. 水针疗法

处方：同夹脊针疗法。

操作：用1%盐酸普鲁卡因，每次取4~6个穴，每穴注0.5ml，每日1次。亦可选用当归注射液。以瘫痪无力为主者，用维生素B_1 100mg和维生素B_{12} 500μg，选3个穴交替注射。

四、按语

（1）臂神经痛为临床常见病，其中很多病因明确，如颈椎病、肩关节周围炎等，可采取病因治疗。

（2）针刺缓解症状有较好的疗效。

（3）应用夹脊穴与阿是穴结合，通以脉冲电流，选用密波疗效佳。

（4）独取新极泉穴（肩臂下垂，腋横纹下0.3寸臂侧），用毫针刺入1寸左右，得气后即出针，活动肩臂疗效很好。

第四节　桡神经麻痹

桡神经由颈5、6、7、8和胸1神经根组成，为臂丛后束的主要神经。其病因主要有炎症、缺血、铝中毒、外伤、骨折、睡眠姿势不良而压迫等。根据临床表现可归属于中医"血痹""痿证"范畴。

一、诊断

完全性瘫痪表现为伸肌瘫痪，手和前臂、掌指关节的伸肌瘫痪，拇长展肌瘫痪及旋后肌瘫痪，前臂屈曲力减弱，桡骨膜反射消失，发生典型的垂手征。前臂中部以下病损时，由于伸腕分支保存，故仅见伸指功能障碍而无垂腕。上臂和前臂的背侧面、手和手指背面的一部分感觉消失，疼痛少见，手背发凉及紫绀（图9-2）。

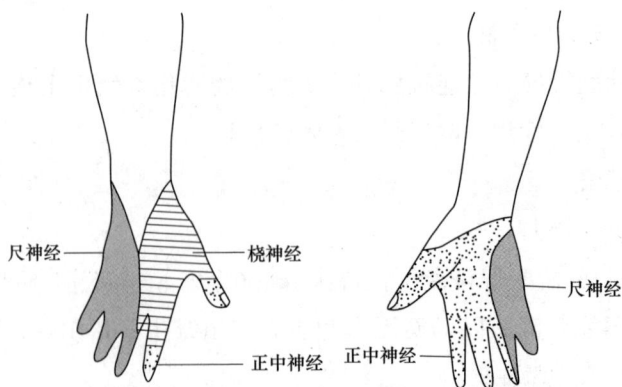

图9-2　桡、正中或尺神经损害时的感觉障碍分布

肌电图检查对判断神经损伤的程度及评估神经功能恢复有一定的预测意义。

二、治疗

1. 局部电场疗法

处方：病变部位上下各2个穴位。

方解：导线连接上下同侧穴位，通以密波电流，形成电场，损伤的神经在电场作用下可以再生。

操作：用脉冲电针仪将每对导线上下连接，用密波，电流量由小至大，每次30分钟，每日1次，6次为一疗程，疗程间休息1日。

2. 水针疗法

处方：同局部电场疗法。

操作：用维生素B_1 100mg、维生素B_{12} 500μg，每次选4个穴，每穴注0.5ml，每日1次，6次为一疗程，两疗程之间休息1日。

三、按语

（1）正中神经、尺神经损伤可参考本节诊断与治疗。

（2）实验证明，在神经损伤处的上下各取2个穴，上下连接导线，通以脉冲电流，可以促进损伤神经的再生。大鼠实验表明，对活体使用弱电场治疗可以促进感觉、运动神经再生。此外，针刺可以产生损伤电流，在拔出针后2日，仍能有类似的弱直流电场。

（3）神经恢复速度取决于损伤程度、损伤部位离神经纤维的远近，与是否穿过伤端瘢痕和局部组织营养因素有关。

（4）损伤或断裂修复后的神经，经3~4周的延缓期后神经纤维再生。待神经纤维抵达其供应的肌肉或感觉区域后，还要2~3个月的调整期。神经恢复一般需4~6个月以上。

（5）周围神经损伤后，再生的树突形态异常是功能障碍的重要原因。针刺可促进树突形态的恢复，这是针刺治疗周围神经生物学基础之一。

（6）魏月娥用小时RP追踪法检查神经再生情况，结果表明针刺能促进大鼠桡神经再生。陈莲芳观察表明，造模后第28日，电针组的水肿等反应明显轻于对照组和西药组；电针组有较多的新生髓鞘，再生的细胞核较多，而对照组及西药组则较少。

第五节 腓总神经麻痹

腓总神经麻痹为下肢周围神经病中常见的病症。常由压迫所致，例如，两腿交叉久坐、长时间下蹲；亦可由外伤、感染、中毒、受寒、糖尿病等导致。属中医学"痿证"范畴。

一、诊断

本病的典型症状为足下垂并转向内侧，不能背屈。走路时须用力提高下肢，呈跨越步态。小腿外侧有肌肉萎缩，小腿前外侧、足背和足1~4节趾背面有感觉减退。如仅腓深神经麻痹则足不能内翻，单纯腓浅神经麻痹则足不能外翻（图9-3）。

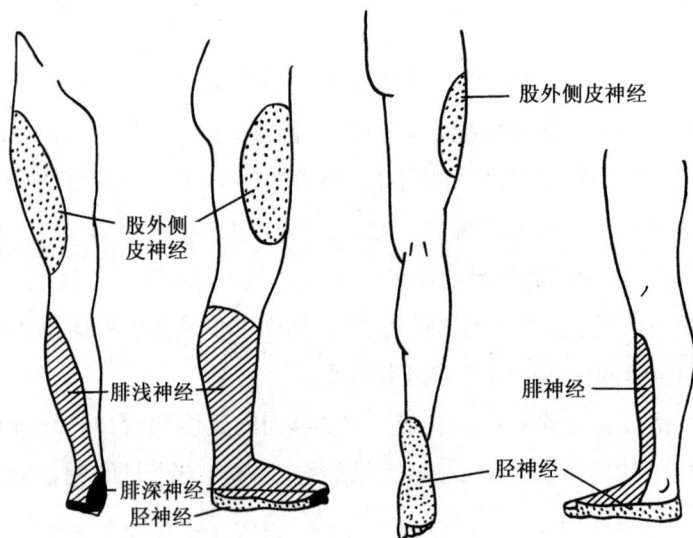

图9-3 下肢各神经损害时感觉障碍分布

二、治疗

1.毫针疗法
治法：近部取穴，补法。
处方：足三里、阳陵泉、太冲、侠溪。

方解：4个穴均在腓神经支配区内，针刺后捻转时产生生物电，有利于神经再生。

操作：每日1次，留针30分钟，6次为一疗程，两疗程之间休息1日。

2. 局部电场疗法

处方：阳陵泉、足三里、太冲、侠溪。

方解：取病变两侧上下4个穴，每组导线上下连接，采用密波。损伤的神经在电场作用下可以再生。

操作：电流量以患者耐受为度。每日1次，留针20分钟，6次为一疗程，疗程间休息1日。

3. 水针疗法

处方：同毫针疗法。

操作：每次取2~4个穴，用维生素 B_1 100mg、维生素 B_{12} 500μg，分注于穴内。隔日1次，交替使用。

注意事项：针尖刺到神经时应将针退0.5cm再推药。

三、按语

（1）腓总神经损伤神经无断裂、肌肉无萎缩、损伤较轻、时间较短时应用针灸治疗效果较好。若损伤压迫时间较长，并有肌肉萎缩，则需要的治疗时间较长，亦有一定的效果。若神经断裂，应考虑先手术治疗，然后再应用电针疗法。

（2）水针疗法注意不要刺中神经干，使神经进一步损伤。

第六节　股外侧皮神经炎

股外侧皮神经炎主要是大腿股外侧皮肤感觉麻木、蚁走感或疼痛，故又称感觉异常性股痛。一般多为慢性或亚急性起病，男性发病率较女性高2~3倍，多发生于成年人，多为一侧性，常可由外伤、腰椎间盘突出、腰大肌压迫、糖尿病、肥胖、腹部手术后引起，亦可在妊娠期发病。本病属中医"痹证""麻木"范畴。

一、诊断

在大腿股外侧面有疼痛、麻木、烧灼感，常为单侧性，站立或行走过久可诱发。局部检查常有痛觉和触觉减退或消失，温度觉也减退（图9-3）。

二、治疗

1. 夹脊电针疗法

处方：腰1、2、3夹脊，肾俞，风市，中渎。

方解：本病多为腰1~3椎体病变压迫所致，故取腰1~3夹脊、肾俞、风市、中渎，均在病变区内。

操作：针刺时使夹脊穴的针感气至病所。再将3对导线分别连接3对夹脊穴，选疏波，电流量以腰部跳动为佳。每日1次，留针30分钟，6次后休息1日。

2. 水针疗法

处方：肾俞、风市。

操作：用维生素B$_1$ 100mg，病重者用1%~2%盐酸普鲁卡因1ml，或再加醋酸可的松1mg，注入穴位内。每周3次，6次为一疗程，两疗程之间休息1周。

三、按语

本病电针治疗效果较好。

第七节　坐骨神经痛

坐骨神经痛是指在坐骨神经通路及其分布区内发生的疼痛，是极为常见的周围神经病，较多见于男性青壮年。坐骨神经由腰4~骶3神经根所组成。根据发病原因分为原发性和继发性。原发性坐骨神经痛（坐骨神经炎）与感染、受寒、损伤等有关；继发性坐骨神经痛由神经通路的邻近组织病变产生机械性压迫或粘连所引起，如脊髓蛛网膜病变、腰及臀部肌肉筋膜病变。按其受损部位，分为根性坐骨神经痛和干性坐骨神经痛。属中医学"痹证"范畴，《灵枢》称之为"周痹"。

一、诊断

本病多为一侧腰部、臀部、大腿后侧、小腿后外侧及足部发生烧灼样或针刺样阵发性或持续性疼痛。沿坐骨神经通路上有压痛点，直腿抬高试验阳性，跟腱反射减弱。原发性坐骨神经痛发病突然，无腰部外伤史，无明显腰背痛，感觉障碍不显著。继发性坐骨神经痛有原发病可查，常伴腰背痛，咳嗽、喷嚏、排便可使疼痛加重。腰椎旁压痛及叩击痛，腰部活动受限，下肢有放射痛，感觉障碍明显，肌萎缩明显。

需要时可进行脑脊液、X线摄片、脊柱CT或MRI检查，以鉴别诊断。

二、治疗

1. 毫针疗法

治法：远近配穴法，泻法。

处方：主穴　环跳、阳陵泉、足三里、悬钟、昆仑、侠溪。

　　　　辅穴　腰痛加腰4、5夹脊，腰骶部痛者加次髎，小腿后侧痛者加委中、承山。

方解：本病干性者针刺主穴即可止痛，环跳为必选，其针感要传导。根性者加夹脊穴，可从根部止痛。

操作：每次选6~10个穴，留针30分钟，其间行针2次。每日1次，6次为一疗程，两疗程之间休息1日。

2. 电针疗法

处方：根性　腰4、5夹脊，大肠俞，关元俞，阳陵泉，委中。

　　　　干性　环跳、秩边、阳陵泉、委中、足三里、昆仑、侠溪。

操作：进针得气后，将每对导线上下连接，通以脉冲电流，干性者采用密波，根性者采用疏波，电流量由小至大，每日1次，每次10~15分钟。6次为一疗程，两疗程之间休息1日。

3. 水针疗法

处方：腰4、5夹脊或秩边、环跳等穴。

操作：取维生素 B_1 100mg、维生素 B_{12} 500μg混合，针刺入皮肤出现针感后稍向上提，每穴注0.5~1ml，每次2~3个穴。疼痛剧烈者，可用1%普鲁卡因注射液5~10ml注入相应穴位。每日1次，6次为一疗程，两疗程之间休息1日。

三、按语

（1）如由肿瘤、结核等原因所引起者，应治其原发病。

（2）急性期应卧床休息2~3周，腰腿部注意保暖，睡硬板床。

（3）有人用电解式组织血流计测量针刺前后坐骨神经干血流量变化。针刺腰5、骶1棘突外1cm处，腰3、4椎旁1cm处。结果显示，针刺后血流量增加，神经的异常兴奋得到抑制而疼痛缓解，神经的营养状况得到改善，促进了损伤的修复。

第八节　肋间神经痛

肋间神经痛是指一根或几根肋间神经支配区的疼痛。原发性肋间神经痛相当少见，继发性肋间神经痛较为多见。其为邻近器官和组织的病变所引起，如脊柱、肋骨的病变，胸腔器官病变，胸段脊髓瘤、炎症等均可引发肋间神经痛。属中医学"胸痹""胁痛"范畴。

一、诊断

一侧性的肋间持续性疼痛，发作加剧可放射至肩、背部，有时呈束带状。呼吸、咳嗽时可诱发。合并带状疱疹时，在皮肤上产生成群的水疱或丘疹，按肋间神经分布，排列成带状。

检查时有相应皮肤感觉过敏、相应肋骨边缘的压痛。

胸椎X线片、胸椎MRI、腰椎穿刺检查对继发性肋间神经痛的病因有诊断价值。

二、治疗

1. 夹脊针疗法

治法：近部取穴法，泻法。

处方：相应节段及上下各1个节段的夹脊穴。

方解：本病为脊神经根部病变所致，故应取夹脊穴从根部止痛。

操作：进针后针尖向脊柱方向斜刺，针深达1~1.2寸，患者有电击感后，留针30分钟，留针期间捻针2次。每日1次，6次为一疗程，两疗程之间休息1日。

2.水针疗法

处方：相应节段的夹脊穴。

操作：疼痛重者用1%盐酸普鲁卡因注射液2ml，注入相应节段的夹脊穴，每日1次，6次为一疗程，两疗程之间休息1日。合并带状疱疹者，用板蓝根注射液2~4ml，注入夹脊穴，每日1次，10次为一疗程，两疗程之间休息3日。

三、按语

（1）针灸治疗本病有较好效果。

（2）继发性肋间神经痛尚需查明病因，进行病因治疗。

（3）胸2~7节段不可用电针治疗，以防电流通过心脏。

第九节　多发性神经炎

多发性神经炎又称周围性神经炎、末梢神经炎。表现为四肢末端对称性的感觉、运动与自主神经功能障碍。常见原因有感染、中毒、营养缺乏、代谢障碍、血管性疾病、遗传性疾病及其他疾病。任何年龄均可发病，但以青年人较多。根据临床表现不同，属中医"痹证""痿证""麻木"范畴。

一、诊断

各种病因引起的多发性神经炎，其主要临床症状相似，表现为感觉、运动及自主神经功能障碍。以肢体远端为主，下肢重于上肢，感觉障碍初时以刺激症状为明显，常有烧灼感、疼痛、感觉异常或感觉过敏等，进而有痛、温、触觉及音叉震动觉、关节位置觉减退，呈手套-袜套状分布。运动障碍表现为肌无力，肌张力低下，肌肉萎缩，腱反射减退或消失。自主神经功能障碍表现为手、足部皮肤变薄、变嫩或过度角化、多汗、潮红或紫绀、温度降低等。病情轻重不一，轻者仅有肢端疼痛、麻木而无感觉缺失或运动障碍。

有时需用肌电图、神经传导速度检查或神经活检等帮助诊断。

二、治疗

1. 毫针疗法

治法：近部取穴，平补平泻法。

处方：上肢　曲池、外关、合谷、后溪、八邪。

下肢　阳陵泉、悬钟、丘墟、足临泣、京骨、八风。

方解：病变部位在末梢，故宜取远端肘膝以下腧穴。

操作：每日1次，留针30分钟，6次为一疗程，两疗程之间休息1日。

2. 局部电场疗法

处方：同毫针疗法。

操作：将导线分别上下连接病灶同侧穴位，用密波，电流量以患者能耐受为度，每日一次，留针30分钟，6次后休息1日。

3. 水针疗法

处方：同毫针疗法。

操作：用维生素 B_1 100mg、维生素 B_{12} 500μg，每次选4~6个穴，每日1次，6次为一疗程，两疗程之间休息1日。亦可用当归注射液或加兰他敏注射液。

三、按语

（1）一般在病情稳定时进行针刺治疗，可取得较好的效果。对部分较顽固的患者，可适当增加局部用穴，有肌萎缩的患者可用电针刺激，虽需要较长时间的治疗，亦能取得较好的效果。

（2）通过低频电流对局部肌肉、神经、血管的刺激，可达到促进血液循环、活跃新陈代谢的作用；刺激运动神经使肌肉发生收缩，改善麻痹；低频电流刺激穴位和痛点时，可使肌肉产生颤动收缩，引起粗纤维神经兴奋，从而起到止痛作用。

第十节　急性炎症性脱髓鞘性多发性神经病

急性炎症性脱髓鞘性多发性神经病又称格林–巴利（Guillain-Barre）综

合征。此病主要是周围神经广泛的炎症性脱髓鞘改变。主要侵犯脊神经根、脊神经和脑神经。近年来，国内发病率有明显增高趋势，任何年龄均可发病，但大多数在30岁以下，男性较女性为多，四季均可发病，但多集中于夏秋季。

此病病因一般认为与病毒感染和自身免疫反应异常。属中医"痿证"范畴，伴有肌肉疼痛者称"痿痹"，脑神经损害时为"类噎膈""口僻"。

一、诊断

发病前1~3周可能有上呼吸道感染史，或病前有流感、腹泻、发热等病史。一般多急性起病，可有着凉、过劳等诱因。首发症状多为四肢对称性无力，可自远端发展至近端，但大多以近端为重，亦可影响胸、腹肌而发生呼吸困难。合并舌咽、迷走、舌下神经麻痹时，表现为声音嘶哑、吞咽困难、呛食，亦可有双侧面瘫。可有自觉麻木不适或疼痛，以肢体远端为重，病变日久可有肌萎缩。自主神经症状为肢端发红、多汗、发凉、皮肤营养障碍，极少数有排尿功能障碍。神经系统检查可有末梢性感觉障碍或传导束型感觉障碍，但一般感觉障碍比运动障碍为轻。四肢腱反射减弱或消失。脑脊液检查常于第2周开始见细胞数正常而蛋白明显增加。运动神经传导速度减慢，波幅正常或轻度异常，肌电图有失神经支配现象。

二、治疗

1. 毫针疗法

处方：病变节段的相应夹脊穴、肩髃、肩髎、曲池、外关、合谷、后溪、髀关、血海、阳陵泉、足三里、侠溪、太冲。

方解：病变部位在神经根，表现在神经干，故夹脊穴及肢体穴同时用。

操作：不留针，每日1次，6次为一疗程，疗程间休息1日。

2. 局部电场疗法

处方：同毫针疗法。

操作：用导线分别连接病变节段的夹脊穴及病侧的肢体穴，选取密波，每次30分钟，每日1~2次，6次为一疗程，疗程间休息1日。

3. 水针疗法

处方：同毫针疗法。

操作：用维生素 B_1 100mg、维生素 B_{12} 500μg、加兰他敏 5mg，每次 2~4 个穴位注射。每日 1 次，6 次后休息 1 日。

三、按语

（1）本病早期在中、西药治疗时即可采取针刺疗法。

（2）恢复期采取综合疗法，可缩短病程，减轻后遗症。

（3）合并面瘫、呼吸肌麻痹、吞咽困难、尿失禁或尿潴留时可参考有关章节治疗。

（4）慢性炎症性脱髓鞘性多发性神经病可参考本病治疗。

第十一节 带状疱疹及后遗神经痛

带状疱疹病毒侵犯脊髓后根神经节（又称脊神经节）或半月神经节，引起该脊神经支配区内疼痛，并见有关部位群簇水疱丘疹，而以水疱为多见。中医学称"缠腰火丹"，俗称"蜘蛛疮""蛇盘疮"。又因其好发于腰背肋间，疱疹密集成群成带状，故又称"缠腰龙"。带状疱疹患者未经积极治疗会有后遗神经痛。

一、诊断

病初起 3~7 日有发热、倦怠、全身不适等前驱症状。疱疹最初为小水泡疹，以后融合，干燥结痂，亦可化脓、坏死，一般 7~10 日疱疹消失。疱疹常沿神经走行分布，其好发部位依次为肋间神经、三叉神经（以眼支为主）及腰、骶、颈脊神经分布区。病变部位疼痛，呈刀割或烧灼样，沿神经放射，并出现痛觉过敏。神经痛是本病的主要症状，急性期由神经节的炎症反应所致。病毒有认时性，在凌晨 0~3 点疼痛严重，睡中易痛醒。以后融合，干燥结痂，亦可化脓、坏死，一般 7~10 日疱疹消失。轻症患者只出现红斑及丘疹，不出现水疱，称为不全性带状疱疹。

如得不到及时治疗或治疗不当，患者疼痛可在疱疹消失后仍然存在，有

10%~25%的后遗神经痛患者疼痛可持续超过1年。有的病例疼痛甚至数年。后遗神经痛与人体抵抗力、发病年龄有关，小于40岁者很少发病，60岁以上人群发病率为50%，70岁以上人群发病率为75%。晚期神经痛是神经节及感觉神经炎症后的脱髓鞘改变导致的。

二、治疗

1. 毫针疗法

治法：夹脊配穴法，泻法。

处方：主穴　相应病变节段夹脊穴。

配穴　相应病变区周边阿是穴。

方解：病变在脊髓后根神经节，故以夹脊穴为主，另取阿是穴可以协助止痛，改善血液循环，减轻瘢痕形成。

操作：阿是穴是指在疱疹周围进行围刺，围刺即在皮肤损害四周离疱疹0.5~1寸处，针尖朝向疱疹区中心，呈15°~25°角斜刺，根据病灶大小针刺4~8针。留针30分钟，每日1次，6次为一疗程，休息1日。

2. 夹脊电场疗法

处方：病变相应节段夹脊穴及病灶侧病变区周边阿是穴。

操作：用导线分别连接后通以密波电流，电流量以患者能耐受为度。每次30分钟，每日1~2次，6日为一疗程，疗程间休息1日。

3. 水针疗法

处方：病变相应节段夹脊穴、阿是穴。

操作：用维生素B_{12}注射液500μg加1%盐酸普鲁卡因8~10ml，取患侧病段夹脊穴3~5个，每穴注药1~2ml，每日1次，6次为一疗程，疗程间休息1日。

三、按语

（1）同大多数神经性疼痛一样，疱疹后神经痛缺乏有效的疗法。

（2）疱疹后神经痛难以显效，可能与病变部位的肌肉、皮肤形成瘢痕，刺激了神经末梢有关。热疗有助于减轻疼痛。

（3）电针与温热疗法可以改善病变部位的血液循环，而使瘢痕好转。

（4）三叉神经痛伴有带状疱疹者治疗参考第八章第五节"三叉神经痛"。

第十二节 幻肢痛、残肢痛

一、幻肢痛

截肢患者往往术后有失肢依然存在的幻觉，以远端部分更为清晰，这种现象称为幻肢现象。通常随时间的消逝幻肢现象逐渐消失。有大约2%的患者幻肢发生非常剧烈的疼痛，多数为闪电样痛，少数为灼痛，称为幻肢痛。常在再次受伤或精神刺激后发生。有的患者感到幻肢"活动"的时候疼痛更剧烈。关于幻肢现象，一般认为与中枢神经系统内的体象形成有关。本病属中医学的"痹证"。

二、残肢痛

截肢后，一部分患者发生肢体残端的剧烈疼痛。局部非常敏感，轻度触碰、抚摸即可引起疼痛。多数患者疼痛由神经切断部位形成的神经瘤所引起，一部分患者由神经瘤近端发生的上升性神经炎引起。此外，残肢近端神经干发出进入瘢痕组织的细小分支也可能受刺激而产生疼痛。属中医学"痹证"。

三、治疗

1. 毫针疗法

治法：近部取穴，泻法。

处方：臀部向足跟放射痛（足太阳经），取殷门、承扶。

股前外侧放射痛（足阳明经），取髀关、伏兔。

操作：留针30分钟，每日1次，6次后休息2日。

2. 综合疗法

处方：头针　取病变对侧感觉区对应部位。

毫针　取穴同毫针疗法。

方解：头针感觉区可以在中枢部位止痛，局部针刺可以在局部止痛。

操作：头针快速捻转，每分钟200次，每次1~2分钟，休息8分钟，反复3次。毫针用泻法。6次后休息1日。

四、按语

（1）针刺治疗本病有较好效果。

（2）本病选头针与阿是穴治疗效果较好。

（3）本病可加用电针选密波治疗。

第十章

脊髓疾病

脊髓疾病的病因有微生物源性和变态反应性炎症、中毒、物理损伤、血管病、营养代谢障碍、肿瘤、先天性和变性病。脊髓疾病的主要表现为截瘫。按神经元损害的部位分为上运动神经元性截瘫和下运动神经元性截瘫。一般前者为痉挛性截瘫，后者为弛缓性截瘫（或前者的脊髓休克期）。中医学把截瘫称为"痿证"，临床以下肢多见，故又称"痿躄"。

第一节　脊髓损伤

脊髓损伤绝大多数伴随脊柱创伤而发生。脊髓神经组织结构精细致密，一旦遭受损伤，往往不易恢复，并在伤后的各时期易发生一系列并发症，是一种致残率很高的损伤。属于中医学外伤性"痿证"的范畴。

一、诊断

（一）临床表现

1. **脊髓休克**　脊髓受到外力打击以后，在损伤平面以下立即发生完全性弛缓性瘫痪，各种反射、感觉、括约肌功能都消失，称为脊髓休克。如脊髓震荡，可于数小时内恢复。脊髓挫伤需3~6周以后才逐渐出现损伤水平以下的脊髓功能活动。一般健康状况对脊髓休克的恢复也有影响，严重贫血、营养不良、压疮形成、尿路感染等都可使脊髓休克的时间延长。脊髓休克期的时间越长表示脊髓损伤的程度越重，预后也越差。在脊髓休克期内常难以判断出脊髓的损伤是功能性的阻断还是解剖上的中断。有时在脊髓休克期中，肛门反射存在，表示脊髓损伤为不完全性。

2. 感觉障碍　在脊髓休克期消失以后，脊髓完全性损伤者自损伤平面以下各种感觉丧失。脊髓部分损伤者在损伤平面以下保存部分感觉。

3. 运动功能　在脊髓休克期消失以后，脊髓完全性损伤者如为上运动神经元性损伤，损伤平面以下的运动功能仍完全消失，但肌张力增高。如为下运动神经元损伤，损害节段所管辖的肌肉可表现为肌肉松弛、萎缩，肌力消失。脊髓部分损伤者可以逐步出现肌肉的自主活动，甚至可以达到自己行走的程度，如用手指肛检时，肛门括约肌自主收缩。脊髓完全性损伤者最后可呈屈性截瘫，脊髓部分性损伤者则可呈伸性截瘫。

4. 反射活动　在脊髓休克期过去以后，如为上运动神经元损伤，瘫痪肢体的反射由消失逐渐转为亢进。患者的全身情况恶化时，这些已经出现的反射可以再度消失。如为下运动神经元损伤，相应的腱反射消失。

5. 膀胱功能　在脊髓休克期中表现为无张力性神经源性膀胱。当脊髓休克逐步解除后，脊髓完全性损害表现为反射性神经源性膀胱。当脊髓恢复到反射出现时，如刺激下肢皮肤，可引起不可抑制性屈曲及排尿，称为总体反射。脊髓部分性损伤者，可表现为无抑制性神经源性膀胱或无张力性神经源性膀胱。膀胱功能的恢复除与脊髓损伤的节段和范围有关外，尚与尿路感染有关，如膀胱肌肉层因感染而致纤维化时，则其功能就不易恢复。

6. 自主神经系统功能　脊髓损伤后尚可见下列自主神经系统症状。

（1）阴茎异常勃起：常见于胸中段以上完全性脊髓损伤患者，主要由海绵体血管运动失调引起。

（2）内脏功能紊乱：常见于胸中段以下脊髓损伤患者，由于内脏神经的功能丧失，腹、盆腔内脏感觉缺失，失去疼痛感。肠道蠕动抑制出现麻痹性肠梗阻症状，并可有肛门括约肌的痉挛性收缩或松弛。

（3）立毛肌反应及出汗反应：胸段以上的脊髓完全性损伤可使这两种反应消失。由于损伤平面以下不出汗，体温散发受到限制，患者可有高热现象。

（4）血压下降：见于颈段脊髓完全性损伤病例，主要由周围血管的收缩功能丧失所致。但临床上必须首先排除合并内脏损伤所引起的出血性休克。

（二）辅助检查

1. 脊柱X线平片　可发现脊柱有无骨折、脱位或椎管内有无金属异物存留。

2. 脑脊液检查　确定有无蛛网膜下腔出血、感染及椎管梗阻等。

3. CT和MRI检查　脊髓外伤在CT和MRI上各有独特表现。CT能清晰地显示出椎体、椎间盘的变化和椎管内的一些变化。MRI除能显示髓内、硬膜下及硬膜外出血，还能显示椎体、椎间盘的改变及脊髓横断、肿胀、软化等情况。

（三）脊髓损伤分级（根据Frankel分级修订）

1级：完全性损害，在骶段（骶4~5）无任何感觉运动功能保留。

2级：不完全性损害，在神经平面以下，包括骶段（骶4~5），存在感觉功能，但无运动功能。

3级：不完全性损害，在神经平面以下存在运动功能，大部分关键肌的肌力小于3级。

4级：不完全性损害，在神经平面以下存在运动功能，大部分关键肌的肌力在3级以上。

5级：感觉和运动功能正常。

二、治疗

1. 夹脊电场疗法

处方：脊髓损伤节段的上下端两侧各1对夹脊穴。

操作：针柄接电针仪导线，同一组导线连接同侧上下夹脊穴。痉挛性瘫者与弛缓性瘫者均用密波，输出强度以患者能耐受为度；每日1~2次，每次30分钟，6次后休息1日。

2. 电针疗法

处方1：上肢用肩髃、肩髎、天井、手三里、外关、合谷，下肢用髀关、血海、阳陵泉、悬钟、侠溪。

方解：取在神经干上的腧穴，通以电流，有利于防止神经支配区的肌萎缩。

操作：用电针仪，痉挛性瘫、弛缓性瘫均用疏波，每次10分钟，每日1次，6次后休息1日。

处方2：肾俞、会阳。本法适用于尿频、尿失禁。

操作：用另一台电针治疗仪，肾俞接同侧会阳，选密波，留针30分钟，

每日1次，6次为一疗程，休息1日。（图10-1）

处方3：中髎、次髎。本法适用于排尿困难、尿潴留。

操作：针下得气后，接另一台脉冲电针仪，同一组导线左右连接对侧次髎、中髎，用密波，电流量由小到大，每日1次，6次后休息1日。（图10-2）

处方4：肾俞、中髎、次髎、会阳。本法适用于既有尿频、尿淋沥，又有排尿困难者。

操作：针下得气后，接另一台脉冲电针仪，同组导线连接同侧肾俞、会阳，同另两组导线左右连接对侧次髎、中髎，用密波，电流量由小到大，每日1次，6次后休息1日。（图10-3、图10-4）

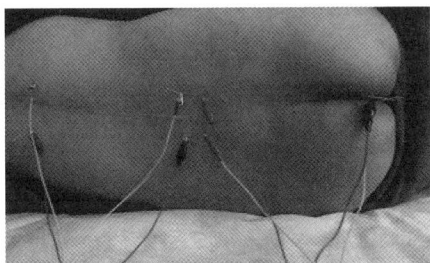

图10-1　处方2导线连接示意图

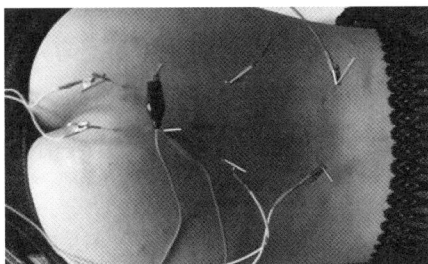

图10-2　处方3导线连接示意图

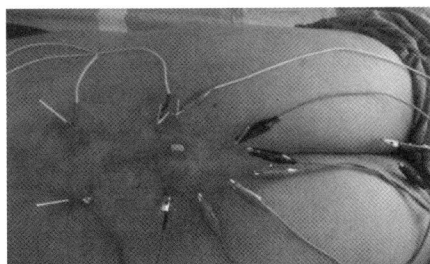

图10-3　处方4导线连接示意图（1）

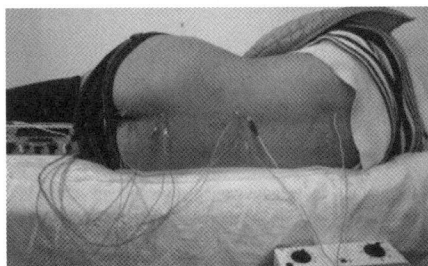

图10-4　处方4导线连接示意图（2）

三、按语

（1）治疗本病首先判定脊髓损伤的程度，如果为不完全性损伤即有治疗价值。

（2）脊柱骨折应首先手术复位，待骨折愈合后才能进行针灸治疗，以防止骨折复发，重新压迫脊髓。

（3）使用疏波治疗腰段以下的弛缓性瘫一直有争论。过去认为用疏波可以使下肢动起来，似乎能看到疗效，患者也会有信心。但动物实验与临床研究试验均证明密波的电流量比疏波的电流量大，产生的电场强，神经纤维的再生速度快，疗效好。另外，脊髓损伤均需做钢板内固定，长期疏波治疗可能导致钢板内固定松动，使病情加重。但肢体瘫可以用疏波。

（4）临床上脊神经发出的后支支配一定的皮肤区域，而每一个皮肤区域（或称皮节）又由2~3个后根支配，故单一的神经根损伤常无感觉障碍。所以，当根据皮肤区域感觉障碍来判定病变脊髓节段时，应以相应的节段为主，向上加1个脊髓节段。取穴治疗时，脊髓病变应根据这一规律和脊髓的节段与脊柱椎体的对应关系取穴。现多根据脊髓MRI检查结果，取其相应节段的上下各一对夹脊穴。同样，某一个脊神经根病变时，可以根据脊神经发出的椎间孔而取其相应的上下共3对夹脊穴，比取1对夹脊穴疗效好。

（5）脊髓病变的病灶在脊髓，但病灶以下的周围神经功能也丧失，病久则出现废用性肌萎缩。因此，在治疗脊髓病灶的同时治疗周围神经，对恢复神经功能、防治肌萎缩是必要的。

（6）神经源性膀胱与脊髓运动功能的恢复，一般排尿障碍的恢复可能先于运动和感觉。治疗截瘫伴排尿障碍者需用两台电针仪，一台用密波治截瘫，另一台用密波治排尿障碍，这样治疗效果较好。

四、截瘫患者的护理

1. 心理护理　截瘫患者由于病程长，恢复较慢，常常对治疗缺乏信心。要经常与患者谈心，使患者对疾病的恢复过程有所了解，从而调动患者主观能动性，增强其战胜疾病的信心，为早日康复创造条件。

2. 压疮　保持床铺平整、清洁、干燥，定时翻身更换卧位，骨突处和受压部位垫气圈、海绵垫，每天温水擦洗后，用50%的红花酒精或其他中草药液按摩受压部位，以改善局部的血液循环。

3. 泌尿系统护理　对于尿潴留患者，可先按摩、热敷或加压膀胱，促其排尿，也可针刺关元、次髎、会阳、三阴交等穴位。如仍无效，则给予留置导尿，严格按照无菌技术操作，以防止尿路感染，导尿管每周更换1次。尿失禁者用长套管引流。

4. 排便护理　患者应多食含纤维的食物，以利排便。便秘者，可给予番泻叶冲水服，或用肥皂水灌肠，如无效，戴手套将粪便取出。大便失禁者，局部温水擦洗后涂油，保护皮肤免受刺激。

5. 预防肺炎 患者长期卧床，易发生坠积性肺炎，应按时翻身捶背，保持呼吸道通畅，及时将痰液咳出，痰多时可给予吸痰，注意保暖，防止感冒。

6. 预防烫伤 患者常伴有痛、温觉减退或消失，故禁用热水袋取暖，以免发生烫伤。

7. 防止关节强直、肌肉萎缩 定时帮助患者做全瘫肢体的被动运动，并按摩患肢，促进患肢的血液循环，同时配合针灸、理疗等。

8. 其他 恢复期病情稳定，应鼓励患者加强肢体功能锻炼，协助患肢做主动、被动运动，促进肢体早日恢复活动功能。

第二节　脊髓炎

脊髓炎即急性非特异性脊髓炎，可能为病毒或病毒感染后的自身免疫性疾病。若病变局限于某一个或几个脊髓横断面，称为横断性脊髓炎。炎症进行性上行者称为上升性脊髓炎，若病变散见于不同部位的多个脊髓节段，称弥散性脊髓炎。本病多见于男性青壮年，任何季节均可发病，以初春和秋末多见。

一、诊断

急性发病，病前1~4周常有上呼吸道或胃肠道感染症状。受凉、过劳、外伤等常为发病诱因，以青壮年多见。

出现脊髓横贯性损害症状，以胸段损害最多见，常见症状如下。

1. 运动障碍 病变部位支配的肌肉呈现下运动神经元性瘫痪，病变部位以下支配的肢体呈现上运动神经元性瘫痪，早期因"休克期"表现为弛缓性瘫痪，3~4周方出现典型症状。如病变严重，继发肺炎、膀胱感染或累及脊髓血运，则休克期延缓较久。

2. 感觉障碍 病损平面以下深浅感觉消失，部分患者可有病损平面根性疼痛或束带感及感觉过敏带区。

3. 自主神经障碍 休克期及骶髓损害时呈无张力性膀胱（尿潴留、充盈性尿失禁及大量残余尿）、大便失禁、阳痿。休克期后呈现反射性膀胱（少量尿液即排尿），大便秘结，阴茎可有异常勃起。

少数患者病变可迅速向上发展，以致颈髓及延髓受累，称为"上升性脊髓炎"，可危及生命。

如病变非横贯性则症状较轻，体征散在，肢体瘫痪不完全，恢复较好。

急性期周围血白细胞计数正常或稍高。脑脊液压力不高，白细胞数可正常，也可增高至（10~100）×10⁶/L个，以淋巴细胞为主。蛋白含量可轻度增高，多为0.5~1.2g/L。糖与氯化物含量正常。一般无椎管梗阻现象。脊髓MRI造影可见病变部位脊髓增粗。

如无严重并发症，3~4周后进入恢复期，接受激素治疗者，有2/3在3~6个月可基本恢复，部分患者遗有程度不等的后遗症，多为上升性或横断性病变者。

二、治疗

1. 夹脊电场疗法

处方：脊髓病变节段上下两侧各1对夹脊穴。

方解：导线连接同侧夹脊穴，通电后形成电场，脊髓神经在电场中可以再生。

操作：针柄接电针仪导线，同一组导线连同侧1对夹脊穴。痉挛性瘫者与弛缓性瘫者均用密波，输出强度（电流量）以针刺局部的肌肉出现轻度痉挛为度。每日1~2次，每次30分钟，6次后休息1日。

2. 电针疗法

处方：上肢用扶突（臂丛神经）、曲池（桡神经）、外关、合谷，下肢用冲门（股神经）、血海、阳陵泉（腓总神经）、足三里（腓浅神经）、太冲、侠溪。

方解：取在神经干上的腧穴，通以电流，有利于防止神经支配区的肌萎缩。

操作：用电针仪，痉挛性瘫、弛缓性瘫均用疏波，每次10分钟，每日1次，6次后休息1日。

三、按语

脊髓炎的疗效比脊髓损伤的疗效好，尤其非横贯性患者效更佳。

第三节　脊髓空洞症

　　脊髓空洞症是一种缓慢进行的脊髓变性疾病，其病理特征为髓内空洞形成与胶质增生。如病变累及延髓，称为延髓空洞症。本病与中医学"痹证"有关，伴肌肉萎缩则属"痿证"。

　　病因和发病机制研究尚未明确，主要有以下几种学说。

　　1. 脑脊液动力学异常学说　由于颈枕区先天性异常妨碍了脑脊液从第四脑室进入蛛网膜下腔，而进入脊髓中央管，最终使中央管不断扩张、破裂，形成空洞。

　　2. 先天发育异常学说　由于先天性发育异常，在胚胎期神经管闭合不全或脊髓中央管形成障碍，脊髓实质内残留胚胎上皮细胞，最后缺血、坏死而形成空洞。因本病常合并颅底压迹、小脑扁桃下疝、脊柱裂、弓形足等，也有人提出本病与遗传因素有关。

　　3. 血液循环异常学说　脊髓血液循环异常可引起髓内组织缺血、坏死、液化而形成空洞。

一、诊断

　　病损节段相应皮区痛觉缺失、触觉保留是诊断的主要依据。空洞症常始于中央管背部灰质的一侧或双侧后角底部，常见症状是单侧手部、臂部痛温觉减退。侵犯前连合时可有双侧手部、臂部或颈胸段痛温觉减退。前角细胞损伤引起肌肉萎缩、肌束颤动，病损相应节段腱反射减低或消失。病损扩大，损伤皮质脊髓侧束，引起下肢无力，呈现不完全性痉挛性轻瘫。

　　侧角损害可见皮肤角化，指甲发脆，易致溃疡，骨质脱钙产生沙尔科关节等。重者可有神经源性膀胱及大便失禁现象。

　　常伴有平底颅、颈肋、脊柱侧弯、后突畸形、脊柱裂、弓形足等。

　　空洞过大致椎管梗阻时脑脊液蛋白可增高。脊髓CT、MRI扫描可见病变部位脊髓肿胀。磁共振检查可明显显示脊髓内有条形囊腔。病变肢体肌电图检查有失神经性损害。

二、治疗

1. 电项针疗法

处方：风池、供血。

方解：在电流作用下，项部肌肉的跳动可以拉动第四脑室正中孔及侧孔加大，使脑脊液进入脊髓蛛网膜下腔，而防止脊髓中央管扩大，形成空洞。

操作：一对导线上下连接，选用疏波，以头部轻度前后摆动为宜，每次30分钟，每日1次，6次后休息1日。

2. 毫针疗法

治法：远近配穴法，补法。

处方：风池、天柱、曲池、外关、合谷、后溪、阳陵泉、足三里、三阴交、太溪、相应节段夹脊穴。

方解：针刺的活血通络作用可以减轻肌肉萎缩。

操作：每日1次，留针30分钟，6次为一疗程，两疗程之间休息1日。

三、按语

（1）西医学认为该病病因有二：一是枕项区先天性异常，或继发性病变，使第四脑室出口孔受阻，阻碍了脑脊液进入脊髓蛛网膜下腔，而使第四脑室的脑脊液搏动导向下方，使脊髓中央管逐渐扩大，最后形成空洞。二是脊髓血液循环异常引起髓内组织缺血坏死，液化形成空洞。

根据上述理论，近年来西医采取空洞-蛛网膜下腔分流术，可使症状得到缓解。但许多患者不愿接受这一治疗。高维滨教授根据病因，采用项枕部腧穴，运用脉冲电流疏波，使项枕部肌肉产生节律性跳动，可能使第四脑室出口变大，脑脊液循环得到改善，因而临床上疗效较满意。

（2）在脊髓病变节段运用夹脊电场治疗，可能促进脊髓神经再生。

（3）项部肌肉的跳动促进椎-基底动脉血液循环，因而有利于脊髓、延髓组织的再生。

（4）有先天性延髓下疝、先天性扁桃体疝、颅底凹陷者，头部活动过大可能会引起病情加重，应予注意。

第四节　脊髓亚急性联合变性

脊髓亚急性联合变性是由维生素B_{12}缺乏引起的神经系统变性疾病。主要病变在脊髓后索和侧索。本病在中医学属于"风痱""骨摇"范畴。

一、诊断

多于中年发病，起病呈急性或慢性。多数患者在神经症状出现前有贫血的一般表现，如倦怠、乏力、舌炎、腹泻等。但也有部分病例神经症状在贫血症状前出现，给诊断带来一定困难。最早出现的神经症状往往是四肢远端感觉异常，如刺痛、麻木、烧灼样感觉，多为持续性和对称性，往往从足趾开始逐渐累及上肢。可有四肢远端感觉减退，呈手套、袜套样分布。随着病情进展，出现双下肢无力、发僵，伴有走路不稳，如踩棉毯样。检查可见步态蹒跚，基底增宽，深感觉缺失和感觉性共济失调。如锥体束变性较重，则下肢肌张力增高，腱反射亢进；如周围神经变性较重，则肌张力减低，腱反射减弱，但锥体束病理征经常为阳性。此外，还可有膀胱括约肌障碍。

精神症状并不少见，如易激惹、淡漠、嗜睡、多疑、情绪不稳，进而智能减退甚至痴呆。少数病例出现视神经萎缩及中心暗点，表明视神经及大脑白质广泛受累。其他脑神经多不受累。

二、治疗

1. 夹脊电场疗法

处方：脊髓病变节段的上下两侧各1对夹脊穴。

操作：针柄接电针仪导线，同一组导线连同侧1对夹脊穴。弛缓性瘫者、痉挛性瘫者均用密波，每日1~2次，每次30分钟，6次后休息1日。

2. 水针疗法

处方：同夹脊电场疗法。

操作：用维生素B_{12} 500μg，穴位注射，每次选1对，每日1次，6次后休息1日。

三、按语

本病采用电针及中、西药治疗，标本兼治，效果显著。

第五节　脊髓血管病

一、脊髓缺血性血管病

脊髓缺血性血管病多由节段性动脉闭塞引起，如远端主动脉粥样硬化、血栓形成或夹层动脉瘤、各种动脉炎引起肋间动脉或腰动脉闭塞。胸腹腔疾病、肿瘤、胸腰椎疾病压迫椎动脉、根动脉或脊髓动脉，亦可引起缺血或闭塞。部分病例找不到原发病。属中医学"痿证"。此病起病较急，可有间歇性跛行，或受累节段的根性疼痛、麻木，大多与病变节段上缘一致。早期有脊髓休克征，之后病变节段以下呈上运动神经元性瘫痪，痛温觉障碍而深感觉存在；病变节段呈下运动神经元性瘫痪。有神经源性膀胱的排尿障碍。如腰段病变则为双下肢软瘫，有相应节段的感觉障碍，以排尿障碍为主。脑脊液检查多正常。

二、脊髓出血性血管病

（一）脊髓出血

脊髓出血系指脊髓外伤、动脉畸形、动脉瘤引起的脊髓内出血。

该病起病突然，多表现为病灶节段的剧烈根性疼痛及迅速出现病灶水平以下的肢体瘫痪、感觉障碍和大小便失控。高位颈髓病变者可有高热和呼吸障碍，腰椎穿刺可有血性脑脊液。磁共振或CT扫描可见脊髓出血灶。

（二）脊髓蛛网膜下腔出血

脊髓蛛网膜下腔出血系由脊髓膜或脊髓表面血管破裂引起，血液直接进入脊髓蛛网膜下腔。

该病发病突然，以腰背痛、一侧或双侧下肢痛或克尼格征阳性为突出症状。亦可引起头痛、项强和呕吐。受累节段可有神经根或脊髓损害症状。腰椎穿刺检查可有血性脑脊液。

三、治疗

参考本章第二节"脊髓炎"。

四、按语

脊髓出血性疾病一般应在病变3周后开始治疗，以防止再出血。脊髓缺血性疾病在发病后即可进行治疗。

第十一章

脑血管疾病

脑血管疾病分为出血性疾病（脑出血、蛛网膜下腔出血）和缺血性疾病（脑梗死、脑栓塞、短暂性脑缺血发作、脑动脉炎等）。

脑血管疾病是一种危害较大的常见病、多发病，是造成偏瘫的主要疾病，给社会和家庭带来很大负担。因此，积极预防和治疗脑血管疾病有着重要意义。

临床上因病灶部位及病情轻重不同，往往有昏迷、眩晕、偏瘫、失语、吞咽障碍等症状。属中医学"中风""卒中""大厥""偏枯""眩晕""厥证""喑痱""中风不语""噎膈"等范畴。

第一节 高血压病

高血压病是一种以动脉血压增高为主的临床综合征。目前，我国采用的血压分类和标准见表11-1。

表11-1 血压水平分类和定义

分类	收缩压（mmHg）		舒张压（mmHg）
正常血压	<120	和	<80
正常高值血压	120~139	和（或）	80~90
高血压	≥140	和（或）	≥90
1级高血压（轻度）	140~159	和（或）	90~99
2级高血压（中度）	160~179	和（或）	100~109
3级高血压（重度）	≥180	和（或）	≥110
单纯收缩期高血压	≥140	和	<90

注：当收缩压和舒张压分属于不同分级时，以较高的级别作为标准。以上标准适用于任何年龄的成年男性和女性。

高血压病分为原发性和继发性两类。原发性高血压病是指病因尚未十分明确的高血压，又称高血压病，约占高血压患者的90%。由其他疾病所致的血压升高则称为继发性或症状性高血压病，不在本节论治范围。本病属中医学"眩晕""头痛"范畴。

一、诊断

根据起病和病情进展缓急，分为缓进型和急进型两类，后者少见。

（一）缓进型高血压病

起病隐匿，病程进展缓慢。早期仅在精神紧张、情绪波动或劳累后出现轻度而暂时的血压升高，去除原因或休息后可恢复。以后血压可逐步升高并持续不降，或仅有小幅度波动。有些患者有头痛、头晕、头胀、耳鸣、眼花、健忘、失眠、烦闷、乏力、心悸等。后期血压持续在高水平，可出现脑、心、肾等脏器的器质性损害和功能障碍。本病如并发主动脉粥样硬化，收缩压增高显著；并发心肌梗死，血压可降至正常。

（二）急进型高血压病

基本上与缓进型高血压相似，但各种症状更加明显，病情严重，舒张压常在130mmHg以上，发展迅速，有视网膜病变和肾功能恶化快速的特点，故亦称恶性高血压。本型高血压病多见于年轻人。

（三）高血压的分期

一期：血压达到确诊高血压水平，临床无心、脑、肾并发症。

二期：血压达到确诊高血压水平，并有下列1项者：①左心室肥大；②眼底动脉普遍或局部变窄；③蛋白尿或血浆肌酐浓度轻度升高。

三期：血压达到确诊高血压水平，并有下列一项者：①急性脑血管疾病或高血压脑病；②左心衰竭；③肾衰竭；④眼底出血或渗出；⑤合并或不合并视神经乳头水肿。

二、治疗

1.毫针疗法
治法：上下取穴法，泻法。

处方：1组　曲池、足三里。

2组　合谷、太冲。

方解：针刺上述四穴使针感向远端传导，可使血压下降。

操作：两组交替使用，局部产生针感后留针20分钟，每日1次，6次为一疗程，两疗程之间休息1日。

2. 电针疗法

处方：曲池、丰隆。

操作：用导线同测上下连接，选密波，电流以患者能耐受为度。每日1次，每次30分钟，6次为一疗程，两疗程之间休息1日。

三、按语

（1）高血压病是一种慢性病、终身性疾病，需长期服药。西药降压作用快，但症状改善慢，可加用中药、针刺治疗一段时间，症状改善后，应长期服用西药维持治疗。

（2）临床试验证明，曲池、足三里、太冲有显著降压作用，且不受补泻手法影响。出针后30分钟时降压效果最显著，可持续2小时。

（3）多数资料表明针刺的降压效应有一定的穴位特异性。涌泉、曲池、丰隆、足三里、三阴交、太冲、神门、人迎、风池、肩井、曲池、肝俞、膈俞、肾俞等均有较好的降压作用，以曲池、丰隆的降压作用为突出。通过静脉注射去甲肾上腺素造成大鼠急性实验性高血压后，电针曲池、丰隆穴，分别观察单独及协同的降压作用，结果表明单独电针这两个穴位有显著的降压作用，两穴协同的降压作用明显优于单独电针曲池或丰隆穴。同时还观察到协同组穴电针对自发性高血压大鼠亦有显著降低作用，而且停针以后降压效应持续30分钟以上，为针刺治疗高血压的临床选穴提供了实验依据。

第二节　短暂性脑缺血发作

短暂性脑缺血发作为突然发作的局灶性脑功能障碍，大多持续时间短，只有数分钟或数小时，多不超过24小时，事后完全恢复，可以反复发作。大多见于高血压、脑动脉硬化患者，也可由心功能障碍、颈部转动过剧或血液成分改变所致。中医学称之为"中风先兆""眩晕"。

一、诊断

（一）临床表现

50岁以上中老年人多见，患者有既往病史，或有高血压、动脉硬化病史。每次发作波及的病区大致相同，其症状除具有反复性、短暂性特点外，更具刻板性。

椎-基底动脉系统的缺血性发作：以发作性眩晕为多见，常伴眼震、黑蒙、耳鸣、吞咽困难、肢体瘫痪、麻木或猝倒发作等。

颈内动脉系统的缺血发作：多为一过性失语、轻偏瘫、肢体麻木、单眼黑蒙、昏厥等。

临床上还有一种少见的短暂性全面遗忘症，发作时患者突然不能记忆，有自知力，无神经系统的其他异常，可持续数小时，紧张的体力劳动可诱发。其发病原理为累及边缘系统重要部分（颞叶海马回或穹窿）。

（二）辅助检查

1. CT或MRI扫描 有时可发现基底区、顶区、颞区、枕区、脑干小软化灶，脑萎缩，或颅内动脉瘤。

2. 脑血管造影 可发现脑动脉畸形，或狭窄，或梗死。

3. 多普勒超声检查 对探查颅外段脑动脉有无硬化斑块、狭窄、闭塞及观察血流状况有重要意义。

4. 颈椎X线检查 可证实有无颈椎病或畸形。

5. 其他 血糖、血脂、血液黏度可增高。

二、治疗

1. 毫针疗法

治法1：项针疗法，补法。

处方：人迎、风池、供血、翳明。

方解：针刺风池、供血、翳风可使椎-基底动脉血流加速，刺激人迎可使颈内动脉血流加速。

操作：人迎用指针轻拨一下，然后再针其他穴，一般1次显效。每日1次，每次30分钟，6次为一疗程。本法适用于血压不高的患者。

治法2：远部取穴，平补平泻法。

处方：曲池、足三里。

方解：本穴可以缓解高血压引起的脑血管痉挛。

操作：每日1次，留针30分钟，6次后休息1日。本法适用于高血压患者。

2. 电项针疗法

处方：风池、供血。

操作：两组导线，分别连接同侧穴，选用疏波，每日1次，留针30分钟，6次后休息1日。本法适用于血压不高的患者。

三、按语

（1）积极治疗本病对防治严重脑血管疾病有重要意义，及时服用活血化瘀中药疗效显著。

（2）针刺可以改善脑血管的舒缩功能，有即刻效应，有时1次即可治愈。

（3）人的大脑血管主要有颈内动脉系统和椎-基底动脉系统，二者通过Willis环交通。临床上应当判明是哪个系统缺血发作，椎-基底动脉系统缺血者以风池穴为主，颈内动脉系统缺血者以人迎穴为主治疗。人迎穴建议用手指弹拨一下，有效又安全。

（4）PECT功能影像技术无损伤，非常适合用于研究针刺对中枢神经系统局部脑血流量的作用。研究结果表明，正常人安静状态下针刺单侧肢体穴位时，无论留针还是电针均可明显提高相应部位脑组织的局部脑血流量，激发脑神经细胞的功能活动，以刺激肢体对侧大脑皮质、对侧丘脑、同侧基底节和双侧小脑皮质为主。缺血性脑血管病组相对正常脑区所见和正常人组大致相同。对同样的针刺条件，缺血性脑血管患者比正常人反应更敏感，均都有反应，病变脑区改善明显。这为针刺治疗缺血性脑血管病提供了一定的依据。

第三节　腔隙性脑梗死

腔隙性脑梗死系指脑深穿动脉及其分支闭塞引起的脑深部的微小梗死。属于中医学"中风""中风先兆"的范畴。

此病多因高血压病造成深穿支小动脉壁玻璃样变性和纤维素样坏死，进而使管腔闭塞形成软化灶所致。少数由小动脉微栓塞引起。病理特点主要是小动脉硬化管腔闭塞。病变部位主要有壳核、尾状核、内囊、丘脑及脑桥，少数位于放射冠及脑室管膜下区。这些部位的动脉多是一些被称为深穿支的小动脉，它们实际上是脑动脉的末梢支。其供血范围有限，单一支的阻塞只引起很小范围脑组织的缺血坏死。小梗死灶的直径在0.2~20mm，多为4mm左右。

一、诊断

（一）一般表现

多为老年人，有高血压病史和TIA发作史，突然起病，也可渐进性亚急性起病。少数无局灶体征，仅表现头痛、头昏，或心情不稳定。

（二）局灶表现

1. 单纯运动障碍 为最常见的类型（约占2/3病例），产生轻偏瘫，不伴失语、感觉障碍或视野缺损，病灶多在对侧内囊或脑桥。

2. 单纯感觉障碍 约占10%，表现为偏身感觉异常或丧失，病灶在对侧丘脑腹后外侧核。

3. 手笨拙综合征 约占20%。表现为中枢性面、舌肌轻瘫，伴有构音不清、吞咽反呛、手的精细动作欠灵、指鼻试验欠稳，有的出现锥体束征。病灶在脑桥基底部或内囊前肢及膝部。

4. 共济失调性轻偏瘫 共济失调和无力，下肢重于上肢，伴有锥体束征，其共济失调不能用无力来解释。病灶多在对侧，辐射冠汇集至内囊处或脑桥基底部皮质脑桥通路受损。

（三）辅助检查

1. CT扫描 在内囊、丘脑、基底部、脑干、大脑或小脑白质可发现直径在20mm以下的低密度灶，外形呈圆形、椭圆形、楔形，大多边界清楚，无占位效应。

2. MRI检查 对小病灶亦可诊断。

3. 脑脊液检查 脑脊液常规和压力一般正常，若合并其他脑血管病时出现异常。脑脊液酶学检查有助于鉴别腔隙性脑梗死和皮质梗死，后者脑脊液肌酐酶、谷草转氨酶、乳酸脱氢酶升高占80%，其中以肌酐酶的意义最大，而前者一般酶学无异常，即使升高也是轻微短暂的。

4. 血液生化及血液流变学检查 血糖、血脂、血液流变学为常见的辅助检查，对本病的治疗和预防有一定参考意义。

5. 颈动脉多普勒超声检查 本项为安全而无创伤性检查，对发现颈动脉狭窄或硬化斑块有肯定价值。

二、治疗

参考本章第四节"脑梗死"的治疗。

三、按语

（1）本病是长期高血压造成的，因此，平时要积极治疗高血压病。

（2）针刺对血液流变学的影响：血液化学成分改变导致血液黏稠度增高是脑梗死重要的发病机制之一。赖氏对63例缺血性脑卒中患者做治疗前后血液流变学8项指标检查，其中血小板黏附性、血小板聚集性、体外血栓形成、全血黏度的改善均有显著意义。刘氏等的研究表明，缺血性脑卒中经头皮针治疗后，全血黏度高切、血浆黏度、血沉、红细胞电泳时间、血小板电泳时间、甘油三酯、纤维蛋白原等7项指标均明显下降，治疗前后差异有统计学意义（$P < 0.05$）。

第四节　脑梗死

脑梗死是指脑部动脉粥样硬化和血栓形成使管腔狭窄或闭塞，导致急性脑缺血乏氧所引起的脑组织局部坏死、软化。本病属于中医学"中风"范畴。

最常见的病因为脑动脉粥样硬化，常伴高血压。其他少见的病因有各种脑动脉炎、结缔组织疾病、先天性血管畸形、真性红细胞增多症、血高凝状态等。脑血栓形成后，如侧支循环补偿不足，则其供血区脑组织将因血流中断，很快发生软化坏死，局部二氧化碳增加，血管扩张，引起脑水肿或出血。脑软化在深部白质常为贫血性梗死，在皮质则为出血性梗死，这是由于皮质血管比白质丰富的缘故。坏死、软化的组织逐渐被吞噬细胞清除，大的软化灶可形成囊腔。

一、诊断

（一）临床表现

本病多见于50岁以上患有脑动脉硬化者，多伴有高血压、冠心病或糖尿病。男性稍多于女性。约25%的患者曾有短暂性脑缺血发作病史。可有某些未加注意的前驱症状，如头昏、头痛等。常于睡眠中或安静休息时发病。多数典型病例在1~3日内达到高峰。患者通常意识清晰，少数患者可有不同程度的意识障碍，主要症状为偏瘫、偏身感觉障碍、偏盲、失语等。临床类型可分为以下几种。

1. 完全性中风 系指在起病6小时内病情即达高峰，病情一般较重，可有昏迷。

2. 进展性中风 指局限性脑缺血逐渐进展，数天内呈阶梯式加重。

3. 缓慢进展型 起病2周以后症状仍有发展。常与全身或局部因素所致的脑血灌流减少，侧支循环代偿欠佳，血栓向近心端逐渐扩展等有关。此型易与颅内肿瘤、硬脑膜下血肿等病发生混淆。

4. 大面积脑梗死 由较大动脉广泛性的栓塞引起，往往伴有明显的脑水肿，颅内压增高，可发生出血性梗死，患者意识丧失，病情严重者难与脑出血鉴别。

5. 可逆性缺血性神经功能缺损 又称可逆性中风，此型患者症状、体征持续24小时以上，但在3周内可完全恢复。

6. 多发性脑梗死 指有两个以上的病灶，多为反复发作的后果。

（二）辅助检查

血尿常规、血脂、血糖、肝肾功能、心电图等检查有助于病因诊断。脑脊液多数正常，但少数出血性梗死者在发病24小时以后可出现红细胞，大范围梗死时压力可增高，细胞数和蛋白在发病数天后可稍高于正常。CT在24~48小时后可见低密度梗死区，对脑部病灶的定位、病情的判定、预后均有价值。脑血管造影可显示血栓形成的部位、程度及侧支供血情况。脑血流量测定有助于病变的定位诊断。MRI有助于定位诊断及动态观察病变演变情况。多普勒超声检查可见颈内动脉狭窄，动脉粥样硬化斑块或血栓形成，颈内动脉颅外段闭塞时，尚可见病变侧视网膜动脉压降低。

二、治疗

1. 治疗原则

（1）治疗脑部病灶应当中枢神经治疗与外周神经治疗相结合。脑卒中治疗时，脑部电场疗法能穿透颅骨作用于脑部病灶，经运动传导路下传，恢复肢体的运动功能，而电针刺激外周神经的穴位，通过感觉传导路上传至大脑感觉运动中枢区域，能促进大脑功能重塑，而达到治疗作用。

（2）脑休克期应尽快用电针疏波刺激外周神经以解除休克期。

（3）痉挛应用电针拮据法恢复运动功能。

（4）肢体恢复期应用电针拮据法可以恢复精细运动功能。

（5）脑梗死无意识障碍及颅内压高者，发病后即可进行电针治疗，脑出血应在2~3周病情稳定、血压正常时治疗。

2. 脑部病灶治疗

（1）脑部电场疗法

偏瘫因皮质脊髓侧束在脑部延髓锥体交叉到对侧，所以取病灶侧脑皮质的运动投影区及对侧项部的天柱、下天柱。针刺后用导线交叉连接（图4-4、图4-5），选用密波。

偏身感觉障碍因病侧肢体的脊髓后角细胞发出的纤维经中央管前方的白质前连合交叉到对侧脊髓上行，组成脊髓丘脑侧束传导痛温觉，脊髓丘脑前束传导触觉，所以取病侧项部的天柱、下天柱及对侧脑部病灶侧大脑皮质的感觉投影区，针刺后用导线交叉连接，选用密波（图4-6）。

（2）电针颈部迷走神经疗法

处方：双侧颈3、颈5夹脊穴。

体位：仰卧位，暴露颈部。

解剖：在颈3 ~ 4、颈5 ~ 6横突之间的脊柱旁，有颈神经根发出，电针的交流脉冲密波电流能通过颈神经根传入脊髓内。

操作：穴位常规消毒。取0.35mm×60mm的毫针，分别刺入颈3、颈5夹脊穴，针尖要刺到颈椎2个横突之间。连接导线，输以交流脉冲密波电流，电流量以患者能耐受为度，通电30分钟。

治疗作用机制：大脑皮质高级中枢能通过皮质脊髓束、锥体外系的抑制性指令，对脊髓的反射环路进行调控。当脑部病变时，皮质对运动的下行抑制作用减弱或丧失，导致脊髓反射亢进，肌张力异常增高，运动受限。

交流脉冲密波电流通过颈3、颈5夹脊穴输入脊髓外侧的神经根处，密波电流能产生电场，电场的动能和热能直接作用到颈部的迷走神经，致迷走神经兴奋，进而抑制交感神经功能，扩张心脑血管，降低血压，增加脑血流量，使肢体的肌张力下降，运动灵活。

密波电流产生电场的动能和热能可使颈内动脉和椎动脉的血流量增加，改善脑部血液循环，促进脑组织重塑，使大脑的功能重组，进而恢复对肢体的调控作用。

交流脉冲密波电流能在颈段抑制脊髓痛觉传导束上传至丘脑，阻止疼痛信号向大脑传递而止痛。电流对颈部淋巴管的刺激可以促进淋巴液流动、脑代谢废物排泄，治疗各种脑病。

3. 主症治疗　治疗偏瘫、偏身感觉障碍，根据病情及治疗需要可取仰卧位或侧卧位。

（1）电针拮抗法治疗偏瘫

处方：肩髃、肩髎、天井、手三里、外关、内八邪、髀关、血海、阳陵泉、悬钟。

方解：脑休克期即可用电针直接兴奋瘫痪肌的拮抗肌，选用疏波使肌肉出现节律性收缩，尽快解除休克。痉挛期运用电针，采用疏波，兴奋瘫痪肌的拮抗肌，使拮抗肌产生运动，不仅可以提高拮抗肌的肌力、肌张力，同时可以降低瘫痪肌的主动肌肌张力，纠正异常的运动模式。恢复期开始，协同运动减少，分离运动增多，针刺治疗仍以电针拮抗肌为主，渐渐地肢体以分离运动为主，共同运动基本消除，正常的运动模式开始建立。

电流向中枢神经系统输入大量的本体运动及皮肤感觉的冲动，可以促进大脑细胞功能重组，使大脑皮质运动区运动定型完成，以实现对低位中枢的调控。

操作：脑休克期的弛缓性瘫用脉冲电针仪，选疏波，电流量以肢体肌肉出现节律性收缩为度，有利于解除脑休克，促进肌力、肌张力的恢复。痉挛期时上述治疗可以拮抗痉挛性瘫的肌张力，使之有利于向分离期发展，电流量以患者能耐受为度。此时，上肢取肩髃–肩髎，选用疏波，通电后可以防止偏瘫肩。取天井–手三里，选用疏波，通电后可以使上肢向后外方向旋转，使瘫痪肌张力逐渐减弱，痉挛消失。手部屈曲时，选用外关–内八邪，通电后可以使手产生屈伸动作。下肢取髀关–血海、阳陵泉–悬钟（平刺），选用疏波，通电后可使足向外翻。分离期操作同上，肢体以分离运动为主，开始建立正常的运动模式。每日1次，每次30分钟，6次为一疗程，两疗程之间休息1日。

（2）电针密波治疗偏身感觉障碍

处方：同上。

方解：使用密波抑制痛觉异常。

操作：同上。选用密波。每日1次，每次30分钟，6次为一疗程。

4. 兼症治疗

（1）失语症：参考第七章第九节"语言障碍"。

（2）吞咽困难：参考第二十三章第十三节"吞咽障碍的治疗"。

（3）构音障碍：参考第七章第九节"语言障碍"。

（4）中枢性尿失禁：参考第七章第十一节"下尿路功能障碍"。

（5）情感障碍，哭笑不止

治法：醒神开窍。

处方：风池、供血、四神聪、曲差透本神。

处方2：头针情感区。

操作：平刺，捻转泻法，每日1次，6次为一疗程，两疗程之间休息1日。

（6）手指屈伸困难

治法：电针疗法。

处方：外关、内八邪。

操作：通以疏波电流，使手指做屈伸活动。每次30分钟，6次为一疗程，两疗程之间休息1日。

（7）上肢屈曲、内旋

治法：电针疗法。

处方：天井、手三里。

操作：将天井连手三里，选疏波，使上肢外旋外展，每次30分钟，6次后休息1日。

（8）足内翻

治法：电针疗法。

处方：阳陵泉、悬钟（平刺）或侠溪。

操作：将一组导线上下连接，选用疏波，使足向外抖动，每次30分钟，6次后休息1日。

（9）足下垂、拖步

治法：电针疗法。

处方：阳陵泉、外丘（平刺）。

操作：一组导线，用疏波，使足向上跳动，每次30分钟，6次后休息1日。

（10）大腿抬举无力

治法：电针疗法。

处方：髀关、阳陵泉。

操作：一组导线，用疏波使大腿向上跳动，每次30分钟，6次后休息1次。

（11）偏瘫肩：是指瘫痪侧肩关节运动功能障碍、疼痛、半脱位及随后出现的关节粘连性变化等一系列病症，是偏瘫并发症。

病因：由于废用、营养及代谢性改变、关节炎症及粘连、软组织损害等，偏瘫肩部肌肉无力，手臂的重量牵拉肩关节囊，导致肩关节半脱位。

临床表现：疼痛，运动障碍。偏瘫侧肌肉一般可分为痉挛态及松弛态两类，以痉挛态多见。肩关节外旋运动范围受限有特别意义，同时，肩关节活动范围普遍受限（包括前屈、后伸、内收、外展、内旋、外旋等）。

治疗：先针刺冈上肌及三角肌的穴位肩髃、肩髎、臂臑、臑会，使用脉冲电针仪，选疏波使肌肉收缩可治疗肩关节半脱位，选密波可治疗肩痛。再针刺新极泉，得气后将针取出，再针后溪穴，得气后被动活动肩关节。每日1次，每次30分钟。

三、按语

1. 典型偏瘫的恢复规律

对于偏瘫运动功能的恢复过程，Brunnstrom提出分三期六阶段。

（1）脑休克期弛缓阶段：发病初期，患肢肌力、肌张力低下，腱反射减弱或消失，无随意运动，呈弛缓性瘫痪，时间2~8周。

（2）痉挛期开始阶段：主动肌肌力、肌张力开始增高，手有小限度的屈指动作，足有小限度的内翻动作（以下肢内侧伸肌肌力、肌张力增高为主），腱反射出现或稍活跃，呈现轻度痉挛。

（3）痉挛期高峰阶段：手可以进行抓握，但不能松开，上肢呈屈曲内旋，足呈内翻。

（4）恢复期：开始进入分离运动阶段，拮抗肌肌力、肌张力开始恢复。患者出现随意运动，手可以进行抓握、伸指，足趾可以背屈，痉挛减弱。

（5）进一步分离运动阶段：随意运动建立，此时可做肘关节外旋、肩关节外展动作，踝关节可以背屈。

（6）运动模式接近正常阶段：随意运动进一步协调精细，能进行手指的单个小关节屈伸运动，踝关节可以内翻和外翻，运动速度接近正常。

上述恢复过程可以简单地概括：偏瘫初期主动肌、拮抗肌肌力和肌张力同时低下，恢复期时拮抗肌肌力和肌张力恢复慢，不能拮抗瘫痪的主动肌肌力、肌张力增高而出现异常运动模式。采取电针治疗拮抗肌，选用疏波可以增强拮抗肌的肌力、肌张力，同时降低主动肌肌力、肌张力。康复治疗的目的即在于促进患者按上述顺序尽快纠正异常运动模式，避免出现或加重误用综合征。以上肢为例，主动肌为屈肌，拮抗肌为伸肌。休克期屈肌、伸肌的肌力、肌张力均下降，为软瘫。痉挛期开始，主动肌肌力、肌张力升高，渐渐上肢屈曲、内旋、手握拳。恢复期开始，拮抗肌肌力、肌张力均开始恢复，上肢能外展、外翻，手能伸开，直至恢复接近正常。以下肢为例，主动肌为伸肌，拮抗肌为屈肌。休克期伸肌、屈肌的肌力、肌张力均下降，为软瘫。痉挛期开始，主动肌肌力、肌张力升高，渐渐下肢伸直、足内翻（以内侧伸肌肌力、肌张力增高为主）。恢复期开始，拮抗肌肌力、肌张力均开始恢复，足能外翻，膝、髋关节能屈曲，直至恢复接近正常。

2. 疏波电针治疗拮抗肌对偏瘫有4个作用

（1）休克期电针可以加速脑休克期解除。

（2）痉挛期选用疏波治疗瘫痪肌的拮抗肌，可以增强拮抗肌的肌力、肌张力，同时降低瘫痪的主动肌肌张力。

（3）恢复期可以进一步协调、平衡拮抗肌与主动肌的肌力、肌张力，建立随意运动。

（4）只有选用电针疏波治疗才能观察到肢体是否在做纠正异常模式的运动。

3. 康复结果

（1）较轻的患者只出现轻度肌无力，腱反射活跃，经过治疗可以恢复正常。

（2）中度的偏瘫患者按上述恢复过程，可以达到生活自理。

（3）重度患者恢复到一定阶段（多在痉挛期），不再恢复。

一般来说，发病2周患者即出现肢体痉挛，8周左右仍不出现痉挛者则预后不佳。运动功能的恢复在发病后3个月内比较明显，6个月后多数患者运动功能的恢复基本停止。

以往痉挛期针刺环跳穴能使下肢的伸肌张力增强，不利于下肢抬高和膝关节屈曲及足内翻的纠正。针刺上肢的极泉穴，表面上看是上肢肌力提高了，而其结果是使上肢屈肌肌力增高，内旋加重，从而加重了病情。因此，这种陈旧的治法应废弃，应以提高下肢屈伸功能和纠正足内翻，促使上肢外旋外展和手指屈伸功能为目的选穴，判定疗法正确与否。

第五节　脑栓塞

脑栓塞是指颅外其他部位各种栓子随血流进入颅内动脉，造成脑血管阻塞。以心源性栓子多见。本病多属中医学"中风"之"中经络"。

一、诊断

本病的主要特征是突然起病，在数秒或数分钟内症状发展到最高峰，是所有脑血管疾病中发病最快的。多属完全性中风，个别病例可逐渐进展，可能是栓塞部位继发血栓向近端伸延（称逆行性血栓形成），使脑梗死扩大或脑水肿加剧之故。年轻患者以风湿性心脏病多见，老年人以动脉粥样硬化、心肌梗死多见。常有不同程度的意识障碍，但持续时间远比脑出血短。起病时可有头痛、部分性癫痫。常见偏瘫、失语、偏身感觉障碍、偏盲等，症状表现取决于栓塞的部位。

原发疾病的相应表现甚多。如心源性脑栓塞，同时可有心脏病的症状和体征；脂肪栓塞则多发生于长骨骨折或手术后，除可有突然昏迷、全身抽搐、颅内压增高等脑部症状以外，亦可有肺部症状，如胸痛、气短、咯血等。皮肤和黏膜可见瘀斑，患者多有高热。

脑脊液可完全正常，亦可有压力增高，出血性梗死者红细胞增加，感染性梗死者白细胞增加。通过心电图可了解有无心律失常、心肌梗死等改变。24~48小时后头部CT即可见低密度梗死区，并发出血性梗死者在低密度缺血区内尚可见高密度出血影。一侧脑水肿严重时，胸部X线检查有助于了解心肺情况。超声心动图检查有助于诊断二尖瓣脱垂。

二、治疗

参考本章第四节"脑梗死"。

三、按语

（1）脑栓塞患者既往有心脏病，体质较弱，对针刺的耐受性差，不宜施强刺激的泻法。因不能耐受久坐，针刺期间容易晕针，应特别注意。最好让患者平卧针刺，并注意观察，一旦有晕针现象及时取出针。若有危急情况发生，应配合内科医生进行急救。

（2）心脏病、心房纤颤较重者，应待病情稳定后再进行针刺治疗，不宜电针。

（3）本病治疗区别于脑梗死的方法主要是要注意产生栓子的原发疾病，防止栓子再次脱落，尤其是心脏病患者。

第六节　脑出血

脑出血是脑实质内出血。属中医学"中风"之"中脏腑"或"中经络"。多见于有高血压和动脉粥样硬化病史的中老年人，也可见于脑血管畸形、脑动脉瘤和出血性疾病等。

一、诊断

（一）临床表现

发病年龄常在50~70岁，多数有高血压病史，寒冷季节发病较多。常突然起病，少数患者有前驱症状，包括头昏、肢体麻木、活动不便、口齿不清等，多在体力活动或情绪激动时发病，大多在数小时内发展至高峰，可能与血压增高有关。急性期的主要表现有头痛、头晕、呕吐、意识障碍、肢体瘫痪、失语、大小便失禁等。发病时常有显著的血压升高，一般在180/110mmHg以上。多数患者脑膜刺激征阳性，瞳孔常有双侧不等大，眼底可见动脉粥样硬化、出血，常有心脏异常体征。常见的出血部位有3处。

1. **基底节区（内囊）**　基底节区出血可分为轻症和重症。轻症多属外侧型出血，患者突然头痛、呕吐，意识障碍轻或无，出血灶的对侧出现不同程度的中枢性偏瘫、面瘫和舌瘫，亦可出现偏身感觉减退及偏盲（所谓"三偏"）。如优势半球出血，可出现失语。如不继续出血，患者可幸存并可获相当程度的恢复。重症多属内侧型或混合型，起病急，昏迷深，呼吸呈鼾声，反复呕吐，常有双侧瞳孔等大，一般为出血侧瞳孔扩大，部分病例两眼向出血侧凝视，出血灶的对侧偏瘫，肌张力降低，巴宾斯基征阳性，针刺瘫痪侧无反应。

2. **脑叶**　脑叶出血约占脑出血的10%，出血部位在大脑皮质下白质内。表现以头痛、呕吐等颅内压增高症状及脑膜刺激征为主，也可出现各叶的局灶征，如部分性癫痫、单瘫、偏盲、失语等。

3. 脑桥　脑桥出血占脑出血的8%~10%。早期检查时可发现单侧脑桥损害的体征，如出血一侧的面神经和展神经麻痹及对侧肢体弛缓性偏瘫，头和双眼凝视瘫痪侧。头部CT测量出血量在5ml以下者预后较好。重症脑桥出血多很快波及对侧，患者迅速进入昏迷，四肢瘫痪，大多呈弛缓性，少数呈去大脑强直发作，双侧病理征阳性，双侧瞳孔极度缩小，呈针尖样，持续高热，有明显呼吸障碍，病情迅速恶化，多数患者在24~48小时内死亡。

（二）辅助检查

（1）脑脊液压力增高，80%混有血性，50%外观呈血性。腰椎穿刺可导致脑疝形成或病情加重，应慎重考虑。

（2）CT扫描可显示出血部位、血肿大小和形状、脑室受压移位的情况及出血灶周围脑组织水肿等变化。MRI检查更具有诊断价值。脑血管造影可发现血管移位、血管畸形、脑动脉瘤。

（3）重症脑出血者急性期可出现一过性的周围血白细胞增高、血糖和血尿素氮增高、轻度蛋白尿和糖尿。心电图可发现异常，如ST段延长、移位，T波改变，心律失常等。

二、治疗

（1）本病在病程3周后，血压稳定时，可参考本章第四节"脑梗死"治疗。

（2）开颅患者，头针不可在病灶侧行针，待颅骨复位才可行针。

三、按语

（1）脑出血患者早期一般不主张给予针刺治疗。应当使患者安静，防止情绪波动。

（2）血压高者，防止精神紧张而再度出现出血，加重病情。脑出血患者如有高血压病，应观察血压，以免引起血压波动。

（3）离经之血属瘀血。出血早期活血化瘀会加重出血，4周以后使用活血化瘀中药有利于瘀血吸收。出血已部分吸收者，可以针刺治疗。

（4）部分患者因出血量较多而采取开颅术或钻颅术吸出血肿，这样的患者恢复差。

（5）脑出血的患者，一般内囊外侧型者疗效好；内囊内侧型伴肌张力高者，多因侵犯了运动前区传导束，肌张力失去控制，因而疗效差。

第七节　蛛网膜下腔出血

蛛网膜下腔出血是指血液流入蛛网膜下腔的一种临床综合征。临床上通常分为自发性与外伤性两类，自发性又可分为原发性和继发性两种。凡出血系由脑表面上的血管破裂，血液直接流入蛛网膜下腔者，称为原发性蛛网膜下腔出血；如系脑实质内出血，血液穿破脑组织而流入脑室及蛛网膜下腔者，则属继发性。本节只介绍非外伤性的原发性蛛网膜下腔出血。

本病若无意识障碍者，属中医学"头痛"范畴；出现意识障碍及肢体瘫痪者，属"中风"范畴。

一、诊断

（一）临床表现

各年龄组均可发病，以青壮年为多。脑血管畸形多发于青少年，先天性颅内动脉瘤破裂则多在青年以后，老年以脑动脉硬化而致出血为多。大多为突然起病，可有用力、饮酒、情绪激动等诱因。

1. 前驱症状　50%的患者出血前有发作性头痛、恶心、呕吐、眩晕及脑神经麻痹等前驱症状。

2. 头痛　是最突出的症状，多为剧烈的局限性劈裂样头痛，开始时可在单侧，很快漫及全头。疼痛始于前半头部，常为幕上出血；始于后枕部，常为幕下出血，多与动脉破损侧相符。常伴有面色苍白，全身冷汗；部分患者反复呕吐，多呈喷射性。但50%的老年人无明显头痛。

3. 脑膜刺激征　青壮年患者多有脑膜刺激征，并伴有后颈部疼痛。老年人脑膜刺激征不明显，尤其在出血早期或深昏迷时可无脑膜刺激征。

4. 意识障碍　嗜睡、昏睡以至不同程度的昏迷，出血量少者可无意识障碍。

5. 眼底改变　眼底检查可见视乳头水肿、视网膜出血或玻璃体膜下出血，为蛛网膜下腔出血重要特征之一。

6. 颅内后交通动脉瘤　常引起一侧动眼神经麻痹，亦可见一侧展神经麻痹。血管畸形出血常并发偏瘫、失语。

7. 发热　一般在39℃以内，持续1~2周。

8. **其他**　老年人由于脑萎缩，蛛网膜下腔出血时全脑症状相对减轻。此外，因老年人动脉粥样硬化症状较明显，常有精神障碍将头痛等症状掩盖。急性期精神症状多表现为欣快、谵妄、幻视、幻听、健忘、定向力障碍及性格改变等。脑膜刺激征可不明显而以出血性休克为主，亦表现为血压低、心率快、颜面苍白、四肢厥冷、口唇及肢端发绀、神志清或轻度烦躁不安。

（二）辅助检查

1. **脑脊液**　发病6小时后腰椎穿刺脑脊液多为均匀血性，压力增高，可超过200mmH$_2$O，一般2~3小时后红细胞开始裂解，36小时明显，30~120小时脑脊液中可发现含红细胞的吞噬细胞，若无其他因素干扰，3周内红细胞应当完全被清除，3周后仍见红细胞提示有再次出血或持续少量渗血。

2. **脑血管造影**　目的在于寻找病因。可直接观察到血管痉挛。有定位体征者，应先行病变侧的颈动脉造影，否则需行全脑血管造影。

3. **多普勒超声检查**　可用于蛛网膜下腔出血后的患者监护，血液流动速度加快提示有动脉狭窄或血管痉挛。

4. **CT及MRI检查**　可显示血肿部位、出血流动方向、脑室移位及脑水肿范围，甚至可显示动脉瘤和血管畸形。

5. **血、尿常规**　周围血白细胞增高，尿蛋白、尿糖也均可增高。

6. **心电图**　可有原发或继发ST-T改变、心律失常、左心室肥厚等异常表现。

二、治疗

蛛网膜下腔出血的治疗原则同脑出血。以头痛为主者参考头痛治疗，以脑卒中为主者参考脑梗死治疗。

三、按语

（1）患者应绝对卧床休息4周，避免激动、过分用力咳嗽和排便等，以防复发出血。

（2）针灸治疗的时机亦应在4周以后，以免精神紧张而导致再出血。

（3）中青年人患该病多因脑动脉瘤或脑血管畸形，应确诊后再针刺，以防止情绪紧张而再次出血，产生医患矛盾。

第八节　脑动脉炎

　　脑动脉炎是一组病因尚未完全阐明的脑动脉炎性疾病，大多属于自体免疫反应所致的结缔组织疾病，可包括多发性大动脉炎、结节性多动脉炎、颞动脉炎、血栓闭塞性血管炎等。

　　近年多认为脑动脉炎属于自身免疫性疾病，与某些感染有关。病理改变主要为颅内多数较大动脉狭窄、闭塞及多发性脑软化，软化灶主要分布于大脑中动脉及前动脉供应的皮质与皮质下部分。属中医学外风所致的"中风""脉痹"范畴。

一、诊断

　　本病多见于儿童与青壮年，呈急性或亚急性发病。因软化灶较多，病变总容积较大，故可出现头痛、呕吐等颅压高的表现；全脑受损时可出现精神障碍、假性球麻痹、去皮质状态。局灶性表现有多样性与反复性的特点，一侧肢体瘫痪好转后又出现对侧肢体的瘫痪，或两侧肢体相继出现瘫痪。

　　1. 分类

　　（1）锁骨下动脉受累：轻者患肢无力、麻木、发冷、沉重感，活动后间歇性疼痛。

　　（2）颈内动脉受累：常见短暂性黑蒙、晕厥、失明、偏瘫、失语或昏迷。

　　（3）椎－基底动脉供血不足：可出现眩晕、视力障碍、复视、共济失调等，最终导致脑梗死。患侧动脉搏动减弱或消失，上肢血压降低或测不出，下肢正常或增高。50%左右患者在颈部或锁骨上下区有血管杂音。

　　2. 辅助检查

　　（1）末梢血白细胞可轻度增高。

　　（2）脑脊液多正常，也可有颅内压、细胞数、蛋白轻度增高。

　　（3）脑血管造影：多数脑动脉血管呈不规则狭窄，粗细不均，某些主干狭窄乃至闭塞。脑血管造影有利于鉴别其他病因所致的脑炎。

　　（4）多普勒超声可确定病变部位及范围、狭窄程度，并可了解侧支循环情况。

　　其他病因已明确的脑动脉炎也应予以鉴别，如钩端螺旋体性脑动脉炎，用补体结合试验或凝溶试验来鉴别。

二、治疗

根据临床表现，参考脑梗死治疗。

三、按语

（1）本病属外风引动内风所致。外风即外邪，内风即肝风内动所表现的症状，应内外同治。

（2）目前认为本病是自身免疫性疾病，应针对感染和自身免疫、血管狭窄进行治疗，中药治疗效果较好，必要时配合激素治疗效果更好。

第十二章
脑炎和脑病

脑部炎症性疾病多为细菌、病毒、立克次体、寄生虫、螺旋体等引起。其他一些感染性或非感染性病因，如感染或传染性疾病的毒素、化学刺激、缺氧、过敏反应甚至肿瘤亦可激发类似反应，可称之为脑病。

脑部炎症性疾病又可分为两大类：凡感染或炎症反应仅累及软脑膜者称脑膜炎，上述病原体侵犯脑实质引起炎性反应者称脑炎。

凡脑膜炎多伴有不同程度的脑实质损害，反之亦然。对此，常用脑膜脑炎的名称，如结核性脑膜脑炎。局限性病变则依病变的不同性质分别称为脑脓肿、肉芽肿、囊肿等。

中枢神经系统的感染，如脑炎、脑膜炎等均属中医学"温病"范畴，本章以恢复期症状为主辨证进行针灸治疗。

第一节　流行性乙型脑炎

流行性乙型脑炎是由嗜神经病毒感染所引起的急性传染病，简称"乙脑"，以蚊虫为媒介传播。有明显的季节性，好发于夏末秋初，80%~90%的病例在七、八、九月流行。12岁以下儿童因无免疫力而极易发病，其发生率占乙脑总数的60%~70%，病后可获得持久的免疫力，隐性感染者亦能维持较长时间的免疫。

根据乙脑的发病时令和证候特点，其一般属于中医学"暑温""伏暑""暑厥""暑风"等范畴。

一、诊断

乙脑病毒侵入人体后，经过10~20天潜伏期后出现神经症状，根据病程可分4个阶段。

1. 初热期 有发热、嗜睡、呕吐症状，病程3~4天。

2. 高热期 为发病后第4~10天，病情发展至高峰。临床表现为高热、抽搐、嗜睡甚至昏迷，浅反射消失，有脑膜刺激征及锥体束征。

3. 恢复期 多数患者在2周内恢复。昏迷较深者，清醒后数月始能恢复。可有低热多汗，言语障碍，吞咽困难，肢体麻木，抽搐，不自主动作等症状。

4. 后遗症期 发病半年后仍有神经精神症状者称为后遗症期，留有偏瘫、面瘫、震颤及其他各种不自主动作、肢体痉挛、肌张力增高。部分患者有意识障碍，如神志模糊、昏迷、脑膜刺激征、克尼格征阳性，病理反射阳性。重症病例表现有肢体强直、角弓反张、痴呆等。

脑脊液检查时颅内压力增高，白细胞增多，常在（30~200）× 10^6/L，早期以中性粒细胞为主，4~5日后转为以淋巴细胞增多为主。蛋白略增高或正常，糖正常或略增高，氯化物正常。脑电图可见弥漫性高波幅慢波，并可见周期性高波幅尖波，CT常发现低密度病灶。

二、治疗

脑部电场疗法

处方：认知区、运动区、足运感区、晕听区、天柱、下天柱、风池、供血。

方解：风池、供血可以通过改善椎-基底动脉系统而改善脑部血流量，增加神经递质的释放，针刺足运感区、运动区、情感区、晕听区可以活化大脑皮质细胞，改善脑功能。

操作：用导线分别连接同侧的风池-供血、认知区-天柱、运动区-下天柱，选用密波，每次30分钟，6次后休息1天。

失明、失语、耳聋、吞咽困难、肢瘫治疗参考有关章节。

三、按语

因本病病情复杂多变，应确定病情稳定时再行针刺。

第二节　散发性脑炎

散发性脑炎是临床上一组符合脑炎表现的病证的总称。目前看来可能是一组多病因的脑部疾病，主要包括除已知病毒（如流行性乙型脑炎病毒）外的病毒性脑炎，以及变态反应性急性脱髓鞘脑病。近年来，由于病毒学的进展，能明确的病毒性脑炎越来越多，"散发性脑炎"这一名称更有待商榷。

已确诊的病毒有单纯疱疹病毒、腺病毒、ECHO病毒、灰质炎病毒、柯萨奇病毒及流感病毒等。此部分应不属于散发性脑炎，但尚有一部分类似病毒性脑炎而尚未能用病毒学证实者，暂仍称为散发性脑炎。中医学按"温病"辨证论治，部分病例无热象则符合"痰蒙心窍"之证。

一、诊断

本病无明显地区性或季节性，亦无明显年龄或性别差异。常呈急性或亚急性起病，亚急性者可历时数日、十几日甚至1~2个月始达高峰。可有呼吸道或胃肠道前驱症状。起病时不少患者有发热、头痛、头昏；亦有的初时无发热，随后体温渐升，直至持续高热。大多数患者有不同程度的意识障碍，甚至昏迷。半数左右有精神症状，甚至以精神失常为首发症状。神经系统症状及体征多种多样，可表现为广泛性或局限性脑损害，常见癫痫发作，甚至呈癫痫持续状态。失语、肢体瘫痪、病理征、不自主运动等都可见；眼球运动障碍、复视、面瘫、吞咽困难等脑神经麻痹症状亦常出现；脑干受累症状，如交叉性瘫痪、延髓麻痹等亦可见；共济失调、自主神经功能紊乱、丘脑下部症状等亦可出现。有头痛、呕吐及视乳头水肿的颅内压增高症状者不在少数，严重者可有脑疝形成。根据主要临床表现，散发性脑炎可以分为脑膜脑炎型、脑干脑炎型、小脑型、脑瘤型、局灶型、脑-脊髓型及癫痫型等若干类型。有时症状合并存在，故亦难截然划分。

血常规多数有白细胞轻度增高，少数可达25×10^9/L以上。近半数患者脑脊液各项检查均正常，其他可有压力增高、细胞数增多等改变，压力可高达$400 \text{mmH}_2\text{O}$；白细胞数一般在100×10^6/L以下，多者亦可达1000×10^6/L，以淋巴细胞为主；蛋白质增加亦常在1.0g/L以下，糖及氯化物正常。多数病例脑电图呈现弥漫性θ波或δ波，有时可见尖波、棘波或棘-慢复合波。头部CT检查可见单个或多个大小不等、界限不清楚的低密度病灶，有时可见白质大片低密度改变。其他检查，如脑血管造影、脑室造影等多无异常。

免疫学及病毒学检查对某些病例的病因诊断可能有帮助。血和脑脊液的各种免疫球蛋白测定可对部分病例提示其免疫反应特性。近年来有学者用酶联免疫吸附法测定血及脑脊液中的病毒抗体，这些都有助于从散发性脑炎中分辨出一部分病毒性脑炎。

二、治疗

参考乙型脑炎治疗。

第三节　急性缺氧性脑病

脑的代谢几乎完全依赖氧和葡萄糖，当各种因素导致大脑组织急性缺氧时，脑的代谢将转入无氧代谢，造成脑组织的弥漫性病变，引起一系列临床症状和体征，即急性缺氧性脑病。在临床实践中，缺氧与缺血不可截然分开，但两者又有所区别。脑缺血时，不但伴有PaO_2下降，而且脑组织代谢所需的各种物质亦随之缺乏，两种情况均可导致脑功能障碍。

一、诊断

（一）临床表现

急性缺氧性脑病分为4期。

1. **昏迷前期**　此期症状为脑缺氧的最早期表现，可持续数分钟至数十分钟，有时则仅十几秒。患者可有短暂的视力障碍，包括弱视、黄视、幻视或皮质盲。常伴有畏光，有时也可出现搏动性头痛，某些病例还可有精神障碍，如恐怖、欣快、焦虑、躁动不安、淡漠、定向力障碍、思维迟钝、呆滞、嗜睡和健忘等。

2. **昏迷期**　如缺氧继续发展，大脑皮质受到广泛抑制，即可出现意识丧失，各种深、浅反射随昏迷程度的不同由减弱直至消失。因缺氧造成的脑水肿使颅内压逐渐升高，生命体征不稳定，严重时出现脑疝。患者也可有失语、多动、肌颤、手足徐动、肢体瘫痪、抽搐，甚至呈癫痫持续状态。

3. 去大脑皮质状态期 急性昏迷期持续数日至数周，经抢救后生命体征趋于平稳。缺氧原因虽已解除，但大脑皮质因受损严重而仍处于抑制状态，四肢肌张力增高，腱反射亢进，病理反射阳性。患者能睁眼并转动眼球，可有吮嘴、吞咽动作，但无任何主动运动；角膜反射、咽反射、咳嗽反射可逐渐出现；对外界刺激及语言均不发生意识反应。有的患者经治疗后可进入恢复期，有的则长期处于去大脑皮质状态，也有部分患者终因并发症或各脏器功能衰竭而死亡。

4. 恢复期（痴呆期） 经数周或数月后，患者意识活动逐渐恢复，某些病例可完全恢复正常。有的患者则出现弥散性白质脑病，表现为智能减退、神经功能缺失、失语、失明、抽搐或癫痫发作；某些患者因基底节损害而出现多动、震颤和肌强直等锥体外系后遗症。

（二）辅助检查

1. 血气分析 由于不同原因所致缺氧及缺氧的不同时期，血气分析结果有所差别。早期表现为PaO_2降低，$PaCO_2$升高，pH降低，经复苏治疗后，随呼吸循环改善，PaO_2仍低于正常，$PaCO_2$由于过度通气可降低，但有代谢性酸中毒；当代谢性酸中毒和低氧纠正后，如患者仍昏迷，可因呼吸深快而出现呼吸性碱中毒（$PaCO_2$下降所致），呼吸改善后血气可恢复正常。

2. 脑电图 呈弥漫性的α波减少和慢波增多，还可伴有癫痫样放电波形。

3. 颅脑CT或MRI检查 急性期因脑水肿可见半球沟回变浅，脑室缩小，伴有白质密度减低，腔隙性低密度灶或小出血灶，且以苍白球最为明显。晚期可出现脑萎缩、半球的沟回增宽、侧裂池增大和脑室扩大。

二、治疗

脑部电场疗法

处方：认知区、感觉区、运动区、足运感区、晕听区、天柱、下天柱、风池、供血。

方解：风池、供血可以通过改善椎–基底动脉系统而改善脑部血流量，增加神经递质的释放，针刺足运感区、运动区、感觉区、情感区、晕听区可以活化大脑皮质细胞，改善脑功能。

操作：用导线分别连接同侧的风池 – 供血、认知区 – 天柱、运动区 – 下天柱，选用密波，每次30分钟，6次后休息1天。

慢性期可有偏瘫、四肢瘫、痴呆等表现，参考有关章节治疗。

三、按语

本病中药、针灸治疗效果较好。高维滨教授曾治10余例，疗效满意。

第十三章

癫 痫

癫痫是指一过性脑内神经元局限性或弥漫性突然异常放电发作，引起脑功能短暂失常，常反复发作。根据放电神经元的部位及扩散范围不同，临床上可表现为运动、感觉、意识、行为及自主神经等单独或组合出现的功能障碍。每次发作或每种发作称为痫性发作。

原发性癫痫是指脑内未发现明显病理变化或代谢异常的癫痫，未能找到明显病因，多为全面性发作，神经系统检查多无异常，有明显的家族史，脑电图显示为两侧对称性同步放电。继发性癫痫是指先天性或遗传性疾病，全身性疾病，急、慢性中毒，脑部疾病（包括感染、外伤、肿瘤、寄生虫、血管病、变性病等）引起的癫痫，多为部分性发作，可有神经系统体征，多无家族史，脑电图呈局限性异常。颅脑CT、磁共振和免疫学检测、脑脊液检查、脑血管造影等有利于诊断病因。癫痫的发病机制十分复杂，至今尚不十分清楚。研究认为，与神经细胞的氧、葡萄糖、维生素、谷氨酸、γ-氨基丁酸等代谢异常，引起酸碱失衡和细胞膜内外的钙、钠、钾离子调节紊乱有关，与遗传因素也有一定关系。本病属中医学"痫证"范畴，指抽搐发作者。

一、诊断

（一）痫性发作的表现

1. 部分性发作 最初的临床和脑电图变化指示开始的神经元群活动于一侧大脑半球的某个部分。

（1）单纯部分性发作：不伴意识障碍。脑电图变化出现在症状对侧相应的皮质区域。表现为某一局部或一侧肢体的强直性、阵挛性发作，或感觉异常发作，历时多数短暂。若发作范围扩及其他肢体，意识也随之丧失，称杰克森发作。发作后患肢可有暂时性瘫痪，称Tod麻痹。

（2）复杂部分性发作：伴有意识障碍，即对他人言语不起反应，事后不能回忆，脑电图有单侧或双侧异常，多在颞部或额颞部，也称精神运动性发作。可表现为先有单纯部分性发作，继有意识障碍；或开始即有意识障碍，如嗜睡状态。或伴发自动症，患者往往先瞪眼不动，然后做出无意识动作，机械地重复原来的动作，或出现其他动作，如吸吮、咀嚼、清喉、搓手、抚面、解扣，甚至游走、奔跑，或自言自语、歌唱等。

部分性发作继发为全面性强直-痉挛发作，脑电图变化快速发展成全面性异常。

2. 全面性发作 临床变化指示两侧大脑半球自开始即同时受累。意识障碍可以是最早现象。运动症状和脑电图变化均属双侧性。

（1）失神发作：以意识障碍为主，也称小发作。脑电图见规律和对称的3周/秒棘波-慢波组合。表现为突然发生和突然休止的意识障碍，一次持续5~30秒，事后清醒，对发作并无记忆。也可伴有肌阵挛或无肌张力、肌强直、自主神经症状、自动症状等。而不典型发作则发生和休止缓慢，肌张力改变明显，脑电图示较慢而不规则的棘-慢波或尖-慢波，背景活动异常。

（2）肌阵挛发作：突然、短暂、快速的肌收缩，可能遍及全身，也可能限于面部、躯干或肢体。可能单个发生，但常见快速重复。脑电图示多棘-慢波或尖-慢波。

（3）阵挛性发作：全身重复性阵挛发作，恢复多较强直-阵挛性发作为快。脑电图见快活动、慢波，偶有棘-慢波。

（4）强直性发作：全身进入强烈强直性痉挛。肢体伸直，头、眼偏向一侧；常伴有自主神经症状，如苍白、潮红、瞳孔扩大等；躯干的强直性发作造成角弓反张。脑电图见低电位10周/秒波，振幅逐渐增高。

（5）强直-阵挛发作：在原发性癫痫中也称大发作，以意识丧失和全身抽搐为特征。发作分3期：①强直期：所有骨骼肌呈现持续性收缩。上睑抬起，眼球上蹿，喉部痉挛，发出叫声。口部先强张而后突闭，可能咬破舌头。上肢内收、前旋，下肢强直10~20秒。②阵挛期：全身肌肉有节律地收缩与弛缓相交替抽动，持续1~2分钟。③惊厥后期：阵挛期以后尚有短暂的强直痉挛，造成牙关紧闭和大小便失禁，口鼻喷出泡沫或血沫，肌张力低下，意识逐渐苏醒。自发作开始至意识清醒5~10分钟。不少患者在意识障碍减轻后进入昏睡。在强直期，脑电图为振幅逐渐增强的弥漫性10周/秒波。阵挛期表现为逐渐变慢的弥漫性慢波，伴有间歇发生的成群棘波。惊厥后期呈低平记录。强直-阵挛发作在短期内反复频繁发作，以致发作间隙中意识持续昏迷者，称为癫痫持续状态。常伴有高热、脱水、血白细胞增多和酸中毒。

（6）无张力性发作：部分肌肉或全身肌肉的张力突然降低，造成颈重、张口、肢体下垂或全身跌倒。脑电图示多棘-慢波或低电位快活动。

（二）癫痫症的表现

临床上尚有未能分类的发作，称作癫痫症。例如，婴儿痉挛症、间脑癫痫、良性新生儿惊厥、反射性癫痫、高热惊厥等。

1. 婴儿痉挛症　发病皆在出生后1年内，以3~7个月婴儿为多。多数为继发性，即在发病以前已呈发育迟缓，出现神经系统体征。病因包括先天、围产、代谢性疾病，以及结节性硬化、脂肪沉积等。少数病例为原发性，发病前并无异常。发作表现为短促的强直性痉挛，以屈肌为显著，常出现突然的屈颈、弯腰动作，也可涉及四肢。每次痉挛1~5分钟，连续发作数次至数十次，以睡前和醒后最为密集。脑电图显示弥漫性高电位不规则慢活动，杂有棘波和尖波，痉挛时则出现短中低平电位。这种发作一般在2~5岁间消失，但继发性者和治疗无效的原发者渐有明显的智能障碍，半数以上转化为强直-阵挛发作、不典型失神发作或精神运动性发作。

2. 间脑癫痫　除大发作和晕厥外，常有头痛、眩晕、麻木感等感觉症状，暴怒、恐惧等情感症状，寒战、发热、瞳孔改变及胃肠道、呼吸道与心血管系统等自主神经症状，作为先兆或单独的发作性症状。疼痛发作多在头部或腹部。病者多为儿童或青少年，少数有颅脑损伤或脑炎病史，一部分有持久精神症状。除典型病例外，诊断较难。脑电图示正棘波，但并非特异，或见颞部痫性灶等。由于抗癫痫药物对大多数病例有效，怀疑时可做诊断性治疗。

二、治疗

1. 毫针疗法

治法：上下配穴法，泻法。

处方：人中、合谷、涌泉、太冲。

方解：人中穴由三叉神经直接入脑干而醒神；合谷、涌泉、太冲穴均在大脑有较大的代表区，因而刺之有醒脑开窍作用。

操作：持续行针直至患者清醒，适用于癫痫发作时。

2. 头针疗法

处方：运动区、晕听区、舞蹈震颤控制区。大发作型选运动区、舞蹈震颤区。小发作型选感觉区。精神运动性发作型选晕听区。

操作：快速进针，留针30分钟，其间捻针3次，每次捻1分钟，每分钟200转，每日1次，6次为一疗程，两疗程之间休息1日。

三、按语

（1）有学者观察针刺对癫痫患者的作用，针刺合谷和百会，按顺时针方向快速捻转，分析病灶开始放电的波峰数和出现第1个波峰前的潜伏期时间，结果表明，针刺组的脑电波峰数显著减少，且针刺百会穴更明显。结果可能与病变神经元的放电阈值升高有关。

（2）近年来国内外学者多主张根据大脑定位针刺相应的头部穴或区，疗效较好。

（3）总体上看，中药、针灸抗癫痫疗效不满意。

第十四章
运动障碍性疾病

运动障碍性疾病又称为锥体外系疾病。锥体外系统是运动系统的一个组成部分，包括基底节和脑脚核两大部分。基底节包括尾状核、壳核和苍白球，又称纹状体。丘脑底核、红核、黑质、网状结构属脑脚核。亦有人认为小脑、脑桥核及橄榄核亦属锥体外系统。上列诸核之间有神经纤维错综复杂地互相联系，亦与大脑皮质额叶（运动前区即六区）有联系。锥体外系损害的主要表现分为两大类：一是肌张力增高而运动减少的综合征，另一类是肌张力减低而运动过多的综合征。

第一节 帕金森病

帕金森病又称震颤麻痹，是因黑质-纹状体通路多巴胺减少造成运动减少、肌强直和静止性震颤的疾病。原发性震颤麻痹的原因至今不明。脑炎、脑动脉硬化、颅脑外伤，一氧化碳、二硫化碳、锰、汞、氰化物、利血平、吩噻嗪类和丁酰苯类药物以及抗抑郁剂等中毒均可产生与震颤麻痹类似的症状，称为震颤麻痹综合征。患者因多巴胺减少，乙酰胆碱的功能相对增强，引起神经递质功能平衡失调而发病。属中医"肝风""颤证"范畴。

一、诊断

发病年龄多在50~60岁，男性多于女性，疾病呈缓慢进行。静止性震颤，以肢体远端为主，手指呈搓丸样动作。肌张力呈铅管样强直，如有震颤则见齿轮样强直，躯干强直呈前俯姿势。自主运动减少，面部表情缺乏如假面具。手指动作不灵活，走路起步困难，小步前冲呈慌张步态。口、舌、腭及咽部肌肉自主运动减少而吞咽困难、流涎、语言含糊、吐词缓慢。部分患者有智力减退，面部常有油脂渗出。由于病因、病位不同表现也不同。大脑广泛性软化灶引起者，则以肌强直和运动减少为主，震颤轻微。脑炎后震颤麻痹综合征时，震颤频率较快。与动脉硬化有关的纹状体腔隙性卒中引起的震颤麻痹综合征震颤较为少见，以步态障碍为主。伴发于纹状体黑质退行性变的震颤麻痹综合征可不表现震颤。

二、治疗

脑部电场疗法

处方：认知区、舞蹈震颤区、运动区、足运感区、天柱、下天柱、风池、供血。

方解：针刺风池、供血可以改善椎-基底动脉系统，加快脑部血流量，增加神经递质的释放；针刺认知区、舞蹈震颤区、运动区、足运感区、天柱、下天柱可以活化大脑皮质细胞，改善脑功能。其脑部的投影区与传导束均在同侧，故取脑部的舞蹈震颤区及同侧项部的天柱、下天柱，导线同侧连接。

操作：用导线分别连接同侧的风池-供血，舞蹈震颤区-天柱，运动区-下天柱，选用密波，每次30分钟，6次后休息1天。

三、按语

（1）脑部电场疗法治疗各种震颤在国内属首创，其操作方法简便，易于推广。初步认为，其治疗原理为变性的黑质细胞在脉冲电流形成的电场刺激下被重新激活，发挥了协调肢体运动的功能。

（2）电项针疗法可能有恢复大脑皮质对皮质下功能的调整作用。本法对失眠、肢体麻木也均有显著疗效。

（3）中药治疗对从未用过西药治疗者效果尚可，病情稍重即效果欠佳。

第二节 原发性震颤

原发性震颤又称特发性震颤，多见于老年人，又称为老年性震颤。60岁以上的老年人群患病率约为50%。该病为慢性进行性疾病，有50%的患者有家族遗传史，属显性遗传性疾病，亦可见于青年人。

一、诊断

原发性震颤是一种以手和前臂受累为特征的震颤。双手发作常不对称，头部也可受累，面部及躯干、下肢较少见，书写、饮水、进餐受影响，以病情进展缓慢，焦虑时症状加重，少量饮酒症状减轻为特点。神经学检查基本正常。

二、治疗

症状轻者无须治疗，重者建议做脑部电场疗法治疗，效果显著。

第三节　舞蹈病

舞蹈病临床表现为无目的、无节律、不对称、不协调而快速、幅度大小不等的不自主动作。包括小舞蹈病，又称风湿性舞蹈病，多见于5~15岁儿童；老年性舞蹈病多发生于50岁以上，可伴有局部瘫痪、痴呆与精神异常；半侧舞蹈病，局限于一侧上、下肢，往往是基底节血管性损害的结果；妊娠舞蹈病，常见于年轻初产妇，在妊娠的前半期发病。常见病因有感染、脑血管病、脑外伤、变性病、妊娠及退行性病变。中医属"肝风""振掉"范畴。

小舞蹈病起病前多有溶血性链球菌感染史，或在发病前后有风湿病的其他表现。少数由一氧化碳中毒、吩噻嗪类药物过量、脑炎、猩红热等引起。

一、诊断

起病多为亚急性，亦可因情绪激动而突然发病。早期，患儿比平时不安宁，注意力散漫，动作笨拙，字迹歪斜，手中执物易失落。渐渐肢体及头面部出现迅速、粗大、不规则、无目的的不自主运动。以上肢为主，出现屈曲、伸直及扭转等动作。颜面出现眨眼、努嘴、吐舌、耸肩等动作。下肢以足部为重。躯干亦可出现前屈、后仰或扭转等动作。多数患者双侧不对称，甚至完全限于一侧（半身舞蹈病）。舞蹈症状于精神激动及进行随意运动时加重，于安静时可减轻，睡眠时消失。患者肌张力低下，各关节过分伸展。腱反射减弱或消失，伴有锥体束病变者偶尔出现腱反射亢进，无感觉障碍。重者可有妄想、幻觉、意识模糊或躁动。

血液检查白细胞计数、血沉、抗"O"、血清黏蛋白等可能异常。生化改变为纹状体中多巴胺含量略高。

二、治疗

参考本章第一节"帕金森病"。

三、按语

（1）本病病变部位在脑部基底节，表现在肢体，针刺治疗只需取头项部腧穴以治本，取肢体穴无意义。

（2）本病针刺疗效显著。一般1周左右即见显效。

（3）配合中药疗效更佳。

（4）小舞蹈病患者应在家长配合下进行治疗。

第四节　抽动秽语综合征

抽动秽语综合征是以多发性肌肉抽动和秽亵言语为主要表现的一种原发性中枢神经锥体外系疾病。病因不明，可能与神经递质多巴胺异常有关。中医学认为本病属"肝风""慢惊风"范畴。

一、诊断

儿童时期（2~15岁）起病，缓慢发生和发展，可持续终身，但有波动性。

首发症状常为头面部抽动，喉中发声。病程中可有各部位肌肉抽动，如眨眼、皱眉、扭颈、耸肩、手臂抛掷、踢腿蹬脚，同时喉中发出"咳""哼""阿""妈"等声或秽语。少数有模仿言语、重复言语，或有猥亵行为、模仿动作及强迫行为等。神经系统检查有时可发现轻微阳性体征。脑电图可有轻度异常。

二、治疗

脑部电场疗法参考本章第一节"帕金森病"。

三、按语

（1）本病属儿科神经系统少见病，但近年来有逐渐增多的趋势。中西药疗效均偏低且副作用较大，不宜长期服用。中药治疗前景广阔，但起效慢，一般服药不短于3~6个月。

（2）本病有自愈可能，但可能性很低，由于病程长，给学习、生活带来不利，使患儿心灵上受到伤害。所以应早期诊断，坚持治疗。一般病情较重者不会自愈，可能发展成为精神障碍。

（3）有报道，本病患儿细胞免疫功能低下，上呼吸道病毒感染可诱发或加重本病，因此，补益、解毒、活血等中药对本病有效，是扶正祛邪治本之法。临床中可酌情加入。

（4）患儿看电视，玩电子游戏机，饮含兴奋剂的饮料，过食巧克力、味精等各种原因引起的兴奋性过高均可使疾病复发或加重。

（5）中药配合针刺疗效很好。

（6）16岁以上的青年发病，可能与颈椎病有关，经MRI检查确有颈椎病者按颈椎病治疗，效果较好。可参考第二十章第二节"颈椎病"。

第五节　痉挛性斜颈

痉挛性斜颈是由颈肌阵发性不自主收缩引起的头向一侧扭转或阵挛倾斜。

本病的发病机制尚不清楚，有人认为精神因素占优势，亦有人认为是大脑器质性疾病引起的。本病可单独存在，亦可与其他运动障碍性疾病，如扭转痉挛（又称畸形性肌张力障碍）、舞蹈样手足徐动症、遗传性舞蹈病及帕金森病合并存在。大多数患者隐匿起病，找不到病因，少数有家族遗传史，头、颈部外伤史，精神创伤史等。属中医学"痉证"范畴。

一、诊断

本病多见于成年人，男女患病率相等，发病高峰年龄在40岁左右，至少2/3的患者年龄在30~50岁之间，但也可见于儿童和老年人。起病大多缓慢，逐渐加重，但又有骤然发病者。

前驱症状是头呈不规则的细小的摇动，静止时头的姿势完全正常，或略向一侧歪斜。发作时头向侧方倾斜，下颌向对侧扭转并稍向上。也有时头后仰或前屈，由于胸锁乳突肌、斜方肌的收缩，头呈各种姿势。

肌肉呈强直性收缩，有时呈阵挛性或强直阵挛性收缩，故头扭转伴有倾斜及细小摇动。痉挛性斜颈在坐位、立位、情绪激动及周围环境的影响下容易出现，当卧床安静时减轻，睡眠时消失。随意运动时增强，有时检查者给予拮抗动作则斜颈消失，压迫胸锁乳突肌腱及副神经时可以诱发。

1. **单纯型** 发病机制尚不十分清楚，有人认为精神因素占优势，也有人认为由大脑器质性疾患所引起。

2. **继发型** 痉挛性斜颈作为神经系统疾患的一种表现，如脑炎后的痉挛性斜颈则属于此型。此型除痉挛性斜颈之外尚有其他症状，例如帕金森综合征、舞蹈样运动、手足徐动、震颤以及肌肉挛缩等，有时扭转痉挛也可以先由痉挛性斜颈开始。

二、治疗

电项针疗法

处方：风池、供血。

操作：将两组导线分别上下连接，通以疏波，头向左侧斜者，右侧电流应稍强，使头向右侧摆动，反之亦然。每次30分钟，每日1~2次，6日后休息1日。

三、按语

（1）本病中药针刺结合治疗效果较好。

（2）本病多为功能性疾病，治疗时应多引导患者，排除疑虑，有利于病情好转。

第十五章
脱髓鞘疾病

脱髓鞘疾病是指中枢神经原发性髓鞘脱失的一组疾病。其病理改变为髓鞘脱失，而神经轴突、神经节细胞、胶质等改变轻微或相对完整。髓鞘脱失病灶散在于脑和脊髓白质。脱髓鞘疾病主要有多发性硬化、视神经脊髓炎、急性播散性脑脊髓炎及弥散性硬化。

第一节　多发性硬化

多发性硬化是以中枢神经系统的多发病灶缓解与复发交替发生为特点的脱髓鞘疾病。

本病的病因至今未明，目前一般认为是在环境和遗传的影响下，易感体由于病毒感染诱发自身免疫性疾病。本病在寒、温带较热带多见，地处同一纬度的西方国家高于东方国家。近年来，我国关于本病的报道日渐增多，女性多于男性，多在20~40岁之间发病。属中医学"风痱""喑痱""骨摇""视瞻昏眇"。

一、诊断

多数患者为急性或亚急性起病，少数患者起病缓慢。

脊髓症状较常见，以肢体无力、感觉异常或肢体疼痛为首发症状。多从双下肢开始，或单肢或四肢不定，渐成上运动神经元性瘫痪。可有深浅感觉障碍和尿便障碍，亦可见感觉性共济失调。脑干、小脑受损则有眩晕、共济失调、眼震、言语断续、意向震颤，偶有耳鸣或耳聋，球后视神经炎较多见。眼底检查可见颞侧乳头苍白。少数患者有展神经、动眼神经麻痹。较少见的是构音和吞咽障碍。大脑受损可出现偏瘫、单瘫、癫痫、精神异常、智能障碍等。

中枢系统的多病灶和缓解与复发交替的病程是诊断本病的主要依据。核间性眼肌麻痹、痛性痉挛、旋转性眼震对诊断本病有特征性意义。

根据临床症状可分为脊髓型、脑干型、小脑型、大脑型。我国多发性硬化以视神经并脊髓、脑干损害最多见。病程由几个月到20余年不等。

脑脊液细胞数正常或轻度增高。体感、听觉、视觉诱发电位的联合检查多有异常。

颅脑CT检查,脑白质内显示各期不同、多少不等的低密度损害区,以脑室周围最为多见,急性期可见增强效应。

二、治疗

1. 脑部电场疗法

处方:运动区、小脑平衡区、天柱、下天柱、视区、太阳1、太阳2。

方解:针刺运动区、小脑平衡区、天柱、下天柱可以活化大脑皮质脑干束、皮质脊髓束,改善脑功能;针刺视区、太阳1、太阳2可以改善视神经功能。本病病变部位多在脑干,电场疗法能使密波电流下行到脑干,产生的电场有利于脑干神经传导束的髓鞘和轴突功能恢复。

操作:用导线分别连接同侧的运动区-天柱,小脑平衡区-下天柱,视区-太阳1,视区-太阳2。选用密波,每次30分钟,6次后休息1天。

2. 夹脊电场疗法1

处方:颈1~颈7夹脊穴。

方解:本病多发在颈段脊髓,颈段夹脊电场疗法有利于颈段脊髓神经传导束的髓鞘和轴突功能恢复。

操作:将导线上下连接同侧夹脊穴,通以密波电流,电流量以患者能耐受为度,通电30分钟后取下毫针,每日1次,6次后休息1日。

3. 夹脊电场疗法2

处方:颈1~腰1夹脊穴。

方解:本法适于病变以脊髓为主者。

操作:将导线同侧上下连接,选密波,通电30分钟,每日1次,6次后休息1日。

三、按语

（1）夹脊电场疗法治疗本病效果显著，但病程长者疗效较差。

（2）病情急重时应配合激素治疗2周左右。

第二节　视神经脊髓炎

视神经脊髓炎是视神经和脊髓共同受累的脱髓鞘病。目前多数学者认为本病是多发性硬化的一个变异型。本病常见于亚洲。属中医学"暴盲""痿证"范畴。

一、诊断

急性或亚急性起病。少数患者于病前数日有低热、咽痛、头痛、腹痛、全身不适等症状。视神经受累可双侧同时出现或间隔数日或数周后出现。脊髓和视神经同时受累或先后出现，一般可间隔数日、数月。

眼症状多为双侧，表现为瞳孔散大，对光反射减弱，视野缩小，偏盲。眼底检查为视神经炎或视神经萎缩。

脊髓症状多为颈下段和胸段病变。首发症状多为背、肩及臂痛。以后为双下肢上运动神经元性瘫痪，也可为横贯性损伤、半离断或弥散性损伤。症状可由下肢上升至上肢甚至波及脑干，也可出现尿便功能障碍。

实验室检查可见周围血常规白细胞增多。脑脊液检查蛋白质与细胞数轻度增多，可见激活的单核细胞及转化型淋巴细胞。部分患者的脑脊液免疫球蛋白增高，出现少克隆IgG区带。视觉和体感诱发电位异常。

二、治疗

本病常见于亚洲，可根据临床表现参考多发性硬化治疗。

第十六章
先天性疾病

第一节 良性颅内高压综合征

良性颅内高压综合征是指一组病因不同，以颅内压增高为特征，但可排除颅内肿瘤、炎症及阻塞性脑积水等疾病的综合征。预后大多良好。

本病病因很多，但确切病理机制未明，从病因推测，可能与脑脊液生成及吸收障碍、内分泌失调、颅内静脉窦阻塞及脑水肿等有关。属中医学"头痛""真头痛"范畴。

一、诊断

有头痛、呕吐、视乳头水肿等颅内高压症状，但无局灶体征和精神症状。除腰椎穿刺压力高于$200mmH_2O$外，其他辅助检查均无病灶可见，任何检查发现有局灶性病变都不能诊断本病。

婴儿可表现为激动不安、食欲减退及呕吐。部分患者有展神经麻痹所致的复视。

诊断本病必须排除常见的颅内病因，如颅内肿瘤、炎症、外伤、血管病、阻塞性脑积水等。

腰椎穿刺测量颅内压可以帮助明确是否存在颅内高压，但已有枕骨大孔疝时腰池压力不能反映真正颅内压，而且腰椎穿刺有诱发脑疝加重的危险，故应严格掌握适应证，小心操作。脑脊液的常规及生化检查可以帮助鉴别病因，头部CT、MRI及各种造影检查一般可以明确病因。

二、治疗

1. 毫针疗法

治法：近部取穴法，泻法。

处方：风池、天柱、翳明、供血。

方解：针刺风池、翳明、天柱、供血可改善椎－基底动脉、静脉血液循环，有利于脑脊液循环。

操作：每日1次，留针30分钟，其间行针3次，6次后休息1日。

2. 电项针疗法

处方：风池、供血、四神聪、天柱。

操作：风池连供血，四神聪连天柱，选疏波，电流量以头部前后摆动为宜，每日1次，每次30分钟，6日后休息1日。

三、按语

（1）脑脊液分泌过多，脑脊液循环受阻是本病的一个重要原因，使脑脊液流入脊髓蛛网膜下腔是治疗的关键。电项针疗法疗效显著，往往一次就显效。

（2）电项针疗法可通过肌肉收缩作用扩大第四脑室正中孔及侧孔，有利于脑脊液进入脊髓蛛网膜下腔，从而降低颅内压。

（3）治疗前必须先做头部CT检查，确诊无误，方可治疗。本法为高维滨教授独创，治疗16例全部显效，进一步疗效与原理尚待探讨。

（4）颅底部畸形所致者，不宜采用本法。

第二节　脑积水

脑积水系临床综合征，指颅内脑脊液容量过多而言。通常是指脑室系统或蛛网膜下腔内脑脊液容量的增加，可伴有颅内压升高。

脑积水可由脑脊液分泌过多、循环通路受阻、吸收障碍导致。其中循环受阻为常见的主要因素。临床上通常所说的脑积水，是指脑压增高的脑积水。一般按发病的时间早晚，分为先天性与后天性两种。临床上又把脑室与蛛网膜下腔之间的脑脊液循环障碍出现的脑积水称为梗阻性脑积水；把脑室与蛛网膜下腔仍然交通，因脑脊液形成或吸收障碍，或蛛网膜下腔本身有阻塞导致的脑积水称为交通性脑积水。属中医学"解颅"范畴。

一、诊断

先天性脑积水可使婴儿头颅进行性膨大，表现为颅缝裂开，前囟异常扩大，头皮静脉怒张。头型为面部小而颅部大，眼球突出，可有惊厥、视神经萎缩，通常伴有运动、感觉障碍。严重者有智力障碍。

后天性脑积水由于病因不同，症状与体征亦异。除表现致病因素的一般症状外，还可出现颅内压增高引起的头痛、呕吐、视乳头水肿等。还可有脑膜刺激征、锥体束征、垂体功能减退症状。

脑脊液检查示交通性脑积水颅内压高，而梗阻性脑积水颅内压低，化验成分无变化。

头颅放射线平片可见头颅变大或呈球形，骨壁变薄，前颅缝塌陷，后颅凹变薄，面骨与颅盖骨不成比例。

二、治疗

电项针疗法

处方：风池、供血、四神聪、天柱。伴呕吐者加内关。

操作：风池–供血、四神聪–天柱同侧连接，选疏波，使头颈部前后摆动。每日1次，6日为一疗程，两疗程之间休息1日，适用于后天性脑积水。

三、按语

（1）本病应经磁共振检查，如有小脑扁桃体下移者，不宜用电项针疗法，否则易引起小脑扁桃体下疝而死亡。

（2）脑囊虫导致的脑积水或颅内高压综合征，应慎用电项针，因脉冲电流使头抖动，会引起布隆征，导致昏迷。

第三节　脑性瘫痪

脑性瘫痪是指一组脑部病变所致的非进行性运动障碍。病因很多，但对患者中枢神经系统的伤害都发生在产前、围生期及出生后的婴幼儿阶段内。

母体感染、代谢障碍、先兆流产，接触某些化学药物、放射线，以及早产、多胎妊娠等都可以引起胎儿脑发育障碍。围生期中胎盘早剥、脐带脱垂或绕颈、难产致胎儿窒息、颅内出血等亦可成为脑瘫病因。出生患儿最常见的病因则是头部外伤、感染及胆红素脑病等。属中医学"五迟"范畴。

一、诊断

多开始于婴儿期，常因运动发育迟缓而被注意。根据运动障碍的表现及体征，可分为以下类型。

1. 痉挛型　可表现为偏瘫、四肢瘫、单瘫等。严重者不能行走，或不能站、坐，肌张力增高，呈剪刀步态，可有癫痫、语言及智力障碍。此型约占脑瘫的65%，为最常见的一型。

2. 舞蹈徐动症型　有舞蹈样或徐动症动作。舌、面及身体各部都可见，并有运动障碍，常合并肌张力增高，亦可合并锥体束征。

3. 共济失调型　仅有小脑性共济失调表现。

4. 张力不全型　肌张力低下，头颈不能反起，四肢运动障碍，常有智力低下及失语。但有腱反射活跃及病理征，可明确为脑性损害。

5. 混合型　各型间很难区分。

症状不呈进行性加重，而随年龄增长有所改善，是本病的特点之一。头部CT、MRI显示发育不良、脑室扩大或脑穿通畸形。

二、治疗

1. 项针疗法

处方：风池、供血。

操作：快速进针，每穴行针20秒后出针，3岁以上患儿可以留针10~20分钟。本法应与头针同时进行。每日1次，每次30分钟，其间行针2次，6次后休息1日。

2. 头针疗法

处方：运动区，平衡区，舞蹈震颤区，语言一、二、三区。

操作：针与头皮水平线成15°角，快速进针，深度达帽状腱膜下。3岁以内患儿用捻转平补平泻法，不留针。每日1次，每次30分钟，其间行针2次，6次后休息1日。

3. 毫针疗法

治法：近部取穴法，平补平泻。

处方：上肢　肩髃、曲池、外关、合谷、后溪。

下肢　环跳、阳陵泉、纠内翻、侠溪。

流涎　地仓、颊车。

方解：针刺肢体腧穴可以反射性促进大脑发育，使脑功能好转。

操作：每日1次，每次30分钟，其间行针2次，6次后休息1日。

三、按语

（1）囟门未闭合的婴幼儿不可采用头针治疗。

（2）神经元受损是不可逆的，但一些临床研究证实，通过有效的方法治疗CCP，可促进脑电活动和神经递质的分泌，有可能激活其他神经元的代偿功能。

（2）头针、项针为主的针刺疗法，对皮质功能有调节、改善和促进代偿的作用，从而使临床症状和体征得到改善。脑瘫患儿针刺前后头部MRI结果表明，针刺对脑组织影像学改变有促进恢复的作用。

第四节　轻微脑功能紊乱

轻微脑功能紊乱又称儿童多动综合征，学龄儿童的发病率可达5%，是由多种病因引起的一种脑功能失调综合征。目前认为与遗传因素、脑组织轻微损害、脑内神经递质代谢异常、微量元素缺乏等有关。预后良好，一旦脑功能发育成熟，多数患儿的多动症状逐渐缓解，部分患儿仍有注意力分散、学习困难和性格障碍。本病中医学属"虚烦""妄动"。

一、诊断

多在5~8岁时引起注意，直到14岁，男孩居多。主要表现为注意力难以集中，情绪不稳，课堂小动作过多，难以自制。个性倔强、固执、不服从管教，纪律性差，与他人关系不和谐。患儿智力正常或接近正常，但学习成绩多不良，翻手试验、跟膝胫试验等可为阳性。少数有家族史和脑损伤史，脑电图可以发现异常。

二、治疗

脑部电场疗法

处方：情感区、认知区、足运感区、天柱、下天柱、风池、供血。

操作：用导线连接情感区–下天柱、认知区–天柱，风池–供血。用密波，留针30分钟，每日1次，6次后休息1日。

三、按语

（1）本病预后有两种可能，一种是成年后会自然好转；另一种是成人后仍有人格障碍、冲动任性、人际关系不良等。所以，应予积极治疗。

（2）本病疗程长，应进行综合治疗，如采用行为疗法、心理疗法、教育疗法、药物治疗等。

（3）淘气的孩子不是多动症。一般淘气的孩子对喜欢的电视动画片可以看1小时而不厌烦，注意力仍很集中。

（4）儿童抽动症的患儿部分可能有多动症状，但儿童多动症本身无抽动症状，应予鉴别。前者应以儿童抽动症治疗为主。

（5）最新研究认为，轻微脑功能紊乱患者大脑中与运动和注意力有关的Putamen区域血流量不足。临床治疗时加用活血药是正确的选择。

第十七章
变性病及自主神经疾病

第一节　运动神经元病

运动神经元疾病是主要影响脊髓前角细胞、脑干运动神经核及锥体束的运动系统慢性进行性变性疾病，病因不清。另外，有5%~10%的患者有家族史，其中一部分患者过氧化物歧化酶基因发生突变，无法产生足够的酶分解过氧化自由基，过氧化自由基损伤了运动神经元。还有人认为是重金属损伤了运动神经元。近年来提出本病可能是一种慢性病毒感染。属中医学"痿证""风痱"范畴。

一、诊断

隐袭起病，逐渐进展，多发病于30~60岁，男多于女，一般均无客观感觉障碍。不同类型的临床表现如下。

1. 进行性脊髓性肌萎缩　病变部位累及脊髓前角运动细胞。肌萎缩可从一侧或两侧同时开始，从远端向近端延伸，伴肌束颤动。肌力减退，肌张力降低，腱反射消失，锥体束征阴性，但全身感觉正常。本型进展缓慢，常达10年以上。患者可死于呼吸肌麻痹。

2. 进行性延髓（球）麻痹　病变主要累及脑干，特别是延髓的脑神经运动核，表现为其所支配的肌群萎缩无力，以吞咽、构音障碍及舌肌萎缩、束颤最常见，且症状多为进行性加重，但不伴有肢体的运动障碍。进展较快，患者多在1~3年死于并发呼吸肌麻痹和肺部感染。

3. 原发性侧索硬化　此类型最少见，起病多在成年后，病变常先侵犯下胸段的皮质脊髓束，出现双下肢的上运动神经元瘫痪。倘若颈段皮质脊髓束也被波及，则双上肢也出现上运动神经元性瘫痪。如两侧皮质脑干束亦受累，则有假性延髓麻痹症。

4. 肌萎缩性侧索硬化　病损累及脊髓前角细胞与锥体束，因此出现上、下运动神经元损害并存的特征。颈膨大的前角细胞常先受累，逐步皮质脊髓束亦受累。首发症状为双侧或一侧手部无力笨拙，逐步出现肌萎缩，以大小鱼际、骨间肌、蚓状肌明显而呈爪形手。肌无力及萎缩向前臂、上臂和肩部延伸，病变部位有广泛而明显的肌束颤动。上肢虽常有明显的肌萎缩，但由于锥体束同时受损，故可出现肌张力增高，腱反射亢进，病理征阳性。下运动神经元严重损伤时，锥体束症状被掩盖，上肢肌张力减退，腱反射减低或消失。下肢多为痉挛性瘫痪，肌张力增高，腱反射亢进，出现病理征。下肢肌萎缩和肌束颤动较轻或不明显。

此外，尚有婴儿、少年进行性脊髓性肌萎缩症，为隐性或显性遗传，酷似肢带型肌营养不良症，有肌束震颤，伴脊柱侧弯和弓形足。

肌电图呈典型的失神经电位。肌肉活检有失神经性肌萎缩的典型病理改变。脊髓CT或MRI均有助于诊断。

二、治疗

1. 夹脊电场疗法

处方：颈1~腰1节段的上下两侧各一对夹脊穴。

操作：针柄接电针仪导线，用导线连同侧夹脊穴。用密波，每日1~2次，每次30分钟，6次后休息1日。治疗侧索硬化。

2. 局部电场疗法

处方：肩髃–肩髎、天井–手三里、外关–内八邪（取2~3指间）、髀关–血海、阳陵泉–悬钟。

操作：用导线连后，选用密波，防止肌萎缩，每日1次，每次30分钟，6次为一疗程，休息1日。治疗进行性脊髓性肌萎缩。

三、按语

（1）本病针刺治疗可以缓解病情。

（2）运用中西药物针对病因治疗尚待继续研究。

（3）进行性延髓麻痹参考第二十三章第十三节"吞咽障碍的治疗"。

第二节 多系统萎缩

多系统萎缩（MA）是一组原因不明的神经系统多部位进行性萎缩的变性疾病或综合征。50岁以上人群MA患病率估计为20/10万，约1/3的患者最初被误诊为帕金森病。MA的高发年龄为50~60岁，常于病后7~9年死亡。男女发病率为1.9∶1。主要累及纹状体黑质系统、橄榄脑桥小脑系统和自主神经系统等。

一、诊断

临床可以先表现为帕金森综合征，或小脑性共济失调，或自主神经功能障碍，以后逐渐发展为3个系统的全部表现。

1. 帕金森综合征 主要表现进行性肌强直、运动迟缓和步态障碍，开始多为一侧肢体僵硬、少动，病情逐渐发展至对侧，导致动作缓慢、步态前冲、转变姿势困难、上肢固定、少摆动、讲话慢及语音低沉等，但震颤很轻或缺如，可有位置性震颤，表现酷似帕金森病，大部分患者用左旋多巴治疗无效。随着病情发展常出现步态不稳、共济失调等小脑体征，以及尿频、尿急、尿失禁、尿潴留、发汗障碍、体位性晕厥和性功能不全等自主神经功能障碍。CT检查可见双侧壳核低密度灶。MRI显示壳核、苍白球T2低信号，提示铁沉着，早期病例可与帕金森病区别。

2. 小脑性共济失调 以明显的脑桥及小脑萎缩为病理特点，多为散发病例，部分病例呈家族性发病，为常染色体显性遗传，称为家族性OPCA。

主要表现小脑性共济失调和脑干功能受损，如明显步态不稳、基底加宽、眼球震颤和意向性震颤，后期出现肌张力增高、腱反射亢进、Babinski征等锥体束征，波及延髓肌群出现吞咽困难、呛咳、构音障碍和舌肌束颤。可见强直、震颤、运动缓慢等锥体外系症状，可有性功能不良、尿失禁、晕厥，以及视神经萎缩等。病程中晚期MRI可清晰显示小脑、脑干萎缩，第四脑室和脑池扩张。

3. 自主神经功能障碍 与前交感神经元变性有关。

男性最早出现性功能减退、阳痿等，女性最早出现尿失禁。常表现为便秘或顽固性腹泻、尿失禁或尿潴留，局部或全身无汗或出汗不对称，体表温度异常等；颈交感神经麻痹可引起瞳孔不等大、眼睑下垂、虹膜萎缩及Horner征；迷走神经背核受损可引起声音嘶哑、吞咽困难和心脏骤停而猝死。

卧位血压正常，站立时收缩压下降20~40mmHg或以上。早期症状轻，直立时出现头晕、眼花和下肢发软，较重者眩晕、体位不稳，严重者直立即发生晕厥，需长期卧床。多系统萎缩患者肛门括约肌肌电图可呈神经源性改变。

二、治疗

脑部电场疗法

处方：风池、供血、运动区、舞蹈震颤区、平衡区、天柱、下天柱。

方解：针刺风池、供血可以改善椎－基底动脉系统，增加脑部血流量，促进神经递质释放，针刺运动区、舞蹈震颤区、平衡区可以活化大脑皮质细胞，改善脑功能。

操作：用导线分别连接同侧的风池－供血，舞蹈震颤区－天柱，平衡区－下天柱。选用密波，每日1次，每次30分钟，6次后休息1天。

二便病变可参考第七章第十一节"下尿路功能障碍"。

伴有吞咽障碍参考第二十三章第十三节"吞咽障碍的治疗"。

伴有男性功能障碍参考本章第三节"自主神经功能紊乱"。

三、按语

（1）针刺对抗衰老具有肯定的作用。针刺对本症治疗具有两方面的作用。一是改善脑部血液循环，改善脑的代谢，间接抑制痴呆的发展，维持残存的脑功能；二是活化脑细胞，减轻因痴呆而产生的各种症状。资料表明，针灸治疗老年性痴呆取得疗效时，脑电图脑波频率趋于增快，波幅增加，α波和β波指数增大，θ波指数减少。利用听觉刺激引起的条件相关脑诱发电位P_{300}潜伏期显著缩短。表明针刺后老年性痴呆患者大脑皮质兴奋性有所提高。针刺改善脑缺血患者脑血液循环，增加脑供血、供氧量，促进衰退神经元的能量代谢，从而改善了脑组织内能量代谢，促进脑组织的损伤修复与再生有关，可能亦为针刺治疗痴呆机制之一。

（2）电项针疗法对本病疗效显著，治疗时患者有头清目明、精力充沛之感。其机制是脉冲电流通过上行网状激活系统使大脑细胞得到活化，皮质的兴奋性增高，同时，椎－基底动脉供血增多，使脑血流量增多，因而思维活跃，尤其是对早期患者有明显疗效。实验证明，在记录无意义的罗列数字时针刺对增强注意力和记忆力有一定的作用，说明针刺在短时间内有助于恢复脑疲劳，增强脑功能。

第三节　自主神经功能紊乱

自主神经功能紊乱是神经科临床常见病。自主神经包括交感神经和副交感神经。其周围部分与脊神经由脊髓发出，主要分布于躯干、四肢，司理血管、腺体运动与感觉。由脑和脊髓发出的内脏神经，主要分布在内脏，控制与协调内脏、血管、腺体等功能。因不受人意志支配，故称自主神经。人体在正常情况下，功能相反的交感神经和副交感神经处于动态平衡制约中。

自主神经功能紊乱的内因主要有性格内向、孤僻、情绪不稳定，对外界刺激耐受性差，适应环境、应对事物的能力不足等；外因为长期持久的强烈精神刺激，如家庭纠纷、恋爱挫折、事业失败或人际关系紧张，持久的脑力、体力劳动，睡眠不足等，使高级神经中枢过分紧张，大脑皮质内抑制下降，入睡难或不够深沉，容易惊醒或醒后又难以再睡。长期如此，大脑中枢神经功能失调引起皮质下神经内分泌紊乱。此外，遗传因素、素质因素、性别因素也均与发病有关。身体其他部位的病变也可累及中枢神经系统而引发精神障碍。

一、诊断

（一）临床表现

（1）患者常以自觉症状为主，常由情绪刺激而诱发，虽然做过多次检查，但结果往往都比较正常，疗效不高或无效。

（2）精神表现为联想回忆增多、脑力劳动效率下降、体力衰弱、易疲劳等。

（3）睡眠障碍表现为失眠、多梦、精神不振、记忆力减退、注意力不集中、思维迟钝等。

（4）情绪表现为烦躁、焦虑、多虑、多疑、多怒、紧张恐惧、坐立不安、胸闷气短、喜叹气、喉部哽噎、咽喉不利等。

（5）头部不适感、紧束感，视物模糊，面部、四肢难受，脖子后背发紧发沉，周身发紧、僵硬不适，四肢麻木，手脚心发热，周身皮肤发热，但体温正常、全身阵热、阵汗，或全身有游走性疼痛、游走性异常感觉等症状。

（6）胃肠功能紊乱：如没有食欲、进食无味、恶心、呃逆、呕吐、反流、腹胀、肠鸣及便秘与腹泻交替发作。

（7）心脏自主神经功能紊乱，又称心脏神经症，以心前区疼痛、心悸、气短或换气过度、濒死感为主要症状。

（8）其他如女子月经不调，男子遗精、阳痿、尿频等。

（二）查体

1. 皮肤血管舒缩反应　临床上常用皮肤划纹试验检查。皮肤划纹征在正常人也可出现，只有持续时间过长或无论轻重划法都出现异种皮肤反应时，才有临床参考意义。白色划纹征为交感神经兴奋性增高，引起血管收缩所致。红色划纹征可能为副交感神经兴奋性增高，引起血管扩张之故。

2. 卧立试验　平卧位计数1分钟脉搏，然后起立后再计1分钟脉搏。由卧位到立位脉搏增加10~20次为交感神经兴奋性增强，由卧位到立位脉搏减少10~20次为副交感神经兴奋性增强。

（三）鉴别诊断

疑病性神经症的基本特征是持续存在的先占观念，患者认为自己可能患有一种或多种严重进行性的躯体障碍。患者的注意力更多地指向潜在进行性的严重疾病过程及其后果，趋向于要求检查明确其潜在疾病，害怕用药及其不良反应，常频繁更换医生寻求保证。

二、治法

1. 脑部电肠疗法

处方：风池、供血、情感区、认知区、运动区、感觉区、太阳1、太阳2、天柱、下天柱。

方解：针刺风池、供血可以改善椎–基底动脉系统，增加脑部血流量，促进神经递质释放，针刺运动区、感觉区、情感区、太阳1、太阳2可以活化大脑皮质细胞，改善脑功能。

操作：用导线分别连接同侧的风池–供血、运动区–天柱、感觉区–下天柱，选用密波，每日1次，每次30分钟，6次后休息1天。

2. 电针疗法

（1）功能性消化不良

处方：认知区、情感区、风池、供血、上脘、中脘、在腹部沿结肠循行部位取六个点（包括下脘）、足三里、下巨虚或太冲。

操作：用导线分别连接情感区–风池、认知区–供血，再分别连接腹部沿结肠循行部位六个点、上脘–中脘、足三里–下巨虚穴，用疏波，通电30分钟，每日1次，6次后休息1日（图17-1）。

（2）胃食管反流症、肠易激综合征

处方：认知区、情感区、风池、供血、上脘、中脘、在腹部沿结肠循行部位取六个点（包括下脘）、足三里、下巨虚或太冲。

操作：用导线分别连接情感区–风池、认知区–供血，再分别连接六个点、上脘–中脘、足三里–下巨虚穴或太冲，用密波，通电30分钟，每日1次，6次后休息1日。

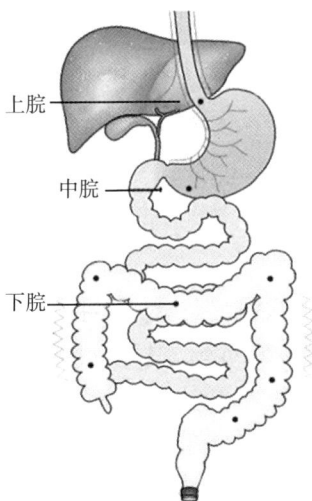

图17-1　胃肠道外周神经刺激点

（3）尿频、尿失禁或遗精

处方：四神聪、肾俞、会阳。

操作：导线分别连接对侧四神聪穴，同侧肾俞–会阳，用密波，每日1次，6次后休息1日。

（4）阳痿或射精不能

处方：四神聪、会阳、肾俞、次髎、中髎。

操作：导线分别连接对侧四神聪穴，同侧肾俞–会阳穴，对侧次髎、中髎。用疏波，通电30分钟，每日1次，6次后休息1日。

第四节　雷诺病

雷诺病又称肢端动脉痉挛病，是由血管神经功能紊乱所引起的肢端小动脉痉挛性疾病。病因不清，与自主神经功能紊乱有关。有些继发于某些疾病，称为雷诺现象。本病易发于青年女性，尤其是神经过敏者。患者暴露于冷空气中或情绪激动均可诱发。属中医学"脉痹"范畴。

一、诊断

起病缓慢，一般在受寒后，尤其是指（趾）与冷水接触后发作，故冬季多发。常四肢远端（主要是手指）对称性发白，继而发绀，多从指尖开始，渐及手指甚至手掌，伴有局部冷、麻、针刺样疼痛或其他异常感觉。桡动脉及足背动脉搏动正常或减弱，发作持续数分钟后自行缓解。皮肤转为潮红，然后转为正常，温度升高。不发作期间，除手足有寒冷感觉外无其他症状。

二、治疗

1. 电针疗法

处方：曲池、外关、内八邪、太溪、太冲、足三里。

操作：选密波，每次15~30分钟，每日1次，10次为一疗程。亦有报道用密波者。

2. 夹脊针疗法

处方：主穴　颈5至胸1夹脊穴、腰1至骶2夹脊穴。

配穴　外关、合谷、后溪、足三里、太溪、太冲、侠溪。

方解：针刺夹脊穴可以调整交感神经系统功能，而使血管痉挛缓解。

操作：泻法，每日1次，留针30分钟，10次为一疗程，两疗程之间休息3日。

三、按语

（1）目前尚难准确判断针灸疗效，但总的来说，适应证只限于发病的初期。

（2）本病中药治疗效果较好。

第十八章
肌　病

第一节　多发性肌炎

多发性肌炎是一组广泛的骨骼肌炎症性疾病。一部分伴有皮肤的炎症，即为皮肌炎。

目前认为，本病属于自身免疫性疾病。体液和细胞免疫机制的异常是主要发病机制。本病可伴发癌肿或感染后起病，部分患者合并有类风湿关节炎、系统性红斑狼疮、结节性动脉周围炎等自身免疫性疾病。本病可见于任何年龄，但中年以上好发，女性约为男性的2倍。

中医学中，肌炎在急性期以疼痛为主，属"痹证"；慢性期以肌肉萎缩无力为主，则属"痿证"。

一、诊断

急性起病者有全身症状，如发热、咽痛、倦怠，数周内肌力减退，以近端为主，多对称，伴肌肉捏压痛，活动时加重，常有吞咽、发音或呼吸困难；重症病例可继发肌红蛋白尿性肾病。亚急性起病者病势较为隐匿，数月内进行性肢体近端无力，疼痛较轻。慢性病例从下肢近端无力开始，疼痛不明显，在一至数年内缓慢波及肩胛带、颈肌、咽肌等。无论起病急缓，肌萎缩通常发生较迟，约60%的患者有皮肤病损。血沉大多加快，血清酶学检查、肌电图、活检可帮助诊断。

二、治疗

1.毫针疗法
治法：近部取穴，急性期用泻法，慢性期用补法。

处方：肩髃、曲池、外关、合谷、髀关、风市、梁丘、阳陵泉、足三里、悬钟。

方解：针刺可以活血止痛，扶正祛邪，调整免疫功能。

操作：每日1次，每次留针30分钟，6次为一疗程，疗程间休息1日。

2. 电针疗法

处方：同上。

操作：急性期用密波，慢性期用疏密波，电流量以患者能耐受为度。每日1次，留针30分钟，6次为一疗程，疗程间休息1日。

第二节　重症肌无力

重症肌无力是一种由于神经、肌肉间传递障碍而影响肌肉收缩功能的慢性疾病。各种年龄均可发病，但以10~40岁为最多见。40岁以前发病者以女性为多，中年以后发病者则以男性较多。

西医学认为，本病为神经肌肉传递功能障碍，属自身免疫疾病。本病可能由于病毒或其他非特异性因子感染胸腺，导致胸腺中带有乙酰胆碱受体（AchR）的肌样细胞成为抗原，使大量T淋巴细胞致敏并产生抗体，在补体C3激活参与下，AchR减少。当神经冲动下传时，乙酰胆碱不能充分与受体结合，影响运动终板去极化，造成肌肉收缩无力，易疲劳。约15%的病例发现有胸腺肿瘤，其余患者中80%也有胸腺淋巴滤泡增生。另外，约有5%伴有甲状腺功能亢进，提示与内分泌有一定的关系。依据症状属中医学"痿证""睑废"范畴。

一、诊断

（一）临床表现

起病隐匿，偶有急性起病者。主要症状为横纹肌稍经活动即感疲乏。发病初期，肌无力经休息可以暂时恢复，晨轻夜重。后期则肌无力恒定，全天无明显变化。受累肌肉的分布，因人而异。眼外肌的无力占90%以上，其次为延髓支配肌、颈肌、肩胛肌、上肢肌、躯干肌和下肢肌。眼外肌障碍则呈斜视和复视，眼睑下垂，睁眼无力。其他肌受累时，表情动作无力，咀嚼无力，吞咽困难，饮水反呛。严重时下颌下垂，常以手托腮，舌运动不自如，发音不清，谈话片刻声调即低沉。病情重者，头前倾，举手不过头，行走困难，但腱反射多存在，无感觉障碍。胆碱酯酶抑制剂治疗有效是重要临床特征。少数患者后期有肌萎缩。急骤发生呼吸肌无力以致不能维持呼吸时，称肌无力危象，需及时抢救。

（二）实验诊断

1. **肌疲劳试验** 反复睁闭眼后肌无力而睁眼困难。

2. **新斯的明试验** 成人用0.5~1.5mg，肌内注射半小时内症状显著好转。

3. **腾喜龙试验** 腾喜龙2mg，静脉注射，观察20秒，如无出汗、唾液增加等不良反应，则用30秒时间再缓慢静脉注射8mg，1分钟后症状好转为阳性。婴儿可给药0.5~1mg，皮下注射。

4. **X线胸片、CT胸腺检查** 有助于诊断。

5. **实验室检查**

（1）血清AchR抗体测定。

（2）电刺激试验。

（三）分型

根据受累部位和严重程度，可分为下列类型。

1. **眼肌型** 局限于一侧或双侧眼外肌，约占1/3，包括一些儿童。另外，有些患者自眼型开始，在2年内发展成为全身型。

2. **轻中度全身型** 约占1/3，损害遍及眼外肌、其他脑神经支配肌、四肢和躯干，但不累及呼吸肌群。

3. **急性重症型** 占1/10，在6个月内达高峰，迅速进展为全身肌肉无力，包括呼吸肌无力，有肌无力危象。

4. **迟发重症型** 占1/10，病程在2年以上，缓慢进展为全身肌肉无力，包括呼吸肌无力，有肌无力危象。

5. **肌无力伴肌萎缩型** 出现肌无力的同时伴有肌萎缩。

二、治疗

1. **毫针疗法**

治法：远近配穴法，补法。

处方：攒竹、阳白、丝竹空、曲池、外关、足三里、三阴交。

眼睑下垂　双提睑。

吞咽困难　廉泉、外金津玉液、风池。

项肌无力　肩髃、天宗。

面肌瘫、咀嚼无力　下关、地仓、颊车。

方解：针刺对细胞免疫和体液免疫均有调整作用。

操作：留针30分钟，每日1次，6次为一疗程。

2. 电针疗法

处方：同毫针疗法。

操作：4组导线，同侧连接，选密波，通电30分钟，每日1次，6次为一疗程。

三、按语

本病中药配合针刺治疗效果好。

第十九章
其他疾病并发的神经系统损害

第一节　酒精中毒

神经系统由于受酒精的作用而产生复杂多样的临床表现，统称为酒精中毒。现将常见病症简要介绍如下。

一、诊断

（一）急性酒精中毒

当血中酒精浓度达（30~50）mg/100ml时，由于酒精对神经系统直接的、立即的抑制作用，大脑皮质功能首先受累而出现思维及行为上的抑制释放表现，如话多、好争辩、欣快、高谈阔论、缺乏判断及抑制能力、自我感觉良好，易冲动发泄心中的积郁不满，继之言语呐吃，以及步态蹒跚、共济失调、呕吐、心律改变、复视、嗜睡等。有时可有突发暴怒及攻击行为。血中酒精浓度达（200~300）mg/100ml时，皮肤苍白湿冷、结膜充血、瞳孔扩大。更进一步则意识障碍加深，进入昏迷，呼吸慢而呈鼾声、体温下降、周围循环衰竭，最后可因延髓呼吸中枢受抑制而死亡。

（二）慢性嗜酒营养障碍所致神经系统损害

1. 威涅克-柯萨可夫综合征　主要由维生素B_1缺乏而引起。威涅克脑病表现为精神症状，如注意力和记忆力障碍、定向力障碍、淡漠、嗜睡，以至痴呆。眼外肌瘫痪及躯干性共济失调。早期可出现眼球震颤，常有前庭功能试验异常。柯萨可夫综合征又称酒精性遗忘，常与之同时发生，以严重记忆缺失及注意力障碍为主，常伴有虚构，时间、空间的定向力障碍，欣快感或对周围事物漠不关心，也可有各种幻觉。

2. 小脑皮质变性　以下肢及躯干的小脑性共济失调为主要症状，上肢可正常或很轻微。症状在数周至数月内达高峰，然后相对稳定。

3. 多发性周围性神经病　四肢末端感觉障碍及无力。

4. 营养性弱视　几周内双眼视力进行性减退，视野检查可见双眼对称性中心性暗点，大多数眼底视乳头苍白或正常。

5. 其他　以慢性进行性肢体近端无力为特征的酒精性肌病，以假性延髓麻痹及意识障碍为特征的脑桥中央髓鞘溶解症，以精神紊乱和识别障碍继之以各种神经症状为特征的胼胝体变性，以进行性精神衰退为特征的酒精性痴呆。

（三）戒酒综合征

1. 震颤　粗大的震颤发生于早晨，饮酒后可消失，继续戒酒则加重，可伴有易激动、厌食、失眠、面及结膜充血、多汗、恶心、无力、心跳及呼吸增快、收缩压增高等。

2. 感知障碍　出现噩梦、错觉及幻觉。幻觉常为视觉性，每次数分钟，持续数日。如为听觉性则持续较长，可历数周甚至数月，有时可伴有妄想。

3. 抽搐发作　通常发生于戒酒后48小时内，可能为低血糖性。

4. 谵妄　通常发生于戒酒后2~3日内，持续数小时至数天。表现为激动不安、粗大震颤、定向力丧失、思维及语言错乱，出现妄想、错觉及幻觉，伴有发热、多汗、心动过速等。死亡率可高达15%。

二、治疗

1. 毫针疗法　慢性嗜酒者、戒酒综合征者根据临床表现参考有关章节治疗。

2. 耳针疗法

处方：双耳神门、皮质下、胃、肾上腺、内分泌、脑。

操作：寻找上述穴位，或用经穴探测仪探测敏感点，每次选2~3对穴，将王不留行压入穴位后用胶布固定。3日后再重新选穴。2~3次为一疗程。要求患者在饭前或有饮酒欲望时，按压耳穴至欲望消失。

第二节 一氧化碳中毒

含碳物质在燃烧不完全时均可产生一氧化碳。冬季烤火取暖时通风不良，煤气灶漏气，汽车排放废气及多种工业生产过程中，均有可能导致一氧化碳中毒。属中医学"中恶""中浊"范畴。

一、诊断

临床症状与一氧化碳的浓度及接触时间长短有关。

急性轻度中毒有头重、颞部搏动感、头晕、头痛、眼花、心悸、无力、恶心及呕吐等。中度中毒尚有颜面潮红，口唇呈樱桃红色，多汗，呼吸及心跳加快，烦躁不安，昏睡甚至昏迷。重度中毒则见深昏迷，阵发性抽搐，如不及时抢救可致死亡。测定血中碳氧血红蛋白以助诊断。

约9%的重度中毒患者经抢救恢复正常后，经过数日、数周甚至2~3个月的间歇期，再度出现神经精神症状，称为急性一氧化碳中毒神经系统后发症，属一种迟发性缺氧性脑病。其主要临床表现为急起痴呆的背景上伴有精神症状（行为紊乱、精神错乱、欣快、出走和漫游等）、帕金森病、舞蹈样不自主运动、假性延髓麻痹、去大脑皮质综合征，常有强握、摸索动作，部分病例可有中枢性面瘫、轻偏瘫、失语、癫痫发作及周围神经病等。多数病例有脑电图的弥漫性异常，其程度与临床症状的轻重平行，对评估其预后有价值。

长期吸入低浓度的一氧化碳，可产生头痛、头晕、失眠等神经衰弱综合征。

二、治疗

参考第十二章第三节"急性缺氧性脑病"。

第三节 放射性神经系统损害

因电离辐射作用于人体产生的疾病称为放射病。在短时间内受到大剂量辐射（如原子弹爆炸、核反应堆事故等）产生急性放射病。在较长时间内反复受到超容许剂量的照射或由于放射物质进入并蓄积在体内则产生慢性放射病，前者称慢性外照射性放射病，后者称慢性内照射性放射病。此外，部分恶性肿瘤患者于放射治疗后经过一段时间在照射部位附近可产生迟发性神经系统损害。损害的发生及程度与辐射的强度、时间、次数，照射的部位、面积，以及个体敏感性有关。属中医学"虚损"范畴。

一、诊断

（一）急性放射病

一般分为造血型、胃肠型和脑型。脑型的初期主要呈自主神经功能紊乱。后期主要表现为定向障碍、感觉过敏、共济失调、震颤、肌张力增高、抽搐、假性延髓麻痹、角弓反张、昏迷等。

（二）慢性外照射性放射病

常表现为神经衰弱综合征及自主神经功能紊乱。尚可有代谢、内分泌和造血功能障碍，皮肤营养障碍及白内障等。

（三）慢性内照射性放射病

以神经衰弱综合征等全身症状为主，尚有局部器官（如骨、肝、肾等）的相应表现。

（四）放射治疗后神经系统局部损害

发病率为1.25%~10%。早期反应的症状出现在治疗期间或刚结束时，表现为肢体麻木或有痛觉消失。迟发生损害常见于脑瘤、鼻咽癌、甲状腺癌、纵隔或脊柱肿瘤等患者。在局部照射后的3个月至5年内，逐渐出现进行性神经功能障碍。由于放射治疗的部位不同，又可分为脑型和脊髓型。

1. **脑型** 分为萎缩性及扩张性。前者表现为符合于照射部位的局灶症状；后者则除局灶症状外尚有颅内压增高的表现，常被疑为复发性占位性病变。其诊断较困难，有时需手术探查并作活体组织检查才能确诊。

2. **脊髓型** 轻型有两类表现。一为头向前俯时产生从颈向四肢放射的疼痛，头复原位时症状即消失；另一类为臂神经或腰骶神经痛。重型者表现为照射相应节段（以颈髓为常见）的完全性或不完全性横贯性损害。

二、治疗

根据临床病症，参考有关章节治疗。

第二十章
脊柱疾病及脊柱相关性神经病

第一节　脊柱小关节功能紊乱

脊柱小关节功能紊乱又称椎骨错缝，是因脊椎小关节的解剖位置改变，以致脊柱功能失常所引起的一系列临床表现。本节主要讨论脊柱小关节滑膜嵌顿和因部分韧带关节囊紧张引起反射性肌肉痉挛，致使关节面交锁在不正常或扭转的位置上而引起的一系列病变。

脊柱由脊椎、椎间盘及椎旁韧带所组成，三者共同维持脊柱的形态，并构成其功能活动的解剖基础。前、后纵韧带对椎间盘和椎体起保护作用，并对其运动范围加以约束；棘上韧带对棘突的活动有限制作用，保证各小关节活动于正常的范围之内。同时脊柱的正常运动有赖于肌力的平衡作用。

脊柱小关节即关节突关节，由上椎体的下关节突、下椎体的上关节突和关节囊组成，具有稳定脊椎、引导脊椎运动方向的功能。颈椎小关节的排列接近水平位，因此比较容易发生半脱位。胸椎间关节呈额状位，故胸部脊柱只能做侧屈运动而不能伸屈。腰椎间关节的小关节面呈斜位，即介于冠状和矢状位之间，关节囊较为松弛，可做屈伸和旋转各种运动。腰骶关节是先天性生理变异的多发部位。

脊柱小关节的解剖生理特点决定了本病的多发部位主要在腰骶关节，颈椎小关节次之，胸椎小关节最为少见。

姿势不良或突然改变体位可引起腰背肌肉损伤或脊柱小关节错位。同时，各种损伤刺激可刺激感觉神经末梢而引起疼痛并反射性地引起肌肉痉挛，进而可引起关节解剖位置的改变，发生交锁或扭转。长时期的交锁及各种炎性反应的刺激均可导致小关节粘连而影响其功能，刺激神经根产生感觉和运动功能障碍，刺激或压迫交感神经节后纤维，引起内脏自主神经功能紊乱。

一、诊断

大部分患者损伤后，腰背或颈项即出现疼痛，脊柱的主动或被动运动受到限制。疼痛程度随脊柱运动强度增加而加重，其疼痛区域常呈片状。有时可出现有关内脏的反射性疼痛。如胸椎上中段小关节功能紊乱，则常可出现心律失常、胸痛、呼吸困难、腹胀、食欲不振及胸、胆囊、阑尾或胃区的疼痛。

检查时大部分患者在背部体表的相应小关节区域有明显的压痛，并伴有关肌肉痉挛。腰椎滑膜嵌顿者可见到腰椎后凸或向患腰侧倾的强迫体位，站立时，髋、膝屈曲；卧位时，屈身侧卧；全部腰肌处于痉挛状态，轻微移动即可引起剧痛。胸椎病变时可有椎旁压痛。颈椎病变时颈4~6有明显压痛，颈肌痉挛，颈项疼痛，甚者可放射至肩背和胸部。

一般X线片上无明显阳性改变。

二、治疗

夹脊电针疗法

处方：病变节段的3对夹脊穴。

方解：病变一般为1个或几个脊椎小关节，临床以主要病变的小关节旁的夹脊穴为主，同时再取上下各1对夹脊穴，共3对，通电后，对脊柱进行牵拉、松动，使脊椎小关节回位。神经根不再受刺激，肌肉恢复松弛状态。（图20-1）

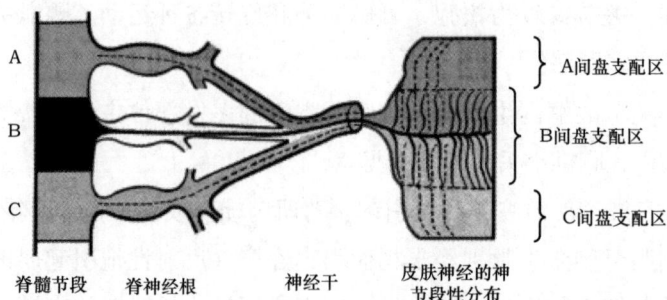

图20-1　脊神经节与皮肤肌肉的节段性分布示意图

操作：针刺时针尖方向斜向脊柱侧，得气后，将3组导线连接，选用疏波，电流量以局部肌肉出现节律跳动，患者能耐受为度。每次治疗30分钟，6次为一疗程，一般一疗程以内均可治愈。

三、按语

关于导线的连接，高维滨教授在临床上的体会是，治疗脊柱疾病或脊髓压迫症时，每对导线左右连接，两侧的牵拉力量等大，对脊柱关节、椎间盘的复位有利。但病变在心脏的背部或有心脏病者不宜。治疗上颈段病变选用的电流量需适宜，且操作者不应离开患者，以防止发生意外。

第二节　颈椎病

颈椎病是指由于颈椎肥大性骨关节病变、椎间盘变性、韧带或骨膜增生肥厚致使椎管或椎间孔狭窄，压迫脊神经或颈髓而产生的病症。属于中医学的"痹证""痿证""眩晕"等。

一、诊断

多发于中年或老年人，男多于女。颈部不适及头、颈、肩、臂、手的疼痛或感觉异常，出现斜颈或颈前屈位，是颈椎病的早期症状。

1. 颈神经根症状　颈痛与肩痛最多。上颈段神经根受刺激时可有后枕部头痛；下颈段神经根受刺激时可有手臂痛，为刺痛、麻痛或见沉重感与肌肉酸胀感。症状持续存在，夜间加重。后颈与肘窝处常有压痛点，并见根性分布的感觉障碍，重者有手部相应的小肌肉萎缩。

2. 脊髓症状　表现为双下肢无力、沉重、麻木感。二便障碍多不明显或在严重期出现。四肢腱反射亢进，罗索利莫征阳性，巴宾斯基征阳性，偶有传导束型感觉障碍平面。

3. 椎－基底动脉症状　在头部转动或仰头时容易引起眩晕发作、跌倒发作或其他的脑干症状发作。

4. 颈椎摄片　颈椎强直、骨赘增生、椎间孔变窄、椎体错位或脱位等。

5. 脊柱CT或MRI　对诊断和定位有确诊价值。

二、治疗

夹脊电针疗法

处方：病变节段的夹脊穴3对。

方解：以主要病变椎体旁的夹脊穴为主，同时再取上下各1对夹脊穴，共3对，通电后，对脊柱进行牵拉、松动，使脊椎关节或椎间盘回位。神经根或椎动脉不再受刺激，肌肉恢复松弛状态。

操作：针刺时针尖方向斜向脊柱侧，得气后，将3组导线连接，选用疏波，电流量以局部肌肉出现节律性跳动，患者能耐受为度。每次治疗30分钟，6次为一疗程，两疗程之间休息1日。针刺时针尖不宜过深及向外，以免伤及椎动脉。电流强度不宜过大，以免发生意外。

三、按语

（1）病变一般为2个或几个椎体或椎间盘，临床取穴多以主要病变椎体或椎间盘所在的两侧夹脊穴为主，同时再取上下各1对夹脊穴，共3对。这样通电后，对脊柱的牵拉力量大，疗效好。

（2）颈椎变形程度较轻的病例针刺治疗效果较好，变形程度越高效果越差。

（3）本疗法疗效不显著，可能为椎间孔的上下间距窄，可用牵引疗法。

（4）电针夹脊穴可以解除局部肌肉痉挛，使局部组织张力下降，减轻局部组织椎体增生物、椎间盘突出物等对椎动脉、神经根及颈部交感神经直接或间接的压迫刺激，改善或解除椎动脉的血管痉挛、扭曲，从而改善脑血流，特别是对椎-基底动脉的血液循环有较好的改善作用。

第三节　慢性脊背痛

慢性脊背痛是指胸3至胸12脊神经支配区的脊柱及背部疼痛，是一组慢性疼痛性疾病，以中老年人多见，女性多于男性。本病与工作性质有关，长期低头、弯腰工作者多见；与睡眠姿势、床垫的软硬度也有关。上述原因造成脊柱关节正常结构遭受压力，椎间关节功能紊乱，骨关节炎、骨质疏松伴椎体病变，肌肉痉挛等，均可导致本病发生。

一、诊断

患者常有脊背部酸痛、钝痛，或针刺样阵发性疼痛，活动后可减轻，长时间坐卧可能疼痛明显。常伴有失眠、头昏、疲劳乏力、消化不良、腹泻、尿频等症状，女性可能有痛经。

体检时可有脊柱或椎旁压痛，常见于T_3~T_9椎体。脊柱X线摄片部分患者可见脊柱轻度变形或轻度唇样增生。

二、治疗

毫针疗法

治法：近部取穴，泻法。

处方：病变节段相应的3对夹脊穴。

操作：取2寸针，针尖向内侧斜刺，患者产生麻胀感后即出针，针刺后令其活动脊背部10分钟。每日1次，6次后休息1日。

三、按语

（1）本病与骨质疏松引起的骨关节病有关。此外，病变局部肌肉和皮肤的痛觉感受器受到刺激，或骨质改变刺激了神经根，或引起竖脊肌肌肉的痉挛，都可发生脊背痛。

（2）本病不宜在T_2~T_7节段通电治疗，以免电流经过心脏造成心脏骤停。

（3）本病经针刺治疗后可立即缓解，一般可维持6个月，有部分患者可因某种诱因而复发。

（4）本病多见于年老体弱者，故不宜用电针或治疗时间过长。

第四节　腰椎间盘突出症

腰椎间盘突出症是腰腿痛常见原因之一，好发于30~50岁的体力劳动者。老年人由于椎间盘退变，平时锻炼少，用力不当亦易罹患此症。椎间盘退变失去正常的弹性和张力后，由于较重外伤或反复多次的不明显损伤，造成纤维环软弱或破裂，髓核即由该处突出。髓核从后韧带一侧（少数从两侧）的侧后方突入椎管，压迫或刺激脊神经根；也可从中央向后突出，压迫马尾神经。如纤维环完全破裂，破碎的髓核组织进入椎管，则出现广泛的马尾神经损伤。由于下腰部负重大，活动多，故腰4~5及腰5骶1间隙多发（图20-2）。本病属中医学的"痹症""痿症"。

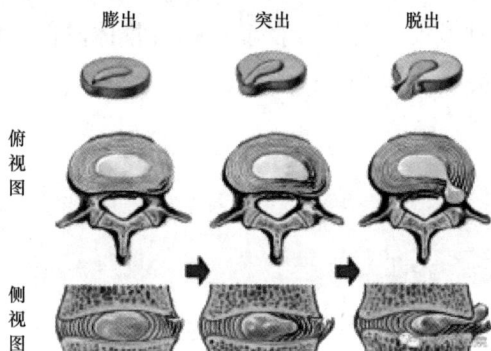

膨出　　　突出　　　脱出

俯视图

侧视图

图20-2　椎间盘病变过程示意图

一、诊断

腰痛和一侧下肢放射痛是本病的主要症状。腰痛常发生在腿痛之前，亦可两者同时发生。放射痛沿坐骨神经传导，直达小腿外侧、足背或足趾。咳嗽、打喷嚏可加重腰痛和放射痛，活动后疼痛加剧，休息后减轻。病情严重者各种体位均痛，只有屈髋屈膝跪姿能缓解症状。合并腰椎管狭窄者，常有间歇性跛行。

脊柱侧弯，腰肌紧张，脊柱活动受限：按突出髓核与神经根的关系，发生不同方向侧弯。髓核在神经根内前方突出时，躯干一般向患侧弯，以减轻神经根的压迫；在神经根外前方突出时，躯干向健侧弯。

腰部压痛点及放射痛：患侧棘突旁有局限压痛点，伴有向小腿和足部的放射痛，此点有重要及定位意义。

直腿抬高试验：患侧抬腿受限，并感到疼痛向小腿或足部放射即为阳性。有时抬高健肢可使患侧发生麻痛，系因患侧神经根受牵拉所致，亦有诊断意义。

神经系统检查：腰3~4椎间盘突出（腰4神经根受压）时，膝反射减退或消失，小腿内侧感觉减退；腰4~5椎间盘突出（腰5神经根受压）时，小腿前外侧及足背感觉减退，伸屈拇趾及第2趾肌力常减退。腰5骶1椎间盘突出（骶1神经根受压）时，小腿外后及足外侧感觉减退，第3、4、5趾肌力减退，跟腱反射减弱或消失。神经受压症状重者，患肢有肌肉萎缩。

X线显示脊柱侧弯，椎间孔狭窄。脊髓CT或MRI可显示突出的髓核。

二、治疗

夹脊电针疗法

处方：病变节段的夹脊穴3对。

操作：针刺时针尖斜向脊柱侧，得气后，将3组导线连接，选用疏波，电流量以局部肌肉出现节律性跳动，患者能耐受为度。每次治疗30分钟，6次为一疗程，两疗程之间休息1日。

三、按语

（1）平时卧硬板床休息，放松腰肌，有益于腰椎间盘还纳。

（2）一般新近的病例疗效好，陈旧性病例多数可以缓解病情，部分患者疗效甚佳，有时一次即可见效。

（3）腰椎间盘突出的患者有时也可以压迫马尾神经而导致尿失禁或排尿困难。应同时治疗排尿障碍。

（4）部分患者因软组织阻碍了椎间盘还纳，所以治疗无疗效。腰5骶1椎间盘脱出者疗效差。

（5）中药外用可以减轻病变局部水肿，减轻疼痛，对脱出的椎间盘还纳无作用。

（6）王升旭等根据临床资料统计，大部分腰椎间盘突出症可经非手术疗法治愈，治愈率在40%~70%。其作用机制在于改善神经根周围的微循环，消除炎性介质，抑制伤害性信息的传导，缓解肌痉挛，减轻或消除神经根炎症、水肿。此外，针刺还可通过促进外周炎性组织阿片肽的释放而发挥免疫调控作用，如β-内啡肽可增加单核细胞的趋化性，使NK细胞活性增加，起到消炎镇痛作用。采用电针病变部位双侧夹脊穴的方法，针刺及电刺激直接作用于病变神经根，可取得良好的镇痛及治疗效果，优于传统取穴法。

第五节　慢性腰痛

腰痛是以腰部一侧或两侧疼痛为主要症状的一种病证，是成年人常见疾病之一。急性腰痛多数为腰扭伤或腰椎间盘突出压迫神经所致。慢性腰痛很常见。腰背部肌肉是人体活动用力最多的部位，支撑人体完成各种姿势或动作，长期久坐或久站的人，长时间维持同一种姿势，突然大幅度改变体位，容易造成腰背、腰骶部慢性肌筋膜炎或腰肌劳损，此为原发性腰痛。继发性腰痛是腰部神经根或腰肌受到牵拉而疼痛，是腰部肌肉炎症、腰椎病变、神经系统疾病，也可能是内脏疾病的反应。骨科检查及神经系统检查有利于初步诊断。腰椎X线、腰部CT、腰部MRI等检查是非常必要的，常可确诊疾病。

一、诊断

慢性腰痛脊柱疾病比较常见的有腰椎骨质增生、腰椎间盘突出、腰椎肥大、强直性脊柱炎、腰椎骨折、椎管内肿瘤、腰部外伤等。

腰肌劳损主要表现为腰部两侧酸痛，长期从事站立、久坐的工作会导致腰部肌腱、韧带伸展能力减弱，局部可积聚过多的乳酸，抑制腰肌正常代谢，导致腰肌劳损，引起腰痛。经常背重物，腰部负担过重，易发生脊椎增生，也可造成腰肌劳损而出现腰痛。适当休息，改变姿势可缓解。

腰背部肌筋膜炎常由不良的生活习惯引起。长时间维持不正确的工作姿势也会导致腰部局部充血水肿，形成无菌性炎症，引起腰痛。晨起时腰部僵硬，疼痛面积较大，活动后或出汗后好转，受潮受凉时加重。常伴有肩颈部痛。

内脏疾病腰痛以急、慢性肾盂肾炎所致者为多，表现为腰部胀痛，严重者沿输尿管放射至会阴部。除泌尿系统感染外，泌尿系结石、结核等疾患亦会引起腰痛。

女性由于自主神经功能紊乱，也可能出现腰痛，其特点是晨起重而活动后减轻。还有月经不调、痛经或情绪危机等因素，亦可引发腰痛。

慢性腰痛有可能是腰椎真性滑脱或假性滑脱。

中医肾虚腰痛多数与肾上腺皮质激素水平下降，特别是性激素分泌减退和蛋白质缺乏有关，类似代谢性骨病骨质疏松症。骨质疏松症是成骨细胞失去固有活力，使骨的基质不足而形成的一种代偿性疾病。骨质疏松的脊椎常可出现双凹样畸形，即使遭受轻微外伤，也易造成压缩性骨折，但是骨质的组织学及化学成分均属正常。

二、治疗

夹脊电针疗法

处方：病变节段的3对夹脊穴，阿是穴左右各2对。

操作1：针刺时针尖斜向脊柱侧，得气后，将3组导线连接3对夹脊穴，再将导线分别连接阿是穴，选用疏波，电流量以患者能耐受为度。每次治疗30分钟，6次为一疗程，休息1日。

操作2：如上法疗效不明显，可改为密波，有镇痛作用。

三、按语

80%的腰痛与腰方肌有关，腰3、4、5夹脊发出的神经根支配腰方肌，因此针刺腰3、4、5夹脊穴是关键。

第六节　椎管狭窄症

椎管狭窄症是指由于椎管狭窄使脊髓、脊神经慢性受压而致相应神经症状的疾病，多见于颈椎、腰椎。引起椎管狭窄症的常见疾病有脊椎骨关节肥大性病变，椎间盘突出，后纵韧带松弛，黄韧带肥厚、皱褶，椎体半脱位，脊髓蛛网膜炎、囊肿、肿瘤，以及少见的软骨发育不良、畸形性骨炎等。本病根据表现属中医"痹证""痿证"范畴。

一、诊断

1. **颈椎管狭窄**　后头痛或颈部疼痛，疼痛位于双肩或放射到臂、手指或胸背。疼痛常因头颈及上肢活动而加剧，相应部位皮肤痛觉过敏或减退、肌肉萎缩、腱反射减弱或消失。

脊髓受压时可出现双下肢麻木、沉重，肌张力增高，肌力减退，腱反射活跃，有时可出现踝阵挛，病理反射阳性。二便障碍也常见。部分病例上肢也有上运动神经元瘫痪体征。

2. 腰椎管狭窄 行走时出现下肢疼痛及间歇性跛行、麻木或无力。下蹲或卧床休息后，症状可缓解或消失。弯腰则感舒适，后伸时疼痛加剧。有马尾或神经根受压症状，小腿部有根性感觉障碍，跖反射减低或消失，直腿抬高试验阳性，病变部位棘突或椎旁可有压痛。

X线侧位片上可见生理前凸消失，椎间孔狭窄，椎体前或后缘有唇样骨赘，椎体半脱位等改变。

脊柱CT或MRI扫描显示椎管及椎间孔狭窄。脑脊液检查时，压颈试验可见椎管部分阻塞现象，蛋白量可增加。

二、治疗

夹脊电针疗法

处方：病变节段的夹脊穴3对。

操作：针尖刺向脊柱侧，得气后将3组导线连接，选疏波，使局部肌肉有节律地跳动，每次30分钟，每日1次，6次后休息1日。

三、按语

（1）针刺治疗腰部脊椎管狭窄和颈椎病，使用在神经根附近针刺并通电的方法，取得了满意的效果。对刺入神经根的针尖位置进行观察，结果发现，腰部、颈部针尖的位置都在神经根附近。据此认为，脉冲电针法针刺治疗可以缓解神经根出口附近和椎间关节周围肌肉和韧带的紧张状态，使关节松动、出口扩大，从而使症状改善。

（2）腰椎管狭窄的患者有时也可以压迫马尾神经而导致尿失禁或排尿困难。应同时治疗排尿障碍。

第七节　颈源性咽部异物感

咽部异物感指咽部有异物存在的感觉，是临床常见症状，可由急、慢性咽炎，食管失弛缓症，食管痉挛、狭窄或神经精神因素引起，也可由颈椎病引起。中医学称为"梅核气"。本节讨论由颈椎病变引起的咽部异物感。

咽部的感觉和运动由舌咽神经、迷走神经和交感神经构成的咽丛所支配。三叉神经的分支也支配咽部一些部位的感觉，咽部交感神经随着感觉神经的径路走行，支配咽肌的张力和黏膜腺体的分泌。

颈性咽部异物感，可能与下列因素有关。

（1）颈交感神经因颈椎内外平衡失调受刺激后，影响咽肌的张力和使黏膜腺体分泌障碍而产生症状。

（2）颈椎的病变刺激或压迫颈交感神经和椎动脉，引起椎–基底动脉供血不足，后颅窝脑神经核血液循环障碍，致第Ⅸ、Ⅹ对脑神经支配区的感觉和运动功能紊乱而产生症状。

（3）颈椎骨关节和软组织的创伤性反应，反射性引起颈项肌肉的保护性痉挛，牵张和压迫颈前组织而引起咽部异物感。

（4）颈椎椎体前移或大的骨赘刺激，或直接压迫。

一、诊断

患者常感咽部不适，有异物阻塞感，其状如痰块贴于咽壁，咳不出，咽不下。有的在吞咽气体或唾液时异物感明显，但进食、饮水并无障碍，也有的进食、吞咽都感到困难；还有的在工作紧张、思想分散或心情舒畅时咽部无明显不适，在心情不畅时咽部异物感觉突然出现或加重。患者每因上述症状反复不愈，疑虑甚重，精神紧张，因而出现心烦易怒、食少纳呆、呃逆等现象。有时咽部分泌物减少，患者则觉咽部干燥，有时亦有微痛。咽部淋巴组织增生较甚，悬雍垂肿厚。晨起漱口刷牙时恶心作呕。

患者咽部非常敏感，张口检查或压舌部时，常易恶心作呕。咽壁各部充血，呈深红色。颈椎MRI常见C_{4-7}椎体前下缘唇样增生或错位，生理曲度改变，椎管狭窄。

二、治疗

夹脊电针疗法

处方：病变节段的3对夹脊穴，常用C_4、C_5、C_6或C_5、C_6、C_7夹脊穴，廉泉、治呛、吞咽1。

操作：针刺时针尖方向稍向脊柱处，得气后将3组导线连接，选用疏波，电流量以局部肌肉出现节律性跳动，患者能耐受为度，每次治疗30分钟，然后廉泉刺入1寸，治呛刺入0.3寸，吞咽1刺入0.2寸，分别捻转15秒后出针，6次后休息1日。

三、按语

（1）临床上咽部异物感较常见，应经MRI确诊后再进行治疗。

（2）本病针刺治疗效果显著。

第八节　颈源性舌咽神经痛

颈源性舌咽神经痛是一种局限于舌咽神经分布区的发作性疼痛。起病年龄多在50岁以后。病因可能与下列因素有关。

（1）颈椎的病变刺激或压迫颈交感神经和椎动脉，引起椎-基底动脉供血不足，后颅窝脑神经核血液循环障碍，致第Ⅸ、Ⅹ对脑神经支配区的感觉和运动功能紊乱而产生症状。

（2）颈椎骨关节和软组织的创伤性反应反射性引起颈项肌肉的保护性痉挛，牵张和压迫颈前组织而引起舌咽部痛感。

（3）颈椎椎体前移或大的骨赘刺激或直接压迫。

一、诊断

疼痛呈间歇性发作，每次持续数秒，疼痛位于扁桃体、舌根、咽、耳道深部，每可因吞咽、谈话、呵欠、咳嗽或吃刺激性食物而发作，伴有喉部痉挛感、心律失常甚或短暂停搏等症状。神经系统检查舌咽神经运动、感觉功能均正常，咽喉、舌根、扁桃体窝等处可有疼痛的触发点。如疼痛持续应与颅底及耳咽管肿瘤、扁桃体肿瘤相鉴别。

颈椎MRI检查常见第3、4、5、6颈椎椎体前下缘唇样增生或错位，生理曲度改变，椎管狭窄。

二、治疗

1. 夹脊电针疗法

处方：病变节段的3对夹脊穴，常用颈4、5、6或颈5、6、7夹脊穴，廉泉，吞咽2，提咽。

操作：针刺时针尖方向稍向脊柱处，得气后将3组导线连接，选用疏波，电流量以局部肌肉出现节律性跳动，患者能耐受为度，每次治疗30分钟。然后刺入廉泉1寸，刺入提咽0.3寸，刺入吞咽2 0.2寸，分别捻转15秒后出针，6次后休息1日。

2. 毫针疗法

治法：远近配穴法、泻法。

处方：风池、供血、翳明、翳风、提咽、耳门、听宫、听会、外金津玉液、天容、合谷、阿是穴（多在颌下）。

操作：进针后持续捻转，使病部有酸麻感，留针30分钟，其间行针2次，或发作时针刺外金津玉液、阿是穴，捻转后不留针，每日1次，6次后休息1日。

三、按语

（1）临床上本病较少见，应经MRI确诊后再进行治疗。

（2）本病针刺治疗效果显著。

第九节 颈源性失音

由于颈部外伤、劳损及退变引起的发音障碍称为颈源性失音。

迷走神经发自延髓外侧部，由椎动脉或小脑后下动脉发出的短周边动脉支配延髓外侧部的血循环，这些细小的营养动脉交通支少，多为终末微血管。由于各种原因导致的颈椎病引起椎-基底动脉血循环障碍，可出现后组脑神经（第IX～XII对脑神经）损害的症状。迷走神经损害表现为喉神经（主要是喉返神经）功能不全，其运动支支配的喉肌发生功能障碍，引起声带麻痹。多由颈2、3节段颈椎病变引起。

一、诊断

（1）轻者发高音费力，发音不持久，声调变低，重者声音嘶哑或完全不能发音。

（2）可有后组脑神经损害的表现及锥体束征。

（3）脊柱检查可见C_2、C_3棘突偏歪，相应棘上韧带及椎旁压痛明显。

（4）颈椎MRI检查可见C_2、C_3节段椎体前缘增生、椎管狭窄。

二、治疗

夹脊电针疗法

处方：病变节段的3对夹脊穴（常用C_{2-4}夹脊穴）、廉泉、发音、舌中。

操作：针刺时针尖方向稍向脊柱处，得气后将3组导线连接，选用疏波，电流量以局部肌肉出现节律性跳动，患者能耐受为度，每次治疗30分钟。然后廉泉、舌中分别刺入1寸，发音刺入0.2寸，各捻转15秒后出针，6次后休息1日。

三、按语

高维滨教授治疗6例颈源性失音患者，经颈椎MRI确诊，夹脊电针治疗1次即见发音清楚，声调提高，经6~15次治疗后基本治愈。

第十节　颈性吞咽困难

颈椎疾病导致吞咽功能发生障碍时称为颈性吞咽困难，患者咽下食物时有梗阻的感觉，并常能指出梗阻的部位。

由于颈椎的结构特点及与咽部的解剖关系，咽部的一些疾病和颈椎的病损密切相关。咽部的疾病波及颈椎，可引起颈椎骨关节和软组织的继发病损，颈椎的病损一旦刺激和压迫支配咽部肌肉和黏膜腺体的神经，也可导致咽部一系列病理改变而产生症状。

1. **颈交感神经病变**　颈上神经节位于第2至第3颈椎横突的前方，其分支咽支自颈上节发出后进入咽壁与迷走神经和舌咽神经的咽支，合成咽丛。颈中神经节位于第6颈椎横突水平。当颈椎的内外平衡失调，刺激颈交感神时，可引起食管痉挛或松弛无力，患者自觉吞咽梗阻的范围广泛，并伴有其他自主神经功能紊乱的表现，如腺体分泌障碍、心律失常等。

2. 骨赘直接或间接刺激　颈椎椎体骨赘机械性地直接刺激或压迫食管后壁，引起食管前后径狭窄。患者自觉梗阻部位与X线片所见骨赘位置基本一致，单纯椎体前缘骨赘上方积留及食管后缘骨赘压迹。

3. 颈椎骨赘压迫舌咽、迷走神经　会引起咽部与吞咽动作有关的肌肉无力，肌肉不同程度萎缩，造成吞咽无力。据观察颈椎病合并慢性萎缩性咽炎者相当多见，颈项部肌肉多表现为无力及不同程度的萎缩，与吞咽困难也有关系。近年来，有人通过血管造影、手术直视和尸检证明颈椎病可导致椎-基底动脉受压，造成脑干等颅内供血障碍。而脑干下段的脑神经多与吞咽功能有关。

一、诊断

本病多见于中、老年患者，年龄在40~70岁之间。临床上除有吞咽困难外，还伴有其他各种类型的颈椎病症状，如吞咽困难伴颈项及上肢疼痛、脖子僵硬、活动受限等。颈性吞咽困难无痛，反复发作，发病常与颈部不适有关，可自然缓解。

颈椎MRI检查均有不同程度病变，颈曲变直，间盘突出，颈间隙变窄，椎体骨质增生，颈曲中断、成角等。

二、治疗

夹脊电针疗法

处方：病变节段的3对夹脊穴（常用C_2、C_3、C_4或C_5、C_6、C_7夹脊穴）、廉泉、治呛、吞咽1。

操作：针刺时针尖方向稍向脊柱处，得气后将3组导线连接，选用疏波，电流量以局部肌肉出现节律性跳动，患者能耐受为度，每次治疗30分钟。然后廉泉刺入1寸，治呛刺入0.3寸，吞咽1刺入0.2寸，分别捻转15秒后出针，6次后休息1日。

三、按语

本病经常被误诊为进行性延髓麻痹，临床上应经MRI检查确诊。一般运动神经元所致者常有舌肌束颤，病情进展较快，病情无明显进展者即应考虑本病的可能。

第十一节　颈源性舌下神经麻痹

由颈椎病引起的舌下神经损害称为颈性舌下神经麻痹。常见病因如下。

（1）舌下神经接受颈上神经节和第1~2颈神经袢交通支纤维的支配，其中交感性缩血管纤维与舌下神经一起分布于舌的血管，而且舌下神经在颈部行径较长，下行于二腹肌腱、茎突舌骨肌、下颌舌骨肌、舌肌及其他肌肉、血管等软组织之间。因此，颈部软组织的损伤可造成肌肉收缩和痉挛，既可使舌下神经自身受挤压而损伤，又可刺激舌下神经交感缩血管纤维，使血管收缩而影响舌部的代谢和功能。肌肉持续的收缩痉挛也可导致颈椎错位而诱发颈椎病，使伸舌障碍进一步加重。

（2）颈椎的外伤导致颈部寰、枢椎半脱位，使位于颈1、2横突孔中的椎动脉受到牵扯而血流受阻，颈椎因平衡失调引起的位移可刺激包绕在椎动脉周围的交感神经纤维而引起血管痉挛，使血流缓慢而供血不足。

（3）小关节错位、患椎失稳、骨质增生及椎间盘退变均可刺激或压迫椎动脉，影响血液循环，造成椎−基底动脉供血不足，出现一系列延髓损害的症状。

一、诊断

舌下神经麻痹多发生于一侧，表现为舌肌萎缩、瘫痪，一般无舌肌束颤，伸舌时舌尖偏向患侧，常同时伴有迷走神经及舌咽神经受损的症状，出现吞咽障碍、声带麻痹、构音障碍、不同程度的肢体麻木、舌肌力及感觉障碍、颈部疼痛。

颈椎MRI检查有不同程度的病变，如颈曲变直，椎间盘突出，颈椎间隙变窄，椎体骨质增生，颈曲中断、成角等。

二、治疗

夹脊电针疗法

处方：病变节段的3对夹脊穴，（常用C_2、C_3、C_4或C_5、C_6、C_7夹脊穴）、

廉泉、外金津玉液、舌中。

操作：针刺时针尖方向稍向脊柱处，得气后将3组导线连接，选用疏波，电流量以局部肌肉出现节律性跳动，患者能耐受为度，每次治疗30分钟。然后廉泉、外金津玉液均刺入1寸，舌中刺入0.2寸，分别捻转15秒，6次后休息1日。

三、按语

本病经常被误诊为进行性延髓麻痹，临床上应经MRI检查确诊。一般运动神经元所致者常有舌肌束颤，病情进展较快。

第十二节　颈源性震颤

震颤是身体的一部分或全部不随意地、有节律性或无节律性地颤动。中医学称为"肝风""颤证"。

颈性震颤发生的机制目前尚不十分清楚，可能是因为颈椎病刺激或压迫了交感神经和椎动脉，从而导致直接或间接的脑缺血、缺氧，但不会引起黑质、苍白球及纹状体的病理性改变。颈椎病经过治疗震颤可以消失，因此颈源性震颤是一种可逆性的变化。

一、诊断

缓慢出现单侧或双侧上肢远端有节律的震颤，在静止期出现，精神紧张时加重，不伴有肌张力的改变。一般先有颈椎病症状，然后出现震颤，临床上有少部分患者震颤出现于颈椎病症状之前。

脊柱检查可见颈肌僵硬，棘突两侧可有压痛或条索状反应物，棘突偏歪，棘上韧带及项韧带有剥离钙化等。

颈椎MRI检查可见颈曲变直、反张，颈椎间隙变窄，颈椎间盘脱出或膨出等。

二、治疗

夹脊电针疗法

处方：病变节段的3对夹脊穴，常用C_2、C_3、C_4或C_5、C_6、C_7夹脊穴。

操作：针刺时针尖方向稍向脊柱侧，得气后将3组导线连接，选用疏波，电流量以局部肌肉出现节律性跳动，患者能耐受为度，每次治疗30分钟，6次后休息1日。

第十三节　颈源性抽动症

抽动症是以多发性肌肉抽动为主要表现的一种发作性中枢神经锥体外系疾病。由脊柱力学改变引起者为颈源性抽动症，临床上偶见。

颈源性抽动症的病因虽国内外均有报道，但目前仍不十分清楚，可能为脊柱力学平衡的失稳、刺激或压迫椎旁交感神经节，反射性地引起高级神经活动中枢功能紊乱，使锥体外系产生病变而发生抽动。

一、诊断

多数为亚急性起病。患儿早期表现为较平时不安宁，容易激动，注意力分散，学习成绩退步。面肌表现为皱额、努嘴、眨眼、吐舌、挤眉等，变幻不已。舌肌、口唇、软腭及其他咽肌的不自主运动可引起构音困难。头部亦可左右扭转或摆动。呼吸可因躯干肌与腹肌的不自主运动而变为不规则。可因情绪激动或做自主运动而动作加剧，平卧安静时减轻，睡眠时完全消失。多数患者有情绪不稳定，有的则骚动不安或出现狂躁、忧郁的症状，周围的嘈杂声音或强光刺激均可使抽动明显加重。

脊柱检查见颈及胸椎棘突可有偏斜，项韧带及棘上韧带可有剥离、压痛，椎旁可触及条索状反应物。

颈椎MRI检查可见颈曲变直、反张，颈椎间孔变窄，颈椎间盘脱出或膨出等。

二、治疗

夹脊电针疗法

处方：病变节段的3对夹脊穴，常用C_2、C_3、C_4或C_5、C_6、C_7夹脊穴。

操作：针刺时针尖方向稍向脊柱侧，得气后将3组导线连接，选用疏波，电流量以局部肌肉出现节律性跳动，患者能耐受为度，每次治疗30分钟，6次后休息1日。

三、按语

患者一般于18岁以后发病，MRI检查有颈椎病改变才可考虑按本病治疗。

第十四节　颈源性肩周痛

颈、肩部外伤、劳损、退变或受风着凉使颈神经根受到刺激或压迫，引起单侧或双侧上肢疼痛、麻木，继而导致肩关节疼痛及运动功能受限，甚至形成"冻结肩"者，称为颈性肩周炎或颈肩综合征。中医学称之为"漏肩风"。

肩部肌群由颈5至胸1脊神经支配，在皮质中枢的指挥下，协调完成肩关节的运动功能。颈椎的损伤、劳损、炎症刺激、骨赘或小关节错位造成脊柱内外平衡失调，刺激、牵拉或压迫颈脊神经，致使神经支配的一个或多个肌肉发生紧张、痉挛而产生疼痛。小关节的错位可使前斜角肌发生痉挛，交感神经纤维受刺激，则病肩血液循环不良，常有肩部冷感，受风遇冷后疼痛加重，久之，肩关节协调运动有不同程度的受限，肌力减退，肌肉萎缩。由于活动障碍及交感神经受影响，肩关节中某些滑囊的滑液分泌异常而肿胀，形成肩关节周围无菌性炎症。由于肩部的疼痛，反射性引起肩周肌肉保护性痉挛，关节功能进一步受限而形成恶性循环。若仍不能及时合理地治疗，终致肌挛缩，肩关节粘连而使肩关节功能丧失。

一、诊断

1. 早期　常见于中老年人，出现无明显外伤原因的肩痛和程度不同的肩活动受限，多为晨起发病，常伴有颈椎病的临床表现，如颈项疼痛，患侧肢体麻木、无力等。患者不能做持久的肩外展或前屈动作（如伏案书写、手扶车把、手提重物），需间断休息或不时甩动患肢以缓解症状，卧床时则需经常变动患肢的位置或将患肢置于头顶方感舒适，但肩关节活动范围正常。上述症状时发时愈，时轻时重，且与气候变化有关，可维持较长的过程。

2. 中期　上述症状加重，患者持续疼痛，肩关节活动不同程度受限，尤以后伸动作明显，穿衣、系腰带均感不便。患肩怕风畏寒，睡眠时常因翻身或变换患肢位置而引起剧痛。伴有上肢乏力，持物不能，甚至生活不能自理。检查见患肩肌肉明显萎缩，肩周多处压痛，冈下肌、三角肌、大小圆肌僵硬，触痛明显。肩关节活动明显受限。

3. 晚期　肩关节疼痛略缓和，但肩关节运动功能严重受限或丧失，肩周肌肉广泛明显萎缩。患肢怕风畏寒、酸胀麻木、无力等症状较显著，严重影响睡眠。肩关节周围严重粘连。

颈椎X线片显示颈曲改变、椎体退行性变及小关节错位等。

二、治疗

1. 电针治疗

处方：病变节段的3对夹脊穴，肩髃、肩髎、新极泉（腋前皱襞顶端外0.3寸）。

操作：针刺时针尖方向稍向脊柱侧，得气后将3组导线连接，选用疏波，电流量以局部肌肉出现节律性跳动，患者能耐受为度，每次治疗30分钟后再分别刺入肩髃、肩髎、新极泉，捻转至产生麻胀感后出针。然后令患者做肩部功能锻炼。

2. 功能锻炼　对于巩固疗效、预防粘连、恢复功能起重要作用，要持之以恒，循序渐进地进行肩部功能锻炼。

（1）爬墙锻炼：面对墙壁，用双手或单手沿墙缓缓向上爬动，使上肢尽量高举然后再缓缓向下回到原处，反复进行。

（2）体后拉手：双手向后反背，由健手拉住患肢腕部，渐渐向上抬拉，反复进行。

（3）外旋锻炼：背部靠墙而立，双手握拳，上臂贴身屈肘，以肘部作为支点进行外旋活动，反复进行。

三、按语

本病临床较常见，高维滨教授曾治疗数例，均获显效。

第二十一章
颅脑损伤

第一节　脑震荡

脑震荡是颅脑受到暴力直接或间接作用后，引起的一种轻度的脑部损伤。属中医学"瘀血头痛"范畴。

一、诊断

头部外伤后，立即发生一过性意识障碍，轻者为意识模糊，重者可昏迷，但一般不超过30分钟。醒后有头痛、头晕、逆行性遗忘，对受伤当时及受伤前后事情经过不能回忆。可伴有恶心、呕吐、耳鸣、无力等症状，一般数日后消失。生命体征基本正常。

神经系统检查一般无阳性体征，腰椎穿刺检查颅内压多正常或稍低，脑脊液检查无异常。头部CT或MRI检查无异常改变。

二、治疗

脑部电场疗法、电项针疗法

处方：认知区、运动区、晕听区、太阳1、太阳2、乳突1、乳突2、天柱、下天柱、风池、供血。

操作：将导线连接同侧风池–供血、认知区–天柱、运动区–下天柱、乳突1–乳突2，太阳1–太阳2，各穴均需平刺，针尖均需触及骨膜。选密波，每次20分钟，6次后休息1日。

第二节 脑外伤后综合征

脑外伤后综合征又称脑损伤后神经症，是指脑外伤后半年以上或数年遗有一系列自觉症状，但神经系统检查无器质性损害体征。

脑外伤后综合征根据临床主症不同，可归属于中医学"头痛""眩晕""心悸""失眠"等范畴。

一、诊断

有明确的脑损伤史，半年以后仍有头痛、头昏、失眠、健忘、无力、心悸、易怒等症状，神经系统检查无器质性损害体征。

如患者头痛呈进行性加重，伴有恶心、呕吐及视力减退，眼底有视乳头水肿，或有神经系统损害体征，则应考虑慢性硬脑膜下血肿。脑超声波检查、头部CT检查有鉴别诊断价值，腰椎穿刺脑脊液压力测定正常或偏低，脑电图检查正常或轻、中度异常。

二、治疗

根据主症不同，参考有关章节治疗。

第二十二章
睡眠障碍

　　睡眠是一种重要的生理现象，属于保护性抑制。长期的不良睡眠习惯及影响睡眠的解剖部位病变或生理功能紊乱均能导致睡眠障碍。

一、睡眠的分期

　　目前，在国际上一般按照脑电图的变化、眼球运动情况和肌张力的变化将睡眠分成两大类。

　　1. 慢相睡眠（NREM）　总的来看，此期睡眠表现在脑电图上是慢波（又叫慢波睡眠），无明显的眼球运动，肌张力降低。此期各级有很大差异。

　　（1）第1级：睡眠中有30秒至1分钟的慢钟摆样眼球运动。肌张力有所降低，常有身体飘浮感。此期较短，持续1~7分钟进入其他期。如在此级睡眠中将睡者唤醒，其常否认自己曾入睡。此级属于思睡状态。

　　（2）第2级：进入浅睡，肌张力显著降低，几乎无眼球运动。此时睡眠很好，若唤醒睡者，其仍可能否认自己曾入睡。

　　（3）第3级：脑电图上有菱形波，是睡眠的重要标志之一。为中睡，已不易被唤醒，肌电图上完全平坦，说明肌张力明显受到抑制。

　　（4）第4级：此级后期，菱形波消失，而0.5~2Hz的高幅慢波连续出现。此级睡眠最稳定，持续时间最长，是深睡，无精神活动，肌张力十分低下。

　　2. 快相睡眠（REM）　脑电图上显示觉醒波形的形态好像浅睡状态。觉醒期的脑电图出现低电位θ和β波，杂有间歇的低电位α波。这时入睡者感觉功能进一步减退，肌张力明显降低，比慢波睡眠更难唤醒，此期还伴随着快速水平方向眼球运动和低波幅的肌电活动，存在中枢神经和自主神经的大量活动，如血压、脉率的变化，阴茎、阴蒂勃起，冠心病的夜间心绞痛发作，十二指肠溃疡的夜间胃液分泌都在此期。约有80%的人在此期做各种各样丰富多彩的梦。所以有学者把快速眼动作为梦活动的标志。可以根据REM

的出现叫醒正在做梦的人，这样使他能更直接地回忆并更准确地报告梦的内容。一般人在快速眼动期中被唤醒后意识清晰，而在慢波期中被唤醒后则感倦怠。

3. **觉醒−睡眠周期**　在整个睡眠过程中 NREM 和 REM 睡眠交替出现。以正常青年人 8 小时夜间睡眠为例分析，开始为睡眠潜伏期，接着进入 NREM 睡眠，并迅速从第 1 级依次进入第 4 级并持续下去。在入眠后 60~90 分钟内，出现第一次 REM 睡眠，持续几分钟后，进入下一个 NREM 睡眠，形成 NREM−REM 循环周期。以后，平均 90 分钟出现一个 REM 睡眠，每次 REM 睡眠持续时间逐渐增加。整晚共有 4 个 NREM−REM 周期，每个周期持续时间将近 2 小时。在 8 小时夜间睡眠中，REM 共约 100 分钟。儿童周期时间要长，第 4 级睡眠不足 60 分钟，其余大部分时间是第 2 级睡眠。在每个周期的 REM 和第 2 级睡眠阶段均可出现短暂觉醒期，但醒后一般不能回忆。

决定睡眠质量主要在于第 4 级睡眠和 REM 睡眠的比例。这个比例的重要性已由睡眠剥夺试验证实。剥夺后的睡眠，必以增加第 4 级睡眠和 REM 睡眠的比例作为"补偿"。临床上，各种睡眠失调或药物对睡眠的作用也主要在于调整第 4 级睡眠和 REM 睡眠比例。

老年人的睡眠潜伏期延长，可以完全没有第 4 级睡眠。第 1 次 REM 睡眠延迟出现，各次 REM 睡眠持续时间差不多，因而表现为入睡困难，同时中途醒转也更为频繁。

现代研究认为，兴奋和抑制是神经细胞两个最基本的特征。在脑干的尾端，有许多散在的神经细胞，其中，脑干蓝斑核和中缝核是产生和维持睡眠的特异中枢，它们通过神经纤维相联接，交织如网，称为"网状结构"。功能是激活整个大脑皮质，维持大脑皮质兴奋水平，使机体处于觉醒状态。当大脑皮质兴奋所需要的营养和能量被逐渐消耗时，向上的冲动减少，大脑皮质神经细胞的活动水平就降低，由兴奋转入抑制并且扩散到大脑皮质以下较深的部位，表现为睡眠。

如果这种平衡状态被打破，或其活动规律受到干扰，应该抑制时不能抑制，而仍然维持兴奋状态，这就引起失眠。去甲肾上腺素（NE）与 5−羟色胺（5−HT）是对维持睡眠和醒觉状态起决定作用的一对递质。麻省理工学院的专家发现松果体分泌的褪黑素有致眠作用。

二、睡眠良好的标准

（1）入睡顺利，入睡时间在10~15分钟之内。

（2）整个睡眠过程中从不觉醒。

（3）觉醒后有头脑清醒、身体舒服的感觉。

三、睡眠不良的判定

（1）入睡困难，入睡时间可长达30~60分钟或更久。

（2）在睡眠中，至少觉醒1次。

（3）清醒后仍有疲怠不快、头脑昏沉之感。

第一节　失眠症

失眠是症状，而非独立的疾病。中医学称为"不寐""不得卧"。虽然失眠症通常并不伴有疾病，但造成失眠的继发性原因很多。

1. 生理因素　过饱或饥饿、疲劳、性兴奋、年龄增长，均可使睡眠效果发生变化而引起失眠。

2. 心理因素　生活、工作中的各种矛盾和情绪状态所造成的焦虑、抑郁、紧张、激动、愤怒或纠缠于白天不愉快的事情，均可导致失眠多梦。

3. 疾病因素　某些疾病会对睡眠产生影响，如关节炎、溃疡病、心绞痛、偏头痛、哮喘、心律失常等。丘脑病变者可表现为睡眠节律倒错，即白天睡眠，夜晚清醒不眠。

4. 不良的环境和习惯　如噪声、光线强弱、冷热都可导致失眠多梦。临睡前剧烈运动及作息无规律或生活规律改变（如上、下夜班）都可影响睡眠。

5. 药物因素　饮酒、服药、药物依赖及戒断症状均可导致失眠多梦。常见药物有兴奋剂、镇静剂、甲状腺素、避孕药、抗心律失常药等。

6. 个体功能状态差异　不同的个体对梦感不同，即使同一个体在不同时期，功能状态不同，对梦感的程度也不尽相同。所以，有的人一段时间梦感强梦多，另一段时间梦感弱梦少。

神经系统疾病中伴有失眠症的，以脑部病变多见，而脊髓病变则很少见。

一、诊断

诊断标准包括入睡难、眠少、觉醒多并且多梦。脑电图记录REM睡眠缩短，而NREM睡眠的第2级较长，第4级提前结束，觉醒的次数和时间略有增加，睡眠总时间并不一定减少。这些表现可因每晚失眠程度的不同而变化。此外，失眠者的生理性警觉反应水平提高，如睡眠中的心率、体温都较睡眠良好者高，外周血管处于收缩状态。长时间失眠则体温、血压、心率、呼吸等发生一系列变化。主要精神活动变化较为明显，如在2日内无明显变化，3日以后记忆力、计算力、思维能力明显下降，容易激怒，可进一步出现幻觉与错觉。

二、治疗

脑部电场疗法、电项针疗法

处方：情感区、认知区、太阳1、太阳2、天柱、下天柱、风池、供血。

方解：额叶眶部及底部、丘脑、下丘脑、网状结构均有调节大脑皮质兴奋水平的作用。

操作：各穴均需平刺，针尖均需触及骨膜，将导线连接同侧风池－供血、情感区－天柱、认知区－下天柱，太阳1－太阳2，选密波，每次30分钟，6次后休息1日。

三、按语

（1）治疗失眠症，首先应分析导致失眠的原因，减轻患者的心理负担，树立战胜失眠的信心。特别是消除睡前"我今晚再睡不着怎么办"的心理，树立"我什么也不怕"的信念是战胜失眠的关键一步。

（2）治疗失眠的关键在于恢复大脑兴奋和抑制的平衡。高维滨教授主张，上午用脑部电场疗法、电项针疗法使大脑皮质处于兴奋状态，晚间服用中药镇静安神，有利于大脑皮质进入抑制状态，临床验证疗效甚佳。

（3）高维滨教授临床应用多年，配合中药效果更佳。其机制是白天运用电项针治疗，脉冲电流通过网状结构上行激动系统，使大脑皮质功能兴奋性增强，恢复兴奋过程与抑制过程的平衡；晚间大脑皮质兴奋性减低，抑制性增强，进入睡眠。下午采用电项针治疗有时因兴奋过高不利于前半夜入睡，因此以上午治疗为好。

（4）伴有夜间尿频的患者应当先治疗夜间尿频，否则很难奏效。

（5）服用中药治疗失眠症不宜采用传统的早晚各一次的服用方法，人参、党参、刺五加的作用均为先兴奋后抑制，早晨服药，使人白天处于精神振奋状态，夜间睡眠加深；但晚上服用则会使人处于兴奋状态而加重失眠，故可改为早晨与午间服用。其他安神药为服用后直接起抑制作用，则只宜在晚间服用。

（6）失眠可分为实证与虚证。一般情绪激动、药物、饮食、外伤等引起的失眠病因去除后即可安睡，仅使用中药效果不好。长期失眠者除做心理上的调整外，还需要一个中药与西药共用的阶段，待中药产生效果后，再将西药逐渐减量，不可骤停西药。

第二节　发作性睡病

发作性睡病是一种原因不明的睡眠障碍。起病年龄一般在儿童期至成年，以10~20岁最为多见，男女发病率相同。中医学称为"多寐""嗜眠"。

一、诊断

除正常睡眠外，可在任何时间或场所（如行走、谈话、进食和劳动中）入睡，不可自制。每次持续数分钟至数小时，可一日数发。常伴有如下症状。

1. **猝倒症**　突发四肢无力，不能维持正常姿势而猝然倒地，意识清醒，历时短暂，常发生于大笑、恐惧或焦虑之后。

2. **睡瘫症**　睡醒后四肢不能活动，但睁眼、呼吸甚至说话如常，历时数分钟至数小时，可有濒死感。

3. **入睡幻觉**　入睡前可有与梦境相似的视、听幻觉，伴有恐惧感。

脑电图检查中可有睡眠脑电图表现，REM（快速眼动）睡眠可提早出现。

原发性睡眠增多症与单纯的发作性睡病相似，但白天的嗜睡可克制。一般入睡持续时间较长，24小时内的睡眠时间明显增加。部分患者有遗传史。

二、治疗

电项针疗法

处方：风池、供血、情感区、四神聪、太阳1、太阳2、天柱、下天柱。

操作：将导线同侧连接风池-供血、情感区-天柱、认知区-下天柱、太阳1-太阳2，选密波，通电30分钟，每日1次，6次后休息1日，治疗时间必须选在上午。

第三节 不安腿症

不安腿症是指休息时两小腿深部出现难以忍受的不适感，捶打、按摩或活动后症状可暂时缓解者。

本病的病因和发病机制均不十分清楚，可能是由于中枢神经系统多巴胺功能紊乱所致。见于尿毒症、糖尿病、叶酸缺乏、贫血、慢性肺病、癌症、苄噻嗪类药物反应或长期露于外面受凉，或妊娠晚期并发此症。本病属中医学属"血痹"范畴。

一、诊断

好发部位以双下肢为主，一般先好发于一侧，以后再波及另一侧，上肢较少累及，女性患者较多，以中老年为主，并具有显性遗传，家族成员中近半数均有类似症状。症状仅出现于休息时，尤以夜间卧床入睡前下肢深部在膝踝之间有各种难以描述的异常感觉，迫使患者必须做局部按摩，或改变体位，或下床行走，始能暂时缓解，严重时甚至通宵不能入睡。体表无阳性体征。

二、治疗

脑部电场疗法

处方：风池、供血、认知区、情感区、天柱、下天柱、太阳1、太阳2。

方解：针刺风池、供血可以改善椎-基底动脉系统，增加脑部血流量，促进神经递质的释放；针刺认知区、情感区、可以调节大脑皮质功能。

操作：用导线分别连接同侧的风池-供血，情感区-天柱，认知区-下天柱，太阳1-太阳2，选用密波，每日1次，每次30分钟，6次后休息1天。

三、按语

针刺治疗本症有较好疗效，配合中药疗效更好。

第二十三章
延髓麻痹

　　延髓麻痹亦称球麻痹，包括真性延髓麻痹和假性延髓麻痹。真性延髓麻痹由延髓运动性神经核或延髓运动神经纤维病变所致，属于下运动神经元性瘫痪；假性延髓麻痹是支配延髓运动核的上位运动神经元病变，失去对吞咽功能的调控，与延髓本身无直接关系，属于上运动神经元性瘫痪。二者的临床症状十分相似，都有舌肌、软腭、咽肌、喉肌麻痹，主要症状均为吞咽障碍及构音障碍。

　　延髓麻痹是神经科常见的疑难危重症，10余种疾病可以合并本症，其中以脑血管疾病尤为多见。国内报道，急性期脑血管疾病发生率占29％～74.6％，帕金森病占69.1％，阿尔茨海默病占84％，运动神经元病占51.2％。日本研究报道，脑血管疾病的急性期（1周）占50％～70％，经过治疗，1周后约1/2能恢复；亚急性期（2~3周，又称快速恢复期）后，进入慢性期（又称恢复期），9周后仍有5％的患者不能恢复，需要进行专门治疗护理，但也不能恢复到正常。常见的并发症可造成营养成分摄入不足，易导致误咽、吸入性肺炎，甚至窒息，致使患者生活质量下降，病死率增高。

第一节　吞咽功能的神经解剖学

一、皮质吞咽中枢

　　目前的研究资料表明，吞咽高级中枢是多灶性、双侧性的，可能存在单侧化，但并不是固定在某一半球。主要的吞咽代表区位于感觉运动区下外侧、运动前区外侧、岛叶、颞极皮质、额极、额下回、岛盖、顶叶、顶下小叶、枕叶舌回、小脑、扣带回等。另外还有基底节的参与。吞咽皮质多个部位之间相互联系,双侧大脑半球之间的吞咽中枢也相互联系,皮质区域接受来自口腔、咽机械感受器的传入,将信息整合之后发出指令,经皮质延髓束到延髓吞咽中枢,共同调节延髓吞咽中枢控制吞咽的口咽阶段。皮质下通路从孤束上传的感觉信息通过丘脑的中枢,继续上传至与吞咽相关的皮质。而皮质发出指令又经皮质延髓束下达到延髓吞咽中枢的孤束核。

二、脑干吞咽中枢

脑干的延髓吞咽中枢有两个区域:孤束核及其周围的网状结构构成的背侧区域、疑核及其周围的网状结构构成的腹侧区域。延髓吞咽中枢双侧对称存在,每侧都可以控制吞咽的咽阶段及食管阶段。每一侧中枢除支配对侧的部分括约肌外,也支配同侧的吞咽肌,以确保吞咽动作能够协调完成。而且双侧中枢联系紧密,同时与吞咽的脑皮质区域紧密联系。该中枢模式发生器主要控制、调节吞咽反射,将食团从口咽转运到食管。

三、吞咽反射

吞咽反射的反射弧由感受器、传入神经、中间神经元、传出神经、效应器构成。

1.感受器和适宜刺激 诱发吞咽的适宜刺激是压力刺激,其感受器位于口咽部的黏膜中。最敏感的部位是扁桃体。但是有研究者认为诱发吞咽反射的关键部位是迷走神经的分支(喉上神经)支配的咽喉部黏膜。

2.传入神经 适宜的感觉刺激(如压力刺激)经过三叉、舌咽、迷走神经传入。

3.中间神经元——延髓吞咽中枢 传入神经的信息经脑神经到达脑干吞咽中枢(孤束核、疑核及它们周围的网状结构)。信息首先进入孤束核,其内的中间神经元再与位于脑干腹侧的疑核相联系,由疑核直接控制与吞咽有关的运动神经元的活动,并控制食管的活动。

4.传出神经 疑核、三叉神经核、舌下神经核等吞咽运动核产生的运动信号仍由三叉、面、舌咽、迷走、舌下神经传出。

5.效应器 包括面肌、舌肌、咀嚼肌、咽肌、喉肌等,共同协调完成吞咽动作。

第二节　吞咽功能及分期

吞咽反射是原始反射、先天反射，不受意识控制，是人类一生下来就具有的。婴儿期的神经系统是由皮质下中枢控制的，大脑皮质成熟后逐步控制这些反射现象。吞咽反射的神经控制由皮质高级中枢启动和调节。

吞咽中枢接受软腭（经三叉神经）、咽后壁（经舌咽神经）、会厌（经迷走神经）的传入冲动，还接受高级中枢经皮质脑干束的传入冲动。吞咽中枢的传出冲动经三叉神经运动核、面神经核、疑核和舌下神经核的轴突组成的神经支配与吞咽有关的肌肉。

一、吞咽反射的过程

在外观上可以看到喉结上下移动。此时是舌将咀嚼后的食团推向舌根部，咽提肌（茎突咽肌等）收缩，软腭上提，封闭鼻咽，防止食物向鼻腔反流。喉结上提，会厌反折封闭喉口，同时喉缩小声门裂，防止食物进入喉腔。咽缩肌由上向下依次收缩，环咽肌松弛，食团进入食管。上述活动几乎是同步发生的。

正常情况下无论食物黏稠度如何，整个过程不超过1秒。正常人吞咽后可能有少量食物滞留在会厌谷或梨状隐窝内。

二、吞咽过程分期（图23-1~图23-4）

1.认知食物期　即认识所要摄取食物的温度、味道、气味、硬度、一口量，以确定进食速度与食量，直至入口前的阶段。但脑干部位病变导致的意识障碍、额叶病变导致的摄食程序障碍等，常会使摄食–吞咽发生困难。

2.口腔准备期　口唇及前齿协调地将食物纳入口，舌将食物与唾液混合，咀嚼时，下颌做上下、回旋运动，此时软腭与舌根之间（口峡部）闭锁，避免食物进入咽部。

3.口腔吞咽期　咀嚼完成以后，舌上举，食块沿硬腭从舌尖被推至舌根，抵达诱发吞咽反射的部位。

4.咽腔吞咽期　食块抵咽，随之，口唇闭锁，下颌固定不动，旋即软腭和会厌分别闭锁该部与鼻腔、喉和气管的通路，引起瞬间吞咽性呼吸停止，同时，舌根向咽后壁推压，咽壁产生蠕动，咽上、中、下缩肌依次收缩，环咽肌松弛，将食块送入食管。这一过程谓之吞咽反射。

5.食管吞咽期 食块进入食管后，由于食管内的负压作用和食管的蠕动作用，使食块沿食管下行入胃。

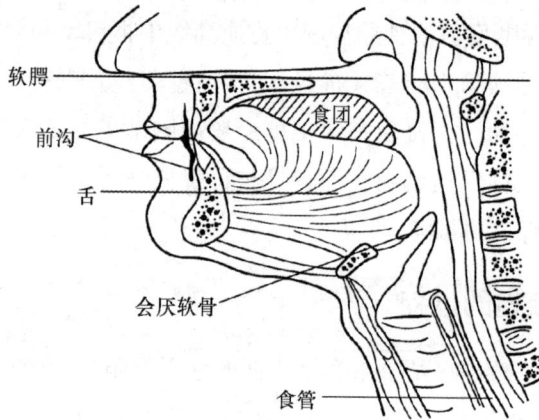

正中矢状面

图23-1 口腔准备期吞咽的生理过程

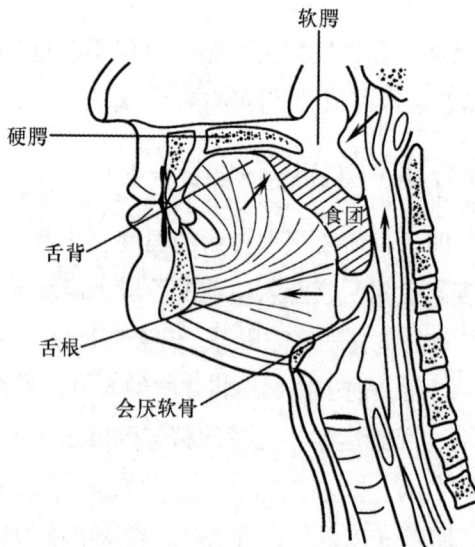

图23-2 口腔吞咽期吞咽的生理过程

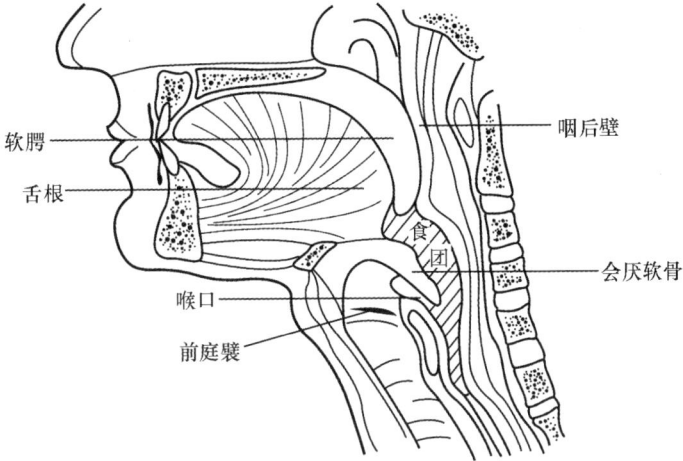

正中矢状面

图 23-3　咽腔吞咽期吞咽的生理过程

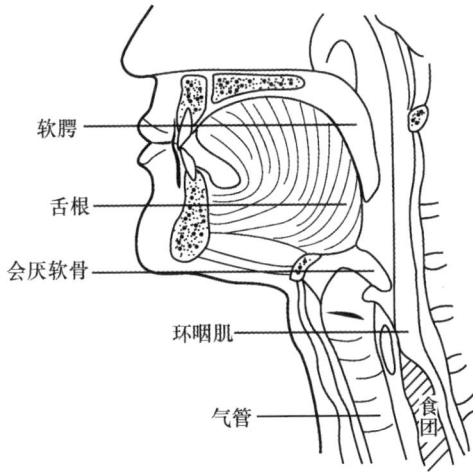

图 23-4　食管吞咽期吞咽的生理过程

第三节　吞咽障碍的神经机制及主要临床表现

一、吞咽障碍的神经机制

（一）皮质损伤

皮质中枢通过兴奋延髓吞咽中枢的神经元达到控制和调节吞咽的目的。

运动区皮质下部损伤导致吞咽启动不能或启动延迟。运动前区皮质损伤导致吞咽启动困难。感觉区皮质损伤导致对口中食物无吞咽意愿。同时面肌下半部、舌、软腭和咽喉肌麻痹,四肢麻痹轻,可以行走。

（二）皮质下通路损伤

皮质延髓束轻度损伤之后会导致吞咽的咽阶段延迟,严重者吞咽不能。如果是皮质脑干束损伤还会出现口、舌、咀嚼障碍。内囊病变还可伴有锥体束及锥体外束症状,影响抑制性神经元环路,使延髓中枢失去高位中枢对其的抑制作用,环咽肌出现高反应性,表现为环咽肌放松不能,呈环咽肌失弛缓症。咀嚼的痉挛性麻痹可表现为下颌反射亢进。皮质、皮质下一个水平损伤时产生轻微吞咽困难,两个水平损伤时达到阈下兴奋性水平降低,导致延髓吞咽中枢功能障碍。

（三）单侧半球损伤

单侧大脑半球皮质或皮质延髓束的损伤也可以导致吞咽障碍。有关这方面的内容,目前还没有标准的医学和神经科学方面的教材以供参考。由于参与吞咽的后组脑神经由双侧上运动神经元支配,因此教材上多认为单侧脑半球损伤不会显著影响吞咽功能。

（四）脑干损伤

脑干卒中病灶小而分散,吞咽困难常是主要症状。

1.脑桥损伤　可波及小脑,出现共济失调、步行障碍,还伴有咀嚼肌及面肌无力、延髓以下肌张力增高、咽期吞咽延迟或不能、单侧咽肌痉挛性瘫、喉上提差、环咽肌失弛缓等。

2.延髓吞咽中枢损伤　咽腔期为主,单侧延髓吞咽中枢损伤,导致咽期吞咽启动的延迟,喉上提差,但病程短,可逐渐好转。双侧延髓吞咽中枢损伤将导致吞咽反射消失,不能完成吞咽动作。

（五）咽喉部感觉减退

可能是咽喉黏膜感觉信息向丘脑和皮质传导的上行投射通路中断所致。会厌以上部位及会厌以下的咽部感觉减退,都可导致吞咽困难和误吸。

（六）小脑和锥体外系异常

可能会导致吞咽活动不协调,咽阶段吞咽时间延长。

二、吞咽障碍的临床表现

主要临床表现是因误吸引致的呛咳，由食团或唾液误入喉与气管所致。正常的吞咽过程是茎突舌肌上卷，将食团推向舌根部；茎突咽肌使咽后壁软腭上提，封闭鼻咽，防止食物向鼻腔反流；喉整体上提，咽上缩肌收缩，食物下降；咽中缩肌收缩使会厌反折，喉口关闭，食物进入咽腔；咽下缩肌收缩，环咽肌括约肌打开，使食物进入食管。吞咽动作完成后，喉开放。

由3种原因引起病变。一是双侧皮质脑干束损伤不能调节延髓吞咽中枢，表现为肌张力增高的口腔期吞咽障碍，也称假性延髓麻痹。病变时茎突舌肌不能上卷，茎突咽肌不能使软腭上提，将食团推向舌根部，咽上缩肌不能收缩使食物下降，咽中缩肌不能使会厌反折关闭喉口，会厌谷内的食物进入咽腔而误入未闭合的喉腔，发生吞咽前误吸而呛咳，常有鼻呛。二是延髓吞咽中枢病变。表现为肌张力减低的咽腔期吞咽障碍，也称真性延髓麻痹。咽腔期病变时茎突咽肌、咽上缩肌不能使软腭上提而使软腭向健侧偏移，喉关闭不全，咽中缩肌不能使会厌反折盖住喉口，喉腔未闭合使食水进入喉口发生吞咽中误吸而呛咳。三是咽下缩肌和环咽括约肌未松弛。潴留于梨状隐窝部的食物反流进入喉腔，发生吞咽后误吸，此即环咽肌失弛缓症。

第四节 影响摄食－吞咽功能的其他因素

临床上还有以下因素影响吞咽功能。这些因素错综复杂，共同形成摄食－吞咽障碍。

1.**鼻饲导管留置时间过长** 鼻饲导管常用于摄食吞咽困难患者，但也会带来以下不良影响：由于异物滞留引起的慢性刺激和口呼吸引起的黏膜干燥会使咽喉受损，产生感觉变化，咳嗽反射等受限制。唾液分泌亢进，难以保持鼻腔清洁，妨碍吞咽运动。时间过久还会引致环咽肌失弛缓症及咽憩室。

2.**气管切开** 气管切开能确保气道通畅，易于吸痰，但另一方面，限制喉部上抬运动，吞咽时喉闭锁减弱，声门无法闭锁且声门加压减弱，使咳出力减弱，由于切开气管使呼气到达不了上部，流入气道口的唾液和食块无法咳出。

3.药物 任何药物都有副作用，有时也会使摄食-吞咽障碍恶化，如对中枢神经系统有镇静作用的药物可抑制脑干功能，使吞咽功能低下；对平滑肌和骨骼肌功能有副作用的药物，如抗胆碱药、三环类抗抑郁药、钙拮抗剂等，使食管括约肌松弛；有的药物能引起口腔干燥，如抗胆碱药、健胃药、感冒药等，因而必须对药物种类和剂量进行调节。

4.脱水、低营养状态 只要处于脱水、低营养状态就会降低吞咽功能，尤其对高龄患者来说，必须充分补充水分。进行摄食-吞咽训练也要经常注意脱水、低营养状态，及时补给。

5.躯干、颈部的姿势 不能保持正确体位的患者吞咽活动会受影响。躯干的稳定性影响颈部位置，而颈部位置影响口腔、咽腔吞咽功能。

6.颈性吞咽困难 患者咽下食物时有梗阻的感觉，并常能指出梗阻的部位。其主要特点为无痛，反复发作，发病常与颈部不适有关，可自然缓解。吞咽困难的主要原因是由于骨质增生刺激颈旁交感神经节，从而引起脑干供血的改变。

7.结节性甲状腺肿 肿大的结节向后压迫迷走神经的分支（喉上神经内支）引致咽缩肌麻痹时，可造成吞咽障碍。

8.废用综合征 指长期卧床使本应活动的器官长时间得不到活动，导致功能衰退。吞咽肌肌力低下、下颌关节挛缩、坐姿保持困难、集中力低下、味觉嗅觉低下、食欲低下、进食中易疲劳等废用综合征与吞咽障碍也密切相关。

第五节　假性延髓麻痹

假性延髓麻痹是由双侧上运动神经元（运动区皮质及其发出的皮质脑干束）病损造成的痉挛性瘫痪，但急性休克期为弛缓性瘫痪。由于双侧皮质脑干束不能调节延髓网状结构的吞咽中枢，咽缩肌处于痉挛性瘫，使吞咽反射活动启动慢或不能所致。从病变的部位来说，大脑皮质运动区、皮质下白质、内囊、基底节、大脑脚、脑桥及延髓运动神经核以上（不包括神经核）的各个部位损伤，皆可出现假性延髓麻痹，但以内囊及脑桥为最多见（图23-5）。但也有文献报道，单侧核上性损伤也可导致吞咽障碍。由于病灶的范围广，波及脑桥者较多，所以吞咽障碍发生在咽腔期，也可同时发生在口腔期。

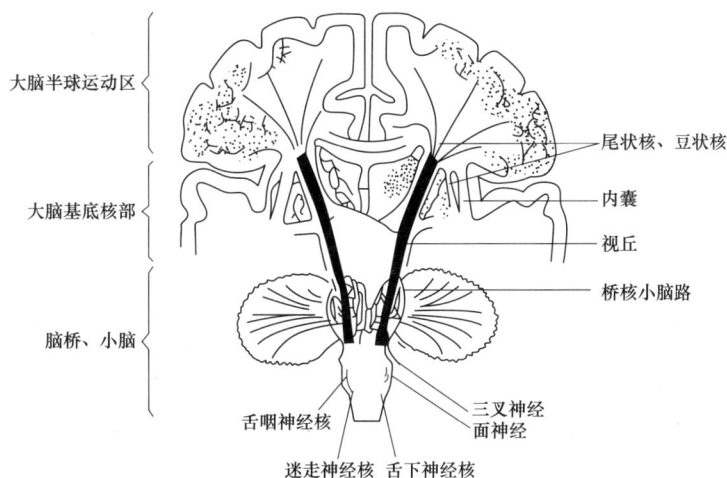

图23-5　假性延髓麻痹示意图

一、病因

病因中常见的是高血压及动脉硬化性脑血管病，尤其多见于反复发作的双侧脑血管病，如脑出血、脑梗死、腔隙性脑梗死、脑蛛网膜下腔出血等。

其他原因有脑炎、颅脑外伤、多发性硬化症、颅内肿瘤、急性或慢性缺氧性脑病、变性病（如运动神经元病）、放疗后脑软化、梅毒等。

二、诊断

1.构音障碍　慢性起病者最早出现的证候是痉挛性构音障碍，由于口唇、舌、软腭和咽喉等构音器官的运动麻痹和肌张力增高两方面因素所致，先出现言语音调拖长而缓慢，字句简单，同语反复，言语时呼吸常中断。

2.吞咽障碍　常见于急性起病者。

（1）口腔准备期：由于皮质脑干束广泛损伤致中枢性面肌麻痹，口唇无力而流涎，咀嚼肌痉挛性麻痹，而不能咀嚼、咀嚼慢，或持久地半张口而牙齿不能闭合，舌不会搅拌食物，口中的食物常常掉出。舌不能卷曲，食团不能形成。

（2）口腔吞咽期：舌肌麻痹，不能将食物推向咽部，软腭不能抬举，喉结上提差或不能。吞咽反射不能完成，食物存留在口腔。

（3）咽腔吞咽期：由于咽缩肌痉挛性麻痹，会厌反折不能或慢，吞咽启动延迟，口内食物残留而多次吞咽、仰头吞咽。流质饮食容易出现食物逆向鼻腔而反呛，或误吸入喉腔而出现呛咳。吞咽反射轻者仍然存在但较弱，在仰靠位能进半流食，可以靠吞咽反射将食物咽下，这一点与真性延髓麻痹相反。重患吞咽启动不能，只能靠鼻饲流食维持生命。

3.神经影像学检查　上消化道照影显示钡潴留在口腔期（图23-6、图23-7）。

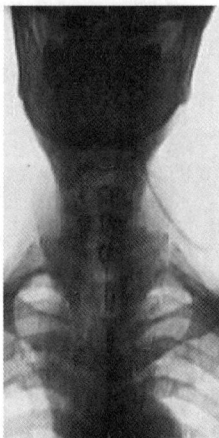

图23-6　假性延髓麻痹吞咽障碍在口
腔期正位，口腔钡潴留

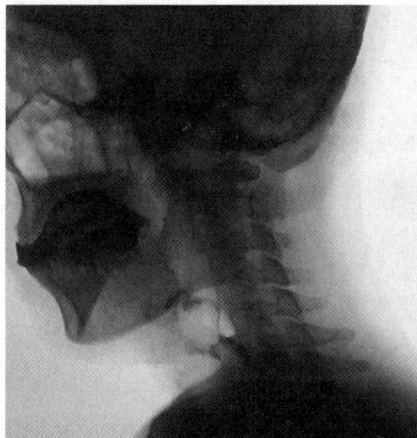

图23-7　假性延髓麻痹吞咽障碍在口
腔期侧位，口腔钡潴留

4.临床检查　脑干的反射改变。由于皮质脑干束的损害，临床上常有某些生理反射活跃或亢进，如眼轮匝肌反射、下颌反射。病理反射阳性，如叩唇反射、掌颏反射、吸吮反射、仰头反射、角膜下颌反射等均可出现。这些反射可在没有明显的大脑病变体征时引出，因而有早期诊断的价值。

5.常伴随的其他症状与体征

（1）锥体束征：患者往往在损伤双侧皮质或皮质脑干束时同时损伤双侧的皮质脊髓束，因而出现一侧或双侧的肢体瘫痪，并出现相应的病理性反射变化。

（2）感觉障碍：患者常可伴随出现感觉障碍，尤其是内囊型，出现偏瘫时常有半身感觉障碍。

（3）排尿障碍：患者往往在早期就出现排尿障碍，多见于大脑双侧弥散性病变时。排尿障碍主要表现为不随意的急迫性排尿，即无抑制性神经源性膀胱。

（4）情感障碍：患者表情淡漠，对周围事物漠不关心，对食物不产生食欲，在受到情感刺激时则一反静止状态，表现为强哭强笑而不能自制。

（5）智能障碍：患者记忆力逐渐低下，先从分析、计算方面开始，进而忘却名称，词汇量减少。对时间、地点的判断产生障碍。病情发展则开始不讲究衣着、外表，逐渐发展为"随心所欲"，尤其对吃的欲望十分强烈，给人以"返老还童"之感。

（6）锥体外系症状：患者常可出现震颤麻痹的症状和体征。如肌张力明显增高，颜面缺乏表情，静止性震颤，躯干前弯，小间距步态，随意运动减少等。但极少出现锥体外系运动增多。

（7）小脑症状：患者有时会出现小脑症状，主要表现为坐、立、走困难，即躯干性共济失调，亦可出现运动性共济失调。这是由于与皮质脑干束一起走行的大脑–脑桥–小脑传导束受损所致。

第六节　真性延髓麻痹

真性延髓麻痹是脑干延髓的舌咽神经、迷走神经、疑核和舌下神经核或神经根或神经干病变所致的下运动神经元弛缓性瘫痪（图23-8）。由于病灶的范围小，大多数只在延髓，波及脑桥者少，所以吞咽障碍主要发生在咽腔吞咽期，口腔期少见。临床表现多为单侧病灶，病情较轻；亦可为双侧病灶，病情较重。常引起该病症的脑血管疾病，有代表性的为瓦伦贝尔综合征。

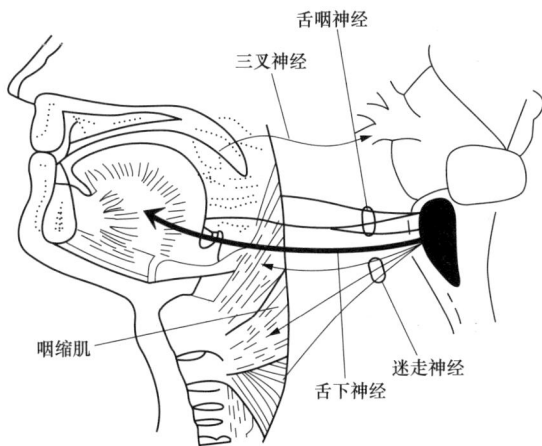

图23-8　真性延髓麻痹的病变部位

一、病因

椎-基底动脉病变、急性脑干型灰质炎、各种脑干炎、急性感染性多发性神经根炎、急性多发性硬化症、运动神经元病（进行性延髓麻痹型）、脑干空洞症、桥延部肿瘤等。

二、诊断

1.构音障碍　慢性起病者最早的症状是弛缓性构音障碍，患者在讲话时容易疲劳，以后逐渐讲话不清，声音嘶哑，以至完全失音。这是舌、口唇、软腭及声带的麻痹导致了构音障碍。

2.吞咽障碍　常见于急性起病者。延髓吞咽中枢及反射弧损伤，表现为肌力、肌张力同时低下的吞咽障碍。

（1）口腔期：开始患者多吐泡沫痰，少数重症患者因面神经周围性麻痹而口唇不能闭合、流涎、张口困难、鼓腮不能；三叉神经运动支障碍而不能咀嚼；迷走神经障碍软腭抬举不能或偏移而吞咽前误吸；食物进入鼻腔而发生鼻反流；舌下神经障碍不能搅拌食物形成食团，不能将食团推向咽部，口内食物滞留而多次吞咽。上述病症在病变较重时才能出现。

（2）咽腔期：由于病变侧肌力、肌张力低下而软腭、喉结偏向健侧，吞咽反射启动无力，会厌反折慢或会厌偏移，喉口盖闭不严，轻者于饮水、喝稀粥或快速进餐时误吸而呛咳，进半流食或成形食物时尚好。如咽上缩肌无力，会厌谷内存留食物，可发生鼻反呛。咽中、下缩肌无力，环咽肌松弛不全在单侧或双侧梨状隐窝内存留食物而食物反流（图23-9~图23-11），需多次吞咽、用力吞咽，有部分食物能进入食管，重者吞咽动作不能启动，只能靠鼻饲进食。轻者病变日久，咽部肌萎缩，梨状隐窝加深，饮水进流食能咽下，但不能完全进入食管内而存留于梨状隐窝。或长期插鼻饲胃管刺激环咽肌使之痉挛，出现环咽肌失弛缓症，而仍按真性延髓麻痹治疗，属误诊误治。

3.神经影像学检查　上消化道照影显示钡潴留在会厌谷和梨状隐窝，但仍有少量钡剂进入食管。

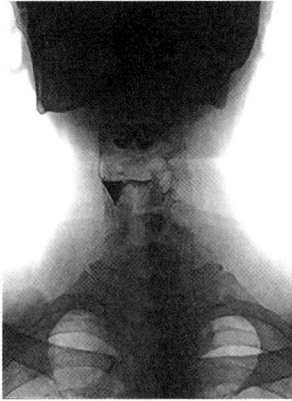

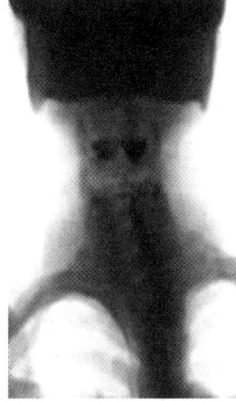

（a）梨状隐窝钡潴留，会厌谷也有钡潴留　　　　　　（b）会厌谷为主，双侧梨状隐窝少量钡潴留

图23-9　真性延髓麻痹吞咽障碍咽腔吞咽期正位图

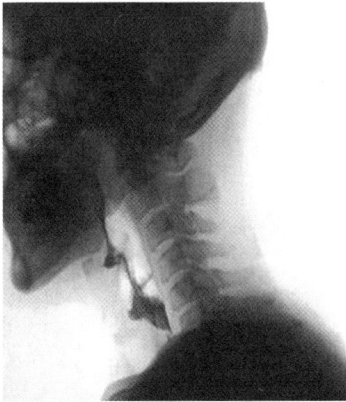

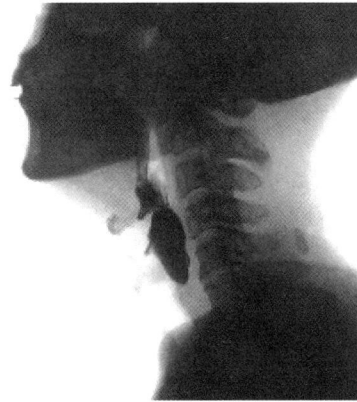

图23-10　真性延髓麻痹吞咽障碍咽腔吞咽期侧位图（梨状隐窝及会厌谷均有钡潴留）

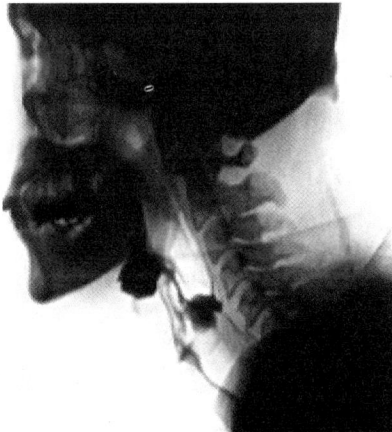

图23-11　真假混合性延髓麻痹吞咽障碍侧位图（口腔及会厌谷、梨状隐窝均有钡潴留）

4.临床检查　多数患者为一侧舌肌麻痹，舌体偏向病侧，软腭、悬雍垂抬举时向健侧偏移，喉结不会上下移动或移动慢且向健侧偏移，因反射弧被破坏，不会出现脑干反射的释放，掌颌反射阴性、叩唇反射阴性。一侧或双侧咽反射减弱或消失。

三、真性、假性延髓麻痹鉴别诊断要点

假性延髓麻痹：多慢性发病，不伴有吐泡沫痰，常伴有强哭强笑，软腭抬举时不偏移，喉结不偏移，伸舌动作慢，掌颌反射多阳性，叩唇反射阳性。上消化道照影显示吞咽反射启动慢或不能启动而呛咳。

真性延髓麻痹：多急性发病，常伴有吐泡沫痰，不伴有强哭强笑，软腭抬举时向健侧偏移、喉结向健侧偏移，掌颌反射多阴性，叩唇反射阴性。上消化道照影显示吞咽反射启动慢或会厌偏异不能盖住喉口而呛咳。

四、真性延髓麻痹的吞咽障碍临床分型

（1）延髓一侧病变时会厌偏移，盖不住喉口，食物进入器管而呛咳。

（2）两侧病灶都在延髓时，软腭、会厌偏移不明显，也不会启动吞咽而呛咳。

（3）临床上还会观察到软腭偏移向右侧，而喉结偏移向左侧，这是因为有2个小病灶，分别在延髓上下两侧，治疗时先以治疗喉结为主。

（4）上述情况要反复观察，认真分析，结合上消化道造影检查确定治法。

第七节　进行性延髓麻痹

进行性延髓麻痹是运动神经元病的一个临床类型，病变主要侵犯脑干，特别是延髓的颅神经运动核，也可以合并其他部位病变，属真性延髓麻痹的一种特殊类型。其主要特点是双侧病变，起病缓慢，开始时是在口腔期，一般先言语欠流利，舌肌束颤，以后慢慢出现饮水呛咳、进食困难、流涎、舌肌萎缩，进一步加重则咽腔的会厌及梨状隐窝食物潴留，症状发展，病程可达2~7年。

上消化道照影显示钡潴留在口腔期，会厌谷和梨状隐窝均有少量潴留，但仍有少量钡剂能进入食管。大多数病例用针刺治疗后可缓解，或病情稳定。

第八节　环咽肌失弛缓症

　　环咽肌失弛缓症是环咽肌不能松弛所致的食物停留在环咽部，不能进入食管内的少见疾病。环咽肌在食管入口处，由咽下缩肌最下部的横行肌肉纤维组成（图3-27）。正常吞咽时需要环咽肌由上至下松弛，食团进入食管，此过程0.3~0.6秒。如环咽肌紧张而不能松弛或松弛不全，食团即受阻而不能进入食管，发生吞咽障碍，此即为环咽肌失弛缓症。本病可以是独立的疾病，也可以是延髓麻痹的常见临床表现。

一、病因

　　脑干部位的脑卒中后性延髓球麻痹、脑干损伤（外伤、缺氧）、头颈部肿瘤放射或手术后的瘢痕形成、肌萎缩侧索硬化症、重症肌无力、退行性中枢神经疾病、帕金森病等，长期插鼻饲管后环咽肌受刺激易处于收缩状态等。

二、诊断

　　本病多发生于50岁以上的中老年人。患者主诉进食时吞咽困难，食物停留在环咽部不能进入食管内，故进餐时间延长；另有吞咽痛、阻塞感、异物感，饮用液体易引起呛咳，食物下咽时颈部有气过水声。

　　辅助检查：上消化道照影显示食管舒张，咽部钡剂排不尽，潴留在梨状隐窝处（图23-12）。

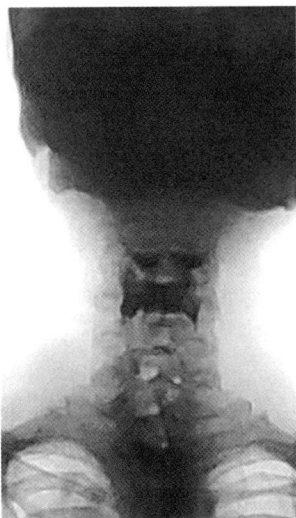

图23-12　环咽肌失弛缓症梨状隐窝钡潴留正位

第九节　摄食-吞咽障碍

本病是由大脑皮质双侧额叶功能障碍导致的摄食程序障碍，或脑干功能障碍导致的意识障碍、认知障碍所引起病变所致。

主要有意识水平轻度低下（觉醒度低者经常处于嗜睡状态，意识内容窄者处于表情淡漠或苦闷状态）、反应迟钝、注意力低下、不语不动、食欲低下，不能抓取食物，不会张口纳食。或摄食行为中断，进食时有强迫哭笑。食物进口后不会咀嚼或反复咀嚼而不咽，食物在口中含留很长时间，吞咽犹豫，无意中吞咽时可能不呛而将食物咽下。患者常伴有易怒、违拗、循衣摸床、撮空理线的表现，掌颏反射及抓握反射阳性，严重者獠犬反射阳性。另外，脑器质性精神障碍导致的木僵状态、缄默症也常伴有不动不语、不吃不喝及违拗。

第十节　慢性咽炎后吞咽障碍

急性咽炎治疗不当转为慢性咽炎，病情拖延日久，导致饮水、进食时呛咳，咽部有异物感或吞咽时不顺畅，需要多次吞咽动作才能完成食物的吞咽。这种异常情况可以持续数日，甚至数年而不愈。有的患者会出现反复咳嗽、吐痰、发热等支气管感染症状和体征。经抗感染、祛痰等治疗后病情逐渐好转，但会反复发作。其病因病理是咽部慢性炎症使神经末梢病变，日久肌萎缩，会厌谷和一侧或两侧梨状隐窝加深，食物潴留。或在吞咽时会厌未能盖严喉口，食物进入气管；或梨状隐窝食物反流进入气管而引起呛咳。这样的患者经上消化道造影后会发现：钡剂在会厌谷、梨状隐窝的一侧或两侧有少量潴留，经多次吞咽后钡剂可以减少或完全咽下。追问病史，患者既往有慢性咽炎病史，病程较长且反复发作。

第十一节　混合性吞咽障碍

混合性吞咽障碍比较常见的有两种。一是真假混合性吞咽障碍，临床上同时具有真性和假性延髓麻痹的临床表现及体征。上消化道造影检查可以明确诊断。二是痉挛性（假性）和运动障碍性吞咽障碍。由上运动神经元损害的肌张力增强及肌力减弱，与锥体外系疾病致吞咽肌不自主运动和肌张力同时改变所致。神经系统检查及上消化道造影检查可以明确诊断。

第十二节　延髓麻痹的诊断标准与疗效判定标准

一、吞咽功能分级评定标准

4级：饮水进食功能正常。

3级：饮水有时呛咳，进食尚好。

2级：饮水经常呛咳（每次可饮三小勺水以内，每勺约2ml），进食缓慢。

1级：饮水困难（饮五小勺水有三次呛咳），需靠鼻饲流食为主。

0级：饮水进食功能丧失，完全依靠鼻饲流食。

二、吞咽功能临床疗效判定标准

痊愈：吞咽功能评定在三级以上。

显效：吞咽吞咽功能评定提高二级。

有效：吞咽功能评定提高一级。

无效：吞咽功能分级无改变。

三、言语功能分级评定标准

4级：吐字清晰，言语流利，音量正常，表达明白，交流能力完全。

3级：吐字欠清晰，言语欠流利，音量小，表达内容明白，交流能力较全。

2级：吐字不清晰，言语不流利，音量弱，表达内容较明白，交流能力不完全。

1级：吐字不清，言语断续，不清晰，表达内容不明白，交流能力丧失。

0级：不能发音，或完全不能辨认。

四、言语功能临床疗效评定标准

痊愈：言语功能评定在3级以上。

显效：言语功能评定提高两级。

有效：言语功能评定提高两级。

无效：言语功能分级无改变。

五、假性延髓麻痹（口腔吞咽期）的诊断标准

（1）吞咽障碍为轻者饮水有时或经常呛咳，张口困难，舌不能把食物送至咽部，靠仰卧位可以缓慢吞咽，重者完全不能吞咽。常伴有咀嚼困难。

（2）构音障碍为音调拖长、缓慢、顿挫。

（3）查体：喉结居中，不能活动或活动慢。咽反射弱，下颌反射亢进，掌颏反射阳性，叩唇反射阳性。

（4）脑部CT或MRI检查为桥脑以上两个或多发性病灶。

（5）常伴有强哭强笑。

六、真性延髓麻痹（咽腔吞咽期）的诊断标准

（1）吞咽障碍为轻者饮水有时或经常呛咳，进食成形食物时呛咳稍好。食物反流，吐泡沫样分泌物是其特点，重者完全不能吞咽。

（2）构音障碍为声音嘶哑，言语不清，重者失音。

（3）查体：大多数为一侧软腭不能上提，或偏向健侧，喉结偏向健侧，且不能活动或活动慢。一侧咽反射减弱或消失，掌颏反射阴性，叩唇反射阴性，下颌反射阴性。

（4）脑部CT或MRI检查病变部位在延髓。

第十三节　吞咽障碍的治疗

一、诊治吞咽障碍的临床思维

根据主诉及病史，对病变部位进行神经系统检查，其中上消化道造影、

喉镜检查为诊断吞咽障碍的金标准，能将吞咽病症可视化。

1.确立针刺治疗方案

（1）依据检查结果，确定吞咽障碍的定位诊断及定性诊断。

（2）根据诊断确立针刺处方，操作方法。

2.针刺治疗吞咽障碍的机制

（1）用脑部电场疗法可以恢复吞咽网络神经的可塑性，恢复吞咽功能。

（2）针刺吞咽神经分支时，颏舌肌、茎突舌肌（有廉泉、外金津玉液、卷舌穴）将咀嚼后的食团推向咽后部，咽上缩肌（有吞咽2穴）能缩小咽后壁使食团下降。针刺迷走神经分支可使茎突咽肌和咽中缩肌舒缩（有治呛、吞咽1穴），会厌反折，盖住喉口，食团进入咽腔。针刺另一分支，可使咽下缩肌、环咽肌、食管上括约肌（有发音、治反流穴）舒缩，食团进入食管。

（3）颈部吞咽肌群痉挛性瘫时，用快速捻转手法可使肌肉松弛，弛缓性瘫时用慢速捻转手法可使肌肉收缩，均有利于吞咽功能恢复。

二、延髓麻痹吞咽障碍的治疗

（一）口腔期（假性延髓麻痹）

治法：脑部电场疗法、电项针疗法。

处方：主穴　双侧足运感区、双侧运动区下1/3，双风池、双供血、双吞咽2、双提咽、双卷舌。

　　　　配穴　舌体活动不灵加舌中、舌尖、廉泉、外金津玉液，呛咳加治呛、双吞咽1，咀嚼不能加双侧下关、双侧颧髎，语言不清加双侧发音、双侧治反流，食物反流加双侧发音、双侧治反流，强哭强笑加情感区。

（二）咽腔期（真性延髓麻痹）

治法：脑部电场疗法、电项针疗法。

处方：主穴　双侧足运感区、双侧运动区下1/3，双风池、双供血、病侧吞咽2、病侧提咽、病侧卷舌。

　　　　配穴　伸舌偏移加病侧外金津或玉液，喉结偏移加病侧吞咽1，食物反流加病侧发音、病侧治反流，音哑加病侧发音、病侧增音。

（三）操作

选0.35×40mm毫针，针尖与头皮呈15°角快速刺入双侧足运感区、双侧运动区下1/3约1cm。假性延髓麻痹者再直刺双侧的风池、供血、吞咽2、提咽2cm，卷舌刺向舌根部约2cm。真性延髓麻痹者再直刺病侧的风池、供血、吞咽2、提咽2cm，卷舌刺向舌根部约2cm。假性延髓麻痹者用导线将双侧运动区下1/3处的针与同侧吞咽2的针连接，风池与供血连接。真性延髓麻痹者只将病侧运动区下1/3处的针与同侧的吞咽2的针连接，风池与供血连接。通电均用密波，留针30分钟。电流量以患者可耐受为宜。

上述针法结束后出针，再行颈部穴，假性针双侧穴位，真性只针病侧穴位。用0.35×60mm毫针，分别将针尖向廉泉穴舌根方向刺入3cm，外金津玉液穴向舌根方向刺入3cm，治呛穴针向前上方斜刺1.5~2cm，吞咽1穴沿皮向外刺0.5cm，发音穴针沿皮向外刺0.5cm，治反流穴针沿皮向内斜刺0.5cm，增音穴直刺0.5cm。上述穴刺入后均各捻转10秒后出针，最后再快速刺向舌中穴约0.2cm深后出针，反复刺5~6次后结束。

三、真假混合性延髓麻痹吞咽障碍的治疗

真、假性延髓麻痹同时治疗。

四、进行性延髓麻痹吞咽障碍的治疗

多数患者按双侧真性延髓麻痹治疗，少数患者按真假混合性延髓麻痹治疗。

五、环咽肌失弛缓症吞咽障碍的治疗

同假性延髓麻痹双侧治疗，同时进行导管球囊扩张术，无效者可行环咽肌切断术。

六、咽炎后吞咽障碍的治疗

同真性延髓麻痹治疗。

七、摄食障碍的治疗

按假性延髓麻痹治疗，同时加用头针认知区、情感区。

八、咽炎后吞咽障碍的治疗

同真性延髓麻痹治疗。

九、痉挛性与运动障碍性吞咽障碍的治疗

按假性延髓麻痹与帕金森病针药结合治疗。由于该病使吞咽的有关肌肉肌张力增高较重，因此吞咽功能不易恢复。

十、按语

（1）有意识障碍者，先下鼻饲胃管进流食，静脉输液，维持水盐代谢平衡，补充营养需要，待意识清醒后3日即可进行治疗。

（2）如因病重，半仰卧位有困难或危及病情者，可用仰卧位，先只针廉泉、外金津玉液、舌中、治呛、吞咽1穴，恢复吞咽功能。

（3）医生用食指、中指触及患者喉结，令做吞咽动作，如有喉结上下移动则疗效较好，不能上下移动则疗效差。

（4）真性延髓麻痹一般只发生于单侧，只针患侧穴，如针双侧穴反而会使喉结偏移加重。

（5）吞咽功能的测试一般都以饮水试验判定，饮10小勺水有2~3次呛咳，即可进半流食或成形食物。呛咳会减轻，因为水及流食流速快，吞咽反射完成得慢，出现时间差。很多患者能进食后饮水可能仍有呛咳。

（6）练习饮水，可选择有刺激性的饮料。临床实践证明，有利于吞咽反射形成。

（7）针刺治疗达到可以少量进食时，停针3日后进食会明显好转，因为针刺局部造成的肿胀减轻后吞咽会更顺利。

（8）针刺吞咽、发声、治反流穴时，防止误伤颈总动脉。取风池、供血穴时，要掌握一定的角度和深度，防止刺伤延髓椎动脉。

（9）长期插管会影响咽部肌肉上举和环咽肌的松弛，并影响由口腔迅速将食团移动到食管所需的动力，所以在必要时取出胃管有利于吞咽动作的完成。针刺时应针对环咽肌，使之运动。

（10）经治疗，插胃管时已能吞咽半流食时不要急于拔掉胃管，应在换新胃管时先试饮少量水，如呛咳较重可再下鼻饲胃管，再经过一段时间治疗，直至吞咽困难基本消失，再取消鼻饲。防止营养不足、体力下降、脱水。

（11）消瘦者，真性延髓麻痹约2个月后，长期进食少，梨状隐窝加大，更易发生环咽肌失弛缓症、咽憩室，临床上表现为食物反流。此时，静脉补

充氨基酸、葡萄糖、维生素C、脂肪乳、氯化钾等维持营养需要，有利于憩室病症好转，但疗程很长。

（12）伴有痴呆、木僵的患者，即使有不自主的吞咽动作，令其主动做吞咽动作时也不能配合，故疗效差。

（13）在吞咽障碍病位诊断不明确时，上消化道造影检查十分有价值，尤其是吞钡时的正位视频更清晰，必要时应选用。上消化道造影检查，一是看钡剂潴留部位和量，二是看钡剂通过咽部时会厌和环咽肌的状态。

（14）治疗本病新穴较多，均为高维滨教授依据咽喉部的神经解剖生理病理为基础，经临床反复验证后命名的，希望同道们继续探索创新。

第十四节　吞咽障碍的治疗机制探讨

神经系统活动的基本形式为反射。反射是在中枢神经系统的参与下，人体对作用于感受器的刺激所发出的有规律的应答性反应。神经系统对体内其他系统的调节作用是通过反射活动来实现的，人体的各种活动基本上是反射活动。反射活动的形态基础为反射弧。反射弧由感受器、传入神经元、中间神经元、传出神经元和效应器五部分组成。

正常情况下吞咽为将食物从口腔吞入胃内的反射性动作。其反射弧的传入神经为来自软腭、舌、会厌、咽后壁和食管处的感觉纤维，经舌咽和迷走神经入延髓内的孤束核，再由孤束核发出纤维至疑核和舌下神经核，传出纤维经舌咽、迷走和舌下神经到达舌、咽喉和食管上段的肌肉。这个反射动作需在大脑皮质的调节下完成。这里舌的伸缩活动是由颏舌肌和茎突舌肌完成的，由舌下神经支配。吞咽动作是由颏舌肌、茎突咽肌、咽上缩肌、咽中缩肌、咽下缩肌和环咽括约肌完成的，由迷走神经和舌咽神经支配。发音动作是由环甲肌完成的，由迷走神经支配。

延髓反射的传入神经元舌咽神经感觉纤维周围支直接接受舌后1/3、软腭、咽后壁、扁桃体区、喉门、外耳道后壁及乳突附近的普通感觉，即触觉、痛觉、温度觉。迷走神经感觉纤维直接接受外耳道底、颅后窝的普通感觉。

项针疗法主穴：风池的穴位解剖浅层布有枕动、静脉，深层有椎动、静脉；翳明穴浅层有耳后动、静脉，深层有颈内动、静脉和迷走神经；治呛、吞咽深层有迷走神经；廉泉穴内有舌动、静脉，舌下神经；外金津玉液布有舌下神经和舌神经。

项针疗法常用穴：风池、翳明、吞咽、治呛、发音、廉泉、外金津玉液、治反流等穴均在舌咽、迷走神经感觉纤维支配区内。针刺这些穴位，可以使针刺产生的兴奋通过传入神经元到达中间神经元（大脑皮质或延髓），中间神经元分析兴奋后综合发出冲动或增加传出冲动至效应器（肌肉），使效应器发生反应或反应加强，即恢复了大脑皮质对皮质脑干束的正常调节，或恢复了上下运动神经元的传出功能，或恢复了只需经延髓完成的反射弧的功能。实验治疗后诱发电位的改善即证明了这一原理。

被破坏了的神经反射弧新建立起来的过程，是病变的神经组织功能逐步恢复的过程。神经组织功能的恢复与病变部位的脑血液循环得到改善有关。实验治疗后脑血流动力学的改善又证明了这一原理。

现代神经病理学对脑梗死的研究发现，缺血中心区的脑组织缺血超过一定时间（一般为10~60钟）后就会坏死，现有的各种治疗似乎只能使梗死灶周围的功能丧失的脑组织，即缺血性半暗带的脑组织功能恢复，而绝不可能使已经坏死的脑组织复活。梗死发生后，梗死区的周围围绕着一个功能障碍区，介于脑梗死区和正常灌流区之间，此带血流量减低，干扰了神经元的功能及其伴随的电活动，其膜功能保存，离子梯度仍可存在，Atrop称之为半暗带，而缺血性半暗带是可逆的。局部神经元的低氧超极化（电衰竭）及相应的临床功能障碍是可逆的，而且这种可逆性具有时间限制，超过一定时间，就可能失去治疗时机。半暗带的持续时间以前认为是数小时，但新近发现也可持续数天、数月或更长。这些发现为脑梗死治疗增加了新的可能性。对脑缺血性半暗带的处理是治疗的关键。及时有效的治疗可使脑血流量、血氧供应和局部代谢得到改善，使神经元的功能得到恢复，从而使皮质电活动重新出现或在原有低水平的基础上升高。

针刺双侧风池、供血可以改善双侧的椎基底动脉和枕动脉的血液循环，针刺双侧翳明可以改善双侧颈内动脉和耳后动脉的血液循环。这已由脑血流动力学的实验所证实，同时，临床治疗中有一半以上的病患出现了后头部长新发、白发变黑发的现象，有1/3病患的老花眼明显减轻，均说明项针可以改善脑内及头皮的血液循环。

脑梗死所引起的吞咽及语言障碍除由缺血等病变直接破坏神经功能单位

所引起外，还与梗死灶周围的神经细胞功能受到抑制及抑制作用的泛化有关。针刺可直接改善脑组织缺血、缺氧等病理状态，使可逆性神经细胞复活，纠正和解除抑制性泛化，并使被抑制的神经细胞觉醒。此外，针刺也可能加强了皮质功能区之间的协调和代偿，使脑梗死前处于"闲置"状态的脑组织功能代偿。针刺刺激项部腧穴，通过头部这一容积导体的作用，将刺激的电效应变为生物电效应传到大脑皮质，再通过大脑皮质区之间的联系纤维作用于相应区域，从而使受抑制的脑神经元的低氧超极化状态改善，使可逆神经细胞复活或使休眠状态下的脑神经细胞觉醒，脑皮质功能区之间的联系、代偿功能加强，从而中枢神经系统传导过程得到改善，异常的诱发电位得以恢复，相应的临床症状亦好转。

　　总之，针刺治疗延髓麻痹的机制可能是多方面的，或是诸多因素综合作用的结果。针刺对延髓麻痹患者的微循环、血液流变、脑血流动力等均有明显调节作用。可见针刺治疗延髓麻痹的机制是非特异性的、多元性的。针刺可在多系统、多脏器、多层次水平上发挥作用，对机体的多种生理功能都具有调节作用。

第二十四章
并发吞咽障碍的少见病病例介绍

第一节　小脑后下动脉梗死

王某，男，53岁，2014年6月14日入院。

患者于2014年6月5日晨起自觉头晕，视物旋转，闭目消失，随即出现呕吐，某院CT诊断为小脑梗死。经住院静脉滴注脉通、维脑路通注射液不见好转，因吞咽困难而一直下鼻饲胃管。6月14日转来附院治疗。

查体：意识清楚，搀扶可以端坐椅子上，但不能下地行走。声音嘶哑，呃逆频作，右侧软腭、咽肌麻痹，咽反射消失。左面部痛觉、右侧肢体痛觉减退。右指鼻试验、跟膝胫试验阳性，左侧桡骨膜反射、膝腱反射活跃，右侧巴宾斯基反射阳性。

诊断：左小脑后下动脉梗死。

治疗：针刺及中、西药物常规治疗，静脉输液，下鼻饲胃管，项针治疗。

针刺处方：双侧风池、供血、治呛，右侧提咽、吞咽2、吞咽1、发音、治反流，头针小脑平衡区、晕听区。

操作：针刺平衡区、晕听区后，当即可以下地走路，但呈醉汉步态。项针治疗3日后，取出胃管，患者即能缓慢少量进食。6次后可自然进半流食，行走呈轻度醉汉步态。继续治疗20次后，吞咽困难消失，拄棍可以缓慢行走。

按语：小脑后下动脉是椎动脉最大的分支。其血液供应延髓背外侧和小脑底面后部。缺血后损伤延髓疑核、前庭神经核、绳状体和脊髓小脑后束及小脑，所以产生真性延髓麻痹和小脑体征。项针疗法可以改善椎动脉及小脑后下动脉血液循环，兴奋已麻痹的神经，使其功能得到恢复或改善。

第二节　进行性核上性麻痹

高某，男，58岁，2012年3月2日就诊。

2年前开始视力减退，言语不流利，头向左斜，经某院诊断为脑动脉硬化，治疗无效，后走路不稳，智力减退，流涎，不注重衣着整洁。渐渐又出现两眼活动不灵，向前下凝视，发音不清，饮水反呛，进食呛咳，头颈部肌张力高。赴京经某三甲医院诊断为进行性核上性麻痹（项部张力障碍性痴呆综合征、垂直凝视和假性髓麻痹综合征）。经西药治疗无效，转中医治疗也无效。近日看报纸报道项针治疗延髓麻痹，特来求诊。

查体：主要体征同上。患者需两人扶持走路，向左斜颈，发音不清，流涎，软腭抬举不良，咽反射弱，双上肢肌张力增高，桡骨膜反射双侧活跃，膝腱反射双侧活跃，巴宾斯基反射双侧阳性，罗索里莫反射双侧阳性。

诊断：进行性核上性麻痹。

治疗：针刺治疗。

处方1：双风池、翳明、供血、吞咽1、治呛、发音、外金津玉液，廉泉、舌中。

处方2：双侧头针舞蹈震颤区、运动区。

操作：同前。

经治疗5次后，饮水反呛、进食呛咳明显好转，情绪比以前稳定，走路也较前平稳；经15次治疗后吞咽困难消失，语言较清楚，斜颈有缓解；经30次治疗后病情基本稳定。

第三节　重症肌无力

郝某，女，48岁，2014年8月5日就诊。

自2月5日开始，患者说话时间较长则声音嘶哑，发音不清，带鼻音。之后逐渐不能顺利吞咽，发音不清，声音低弱。经南京某医院查新斯的明试验阳性，诊断为重症肌无力。用溴吡斯的明、地塞米松治疗2个月无显效，后经人介绍来附院治疗。

查体：眼裂对称，眼球活动自如，瞳孔对光反射存在，额纹对称，睫毛征阴性，鼻唇沟对称，示齿正常。软腭抬举差，伸舌居中，无肌萎缩、肌纤颤。咽反射弱，吐字不清。新斯的明试验阳性。

诊断：重症肌无力，咽喉型。

治疗：针刺。

处方：双风池、供血、吞咽1、吞咽2、发音及外金津玉液、廉泉、舌中。

操作：双风池、供血、翳明穴留针30分钟，每间歇10分钟行针1次，每次1~2分钟。廉泉、外金津玉液、发音、吞咽、舌中穴进针后行捻转手法，局部产生热、胀感后即出针。

治疗1次，当即声音较前大，吐字较清楚。治疗6次后吞咽食物顺利，声音清晰，患者自觉症状消失。巩固治疗10次后出院。

按语：重症肌无力是一种神经–肌肉接头传递功能障碍的慢性病。主要特征为受累横纹肌易于疲劳，经休息或给予抗胆碱酯酶药物后可有一定程度的恢复。针刺治疗即刻效应显著，配合中药有良效。

第四节　多发性硬化

周某，女，33岁，2012年3月28日入院。

患者2年前曾因走路不稳，双眼睑轻度下垂，言语呈鼻音，饮水反呛，于某院诊断为多发性硬化，用激素治疗1月余，好转出院。近日症状复发而来附院求治。

查体：意识清楚，言语不清，有鼻音，双眼睑轻度下垂，眼球呈水平性震颤，视物发花，软腭活动弱，咽反射减弱。左指鼻试验阳性，左跟膝胫试验阳性，双下肢轻瘫试验阳性，双膝腱反射活跃，巴宾斯基反射左侧阳性，右侧强阳性，掌颏反射双侧阳性，噘嘴反射阳性，下颌反射亢进。

诊断：多发性硬化、假性延髓麻痹。

治疗：针刺。

处方1：双风池、翳明、供血，吞咽1、吞咽2、发音、治呛及廉泉、外金津玉液、舌中。

处方2：双侧头针运动区、小脑平衡区。

操作：同前。

治疗3次后，吞咽困难消失。10次后双眼睑下垂、眼震均减轻。语言鼻音明显减轻。视物较以前清晰，软腭活动、咽反射正常。左指鼻试验、跟膝胫试验弱阳性，双膝腱反射稍活跃，噘嘴反射弱阳性，掌颏反射双侧阳性，下颌反射阳性。继续治疗1月余，症状进一步好转，患者要求出院。

按语：多发性硬化是以中枢神经系统的多发病灶和缓解、复发交替为特征的脱髓鞘病变。一般认为是在环境和遗传的影响下出现自身免疫障碍而发病。病毒感染在发病过程中可能起一定作用。本病在我国有增多趋势。西医多用免疫抑制或免疫调节药物治疗。针刺的疗效是肯定的，其机制尚待探讨。

第五节　慢性多发性硬化

张某，女，36岁，2013年5月6日入院。

患者8年前做饭时自觉左脚麻木无力而上床休息，渐渐由脚及腿，左下肢及右下肢也麻木无力。小便频数，经常控制不住。走路需搀扶，吞咽困难，饮水反呛，言语顿挫。诊断为多发性硬化。治疗3月余稍缓解，次年又加重而到北京某医院就诊，也诊断为多发性硬化，治疗1个月后稍缓解而出院。之后再无明显好转，常因吞咽困难、遗尿而陷入苦恼中，近日来求治。

查体：患者体胖面白，表情苦闷，语言讷吃，易哭，软腭运动弱，咽反射弱，双上肢肌力4级、肌张力稍高，双下肢肌力4级、肌张力稍高，四肢腱反射活跃。罗索里莫反射双侧阳性，巴宾斯基反射双侧阳性，双侧指鼻试验、跟膝胫试验差，掌颏反射双侧阳性，噘嘴反射阳性，下颌反射亢进。

诊断：慢性多发性硬化、假性延髓麻痹、中枢性尿失禁。

治疗：针刺。

处方1：双风池、翳明、供血、外金津玉液、吞咽1、肾俞、会阳及廉泉、舌中、治呛。

处方2：双侧头针运动区、小脑平衡区、足运感区。

操作：同前。

治疗1周后，吞咽困难消失。2周后小便白天完全可以控制，下地走路较前有力。治疗2个月后，夜间尿床基本消失，走路仍双腿发硬，但可以缓慢行走。患者及家属非常满意，认为8年来从未有过这种好转状态。

按语：本病病程长，症状复杂，针刺治疗获得显效足以证明针刺确有扶正固本（调整机体免疫力）作用。

第六节　鼻咽癌放疗后脑软化

邹某，男，47岁，2014年6月3日入院。

患者1年前患鼻咽癌，经某肿瘤医院放疗、化疗后，癌肿消失，但渐渐出现眩晕、声音嘶哑、饮水反呛、走路不稳等症状。脑部CT见双侧大脑颞部低密度区。经西药治疗无效，后来附院求治。

查体：站立不稳，走路左右摇晃，语言含糊，但可听清内容。言语中有顿挫且有唾液喷出。左侧鼻唇沟略浅，软腭抬举差，咽反射减弱，掌颏反射双侧强阳性，噘嘴反射阳性，下颌反射亢进，指鼻试验、跟膝胫试验阴性。

诊断：鼻咽癌放疗后脑软化、假性延髓麻痹。

治疗：针刺。

处方1：双风池、翳明、供血、外金津玉液及廉泉、舌中、治呛。

处方2：双侧头针晕听区、运动区下2/5。

操作：同前。

进行2次项针治疗后即感吞咽困难明显好转，少量缓慢饮水未呛。经3天6次治疗后，吞咽困难完全消失，语言较前流利，喷唾液现象消失，眩晕症状明显好转，可以自己缓慢走路。继续治疗46天，语言尚欠流利，走路缓慢，其余症状基本治愈，自行出院。

按语：针刺治疗放疗后脑软化获得显效甚至痊愈，说明项针疗法可以改善脑的血液循环，同时说明脑组织有再生能力或代偿能力。

第七节　急性一氧化碳中毒

韩某，女，65岁，2013年12月7日就诊。

患者夜间煤气（CO）中毒后昏迷。次日被家人救起，急送某院高压氧舱治疗。清醒1周后渐渐出现发音含糊，饮水呛咳，进食困难。静脉滴注，下鼻饲胃管已2周。

查体：表情呆板，面容消瘦，面色灰暗，眼球活动尚好，伸舌不全、缓慢，软腭抬举差，咽反射减弱，掌颏反射双侧阳性，噘嘴反射阳性，下颌反射亢进。

诊断：急性一氧化碳中毒、假性延髓麻痹。

治疗：针刺。

处方1：双风池、供血、翳明、外金津玉液及廉泉、舌中、治呛。

处方2：双侧头针运动区、情感区。

操作：同前。

经治疗6次后发音含糊、饮水呛咳明显好转，拔出鼻饲胃管后可以缓慢进半流食。继续治疗10次后，吞咽困难完全消失，语言尚有不清，表情呆板也明显好转。治疗1个月后，诸症消失，痊愈出院。

第八节　脊柱相关性吞咽困难

倪某，女，51岁，2013年10月12日就诊。

患者近1个月来经常进食、饮水时呛咳。1年前曾患过声音嘶哑，经检查未见脑部疾病，按构音障碍治疗后好转。近2年来颈部疼痛，经常有落枕的感觉。

查体：BP 110/70mmHg，心电图检查正常，头部CT未见异常，五官科检查未见异常。放射线检查示颈椎序列良好，颈3、4、5、6椎体前缘增生，脊髓囊受压变形，脊髓略受压，信号无异常。

诊断：脊柱相关性吞咽困难。

治疗：夹脊电针疗法。

处方：颈3、4、5夹脊。

操作：将3对导线正负极连接3对夹脊穴，选用疏波，使颈部肌肉跳动，电流量以患者能耐受为度，每次30分钟，每日1次，6次后休息1日。经治疗1次，饮水呛咳减轻；经治疗1周后，症状消失。

按语：颈椎的前方是咽和食管，两者紧贴。食管起始处平对第6颈椎。由于负重大，活动多，第6颈椎最易退变老化，发生骨质增生。一般来说，颈椎后部的骨质增生因邻近脊髓、神经和血管，可引起手臂无力、疼痛、麻木和头昏、眼花、耳鸣等症状，而椎体前方增生的骨赘不会引起食管明显症状。但是，如果椎体骨质增生速度过快，骨赘过大，前方组织便难以很快适应；而第6颈椎前方一段食管比较狭窄，受到压迫，诱发周围炎症、水肿，便会加重狭窄，出现吞咽困难症状。吞咽困难与颈部体位有一定关系。抬头时，颈椎处于伸直位，食管拉紧，骨赘顶住其后壁，症状加重。此外，还可伴有恶心呕吐、声音嘶哑、头后仰时呼吸困难等症状。有时可能伴有脊髓、神经根及椎动脉受压症状。

第九节　功能性吞咽障碍

华某，女，32岁，2012年4月20日就诊。

患者1年来进食中常常出现呛咳，严重时呛得满面通红，并有短暂的意识不清，3~5分钟后恢复，因而每次进食时非常紧张。经某医院检查，未见器质性病变，无相应治疗方法。后于附院治疗。

查体：体态自如，表情自然，五官端正，语言正常，软腭抬举正常，咽反射存在，四肢腱反射对称，病理反射未引出。

诊断：功能性吞咽障碍。

治疗：针刺。

处方：双侧翳明、风池、供血、外金津玉液及廉泉、舌中、治呛。

操作：同前。

经1次治疗后，自觉咽喉部非常舒服，当日午餐、晚餐和次日早餐均进食吞咽非常顺利。经4次治疗均未发生呛水呛食现象，患者满意。

第十节　家族性遗传性吞咽障碍

王某，女，65岁，2011年10月20日就诊。

患者自55岁左右开始出现饮水呛咳，以后逐渐加重，进食稀粥也呛咳，咽喉部有噎塞感。近2年来每次进食都呛咳，每次进食需30分钟以上。其母在55岁左右时也患有同样疾患，2个姐姐、1个哥哥均在55~56岁开始患有同样疾病。

查体：面容消瘦，伸舌居中灵活，软腭抬举正常，咽反射减弱，余无著征。

诊断：家族性遗传性吞咽障碍。

治疗：针刺。

处方：双风池、供血、翳明、吞咽1、治反流及治呛、廉泉。

操作：同前。

经1次治疗后当即饮水4口未呛，回家后进食也未出现呛咳。连续治疗1周后，停针观察，未见复发。

第十一节　睡眠相关性吞咽障碍

于某，男，53岁，2012年11月18日就诊。

3年来，经常在入睡10分钟左右出现呛咳、呼吸困难而惊醒，当时心慌，气喘。一般仰卧位时易犯，有时白天打盹时也会出现呛咳而惊醒。晚饭进食较多，过度劳累后，晚间也易犯病。开始患病时10余天发作1次，近半年来经常发作。

查体：BP 120/80mmHg，心电图检查正常，五官科检查无异常。

诊断：睡眠相关性吞咽障碍。

治疗：针刺。

处方1：双风池、翳明、供血、外金津玉液及廉泉、治呛。

处方2：双侧运动区。

操作：同前。

经治疗1次，当晚稍有呛咳即醒，没有引起明显发作。继续治疗，从第2日起连续6日未发作。停针观察未再发作。

第十二节　咽炎后吞咽障碍

李某，女，70岁，2021年8月2日就诊。

患者20年前患急性咽炎，治疗不当转为慢性咽炎，经常出现饮水、进食中呛咳，有时还出现食物反流，咳嗽严重时需住院按气管炎治疗。经常发病，延续至今。

查体：咽部及神经系统检查未见异常，上消化道造影示会厌谷及右侧梨状隐窝有少量钡剂潴留。

诊断：咽炎后吞咽障碍。

治疗：针刺

处方1：双风池、供血、吞咽2、提咽、廉泉、外金津玉液、治呛、右吞咽1、发音、治反流。

处方2：双侧运动区。

操作：同前。同时告诉患者饮水进食时头部稍向右侧倾斜。

按语：下午患者电话诉午饭时顺流，未有呛咳。3周后复诊未有复发。

第二十五章
延髓麻痹患者的护理与康复

延髓麻痹患者的康复与护理是关系到预后的重要环节，需长期认真地进行。

一、防止吞咽吸入

卒中患者白天尽可能抬高床头30°，进食时则为90°。鼓励患者经常咳嗽与深呼吸。饮水不要用吸管。在为患者喂食或进液时，要注意观察，一旦疑有吸入，即应用床边吸引器将口内与咽部食物吸出。

二、治疗性进食

在考虑治疗性进食时，应明确治疗对象的病因、吞咽障碍的程度和意识清醒水平，以确定是否适宜进行治疗性进食。患者具有张口、吸吮、咀嚼能力，能够随意始发吞咽动作，一般是吞咽障碍的治疗适应证。随意吞咽较差，但易兴奋，也是治疗的适应证。吞咽启动延迟、兴奋性降低、随意吞咽能力降低的患者，治疗效果一般不理想，而且有较大的误吸危险。一些患者的健康状况良好，训练时不易出现误吸，可以耐受。有慢性呼吸系统疾病、肺炎或健康状况不佳的患者则不能耐受。同时要注意患者的清醒状态，理想的状态是意识清醒，至少表现出中度的注意力集中，对环境能够理解，对听觉、视觉刺激和简单指令可做出正确反应。

（一）体位

正确的进食体位是气道保护最重要的因素之一。

采用仰卧位，颈部前屈，稍向前倾约30°（图25-1），咽门变窄，气管在上，食管在下，食物容易进入食管。也有学者认为这一体位可使会厌部分关闭气道。更重要的是由于重力作用，食团保持在口中部和前部，防止在吞咽启动前滑入咽腔。如果患者吞咽延迟，头前倾，可使口腔容积扩大，食团保持于口内，等待延迟的吞咽反射触发。如果颈部伸展时咽部和气管成直线，呼吸道张开，容易引起误咽（图25-2）。颈部前屈时咽部和气管间有一定角度，不易误咽。此外，前颈肌肉放松有助于吞咽。

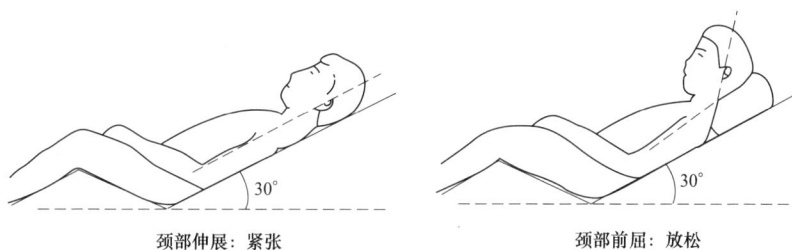

颈部伸展：紧张　　　　　　　　　　　颈部前屈：放松

图25-1　30°仰卧位头部前倾姿势

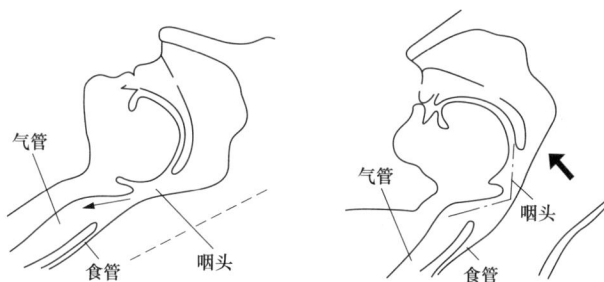

气管　　　　　　　　　　　气管

食管　　咽头　　　　　　食管　　咽头

图25-2　头部不同姿势食管状态

如果舌功能障碍，头后仰，可促进舌的传送。一侧咽麻痹，头转向患侧，可关闭患侧梨状隐窝，将食团运送到健侧咽。如果一侧舌麻痹、咽麻痹，头倾向健侧，使食物位于健侧口腔。

健康一侧在下、麻痹一侧在上的半仰卧位，可在重力作用下使食物落至运动正常的健康一侧，使吞咽顺畅。

（二）食物的选择

过黏的食物易粘在后咽部，易掉渣的食物易引起呛咳，流食、液体因不易控制而自行流动，易引起呛咳，最忌将液体和固体食物一同吞下。一般以能形成食团者为好。吞咽障碍者的食物首先应易于口腔内移送和吞咽，不易误咽。

柔软，密度及性状均一，有适当黏度，不易松散，通过口腔和咽部时容易变形，不易粘在黏膜上。选择满足以上条件的材料烹调加工，烹调时用粟粉、淀粉等适当勾芡，使食物容易形成食块。

干硬、难嚼或容易粘在黏膜上的食物难以形成食块，不易移送，难以吞食。太滑的食物有窒息危险。不同性状混合的食物不仅难以形成食块，液体部分还会先流入咽部，极易导致误咽。

对于轻度障碍，只要对普通食谱稍做调整就能使食物容易摄取，可用榨汁机、擦板等加工，做成柔软、易嚼、易移送的食物。食物太干时，可加汤汁或勾芡。即使轻度障碍患者，水过多也容易引起噎呛或误咽，可用勾芡的办法来解决这一问题。

（三）进食方法

开始时，应食用容易吞咽的食物（如菜泥、蛋羹等）。这些食物易于口内控制。患者将注意力全部集中于吞咽，而不是咀嚼或吸吮。当治疗师怀疑吞咽的协调性时，可使用冰条。如果出现误吸，患者一般能够耐受少量水。使用常用的金属勺给患者喂食，每次进食量为1/2勺。在给予食物时，应注意执行下列步骤，以刺激反射性吞咽（如果患者能够随意启动吞咽，前3项则不必做）。

（1）让患者注视、嗅闻食物，刺激大脑高级中枢，让患者想着"吞咽"，想着食物放入口中发生的一系列动作。目的是使患者想吞咽。

（2）将勺子置于舌的中后部，要求患者把勺子推出。这需要舌骨肌的参与。咽部吞咽时舌骨肌首先被激活。

（3）将勺把抬起，把食物倒在患者舌上时，向下推，稍向后，抵抗舌的伸出（给予的阻力应与伸出的力量相同）。

（4）如果两三秒后没有激发起吞咽反射，可把勺子向外移，唇闭合把食物从勺子里扒出来。这时鼓励患者把注意力集中在食团的位置，把食团向后送，放于吞咽准备位置。

（5）给患者充分的时间（30~60分钟）处理食团。食团可刺激唾液分泌，有助于启动吞咽。如果吞咽成功或食物从口中流出，可重复上述步骤；如果出现呛咳，气道保护尚好，可再次尝试。也可过一段时间再进行尝试，根据具体情况作出判断。成功的吞咽是口腔进食最基本的条件，没有一致、可靠的吞咽动作，患者便不能掌握更复杂的进食技巧。

（四）咀嚼

人类的咀嚼是唇、颌、面颊、舌等肌肉的协同运动。在搅拌食物的同时伴有唾液分泌，这些液体增加了口腔控制的难度。即使患者有咀嚼力量，并不意味着可食需咀嚼的食物。如果一侧咀嚼明显无力，应使用健侧。治疗师把咀嚼的食物用压舌板或手指置于下磨牙上。对于脑性瘫痪的患者，进食增加了舌的一侧运动，从而减少了舌外伸，促进了咀嚼。

观察患者口中食物是否保持在恰当位置，汁液和增多的唾液是如何处理的。当食物已被咀嚼，将注意力由"咀嚼"转向"吞咽"。在患者操纵食团于吞咽位置时，某些咀嚼动作仍在继续。某些情况下，在注意力主动转移之前，吞咽会自动发生。直到咀嚼和吞咽完成后（触摸到喉上抬动作），才能再给少量食物。如果患者能够咀嚼一定质地的食物，则鼓励其咬食物，并将食物由切牙传送到磨牙。逐渐增加食物量，强调无力肌群的参与。

（五）饮水

控制和吞咽液体是吞咽障碍最突出的问题。液体易在吞咽开始前从口内流出或进入咽和气道。在某些情况下，即使患者表现出恰当的口腔控制，但在咽腔吞咽时，气道保护功能障碍也会限制水的摄入。在饮水治疗时，用1~2ml水，如果在正确体位时液体不断从口中流出，头可抬至水平位，防止向后仰。使用茶杯时，要把水倒满。如果水不足半杯，患者就会头向后仰饮水，这种姿势会增加误吸的风险。将茶杯的边缘靠近患者的下唇，避免将水倒入口中，鼓励患者饮一小口水。如果饮小口水不可能，可将少量水沿着下齿前部倒入口腔。使用吸管需要口面肌群的适当功能，以及在口中产生不同的压力。开始时，使用短粗吸管，患者较易控制。开始阶段应饮少量水。牛奶和奶制品易与黏膜分泌物黏着，形成黏液。在正常情况下，一顿饭中要吃各种食物，可防止黏液堆积。吞咽障碍的患者避免单独食用奶制品。

三、呛咳的处理

呛咳是吞咽障碍的最基本特征。出现呛咳时，患者应腰、颈弯曲，身体前倾，下颌抵向前胸。当咳嗽清洁气道时，这种体位可防止残渣再次侵入气道。如果食物残渣卡在喉部，危及呼吸，患者应再次弯腰低头。治疗师在其肩胛骨之间快速连续拍击，使残渣移出。还可采取Heimlich操作法，站在患者背后，将手臂绕过胸廓下，双手指交叉，对横膈施加一个向上猛拉的力量，由此产生的一股气流经过会厌，可"吹"出阻塞物。

治疗师根据患者吞咽功能的改善，规律性地增加食量，并记录患者每次摄食量，进食所用时间，咳嗽、喷食和其他症状。逐步增加食物种类，如泥状食物，不同温度、不同口味的液体。如果患者对这些治疗都能耐受，可以进软食，如面包、质地较软的蔬菜，同时注意观察患者情况。在决定拔除鼻饲管前，应咨询营养师，保证恰当的营养。

四、咽部残留食块去除法

吞咽运动无力时，食块常常不能一次吞下，残留在口腔和咽部。吞咽后能听到咕噜咕噜的声音，出声有湿性嘶哑时，可怀疑有食块、唾液、痰残留在咽部。有时患者自己会叙述残留感，但有时因感觉低下等原因，患者往往自我感觉不到。

这种情况下可以用以下方法去除残留物。在此之前，最好先用造影检查，确认哪种方法有效，并事先练习。

1. **空吞咽、数次吞咽**　空吞咽指口中无食物时吞咽唾液；数次吞咽指吞入食物后多次进行空吞咽，通过数次吞咽去除咽部、食管的残留物。

2. **交替吞咽**　让患者交替吞咽固体食物和流食。在极少量（1~2ml）水或茶水的刺激下能引发吞咽。

3. **点头式吞咽**　颈部后屈时会厌谷变窄，可挤出残留物，接着，向反方向边做点头动作边吞咽，可去除残留物。

4. **侧方吞咽**　转动或倾斜颈部，会使同侧的梨状隐窝变窄，挤出残留物。同时，另一侧的梨状隐窝变浅，咽部产生高效的蠕动式运动，可去除残留物（图25-3）。

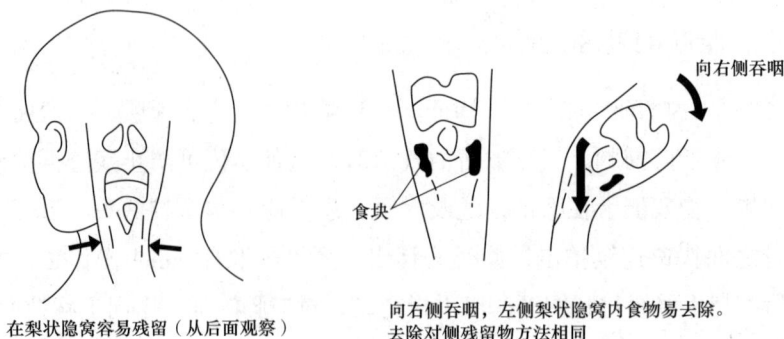

在梨状隐窝容易残留（从后面观察）

食块

向右侧吞咽

向右侧吞咽，左侧梨状隐窝内食物易去除。去除对侧残留物方法相同

图25-3　侧方吞咽

五、环咽肌失弛缓症的训练

1. 颈部前突法　稍稍抬高下巴，颈部前突进行吞咽。此时，梨状隐窝和食管入口处自动扩张，对环咽肌失弛缓症的患者有效。此法亦可用于环咽肌切断术后的患者。

2. 一侧吞咽法　即咽部一侧麻痹，难以扩张，食物通过障碍时使用的方法。在患者偏瘫侧，肩部以枕垫高，颈部朝向同侧吞咽时，麻痹一侧的咽部变窄，正常一侧的咽部扩张，食物容易通过正常一侧。

六、鼻饲

在脑卒中患者有球麻痹，经试验性进食仍不能维持所需热量和水量时应用。在鼻饲管内注入少量液状物，完毕后将头抬高30°，保持2小时。每次注入食物时要确定管在胃内，以免发生吸入。拔管时要先打点气，以免管头食渣于抽出时落入气管。

鼻饲膳食可选用下列方案。

1. 方案1

（1）混合奶：鲜奶500ml，蛋黄1个，白糖15g，植物油12g，盐1g。大约每毫升产生1kcal热量。

（2）混合粉：面粉50g，豆粉5g，食油5g，合之炒黄，如有腹泻可炒焦，有收敛作用。大约每克产生5kcal热量。

（3）米汤：大米或小米煮汤。

（4）菜汤：各种蔬菜切碎，加盐适量煮汤。

如患者体重60kg，每日补2000kcal热量。予混合奶300ml，米汤50ml，菜汤50ml，混合粉20g。合之可产生400kcal热量，每日5次，补充患者每日所需热量。

2. 方案2　鸡蛋4个，奶粉100g，砂糖200g，鲜牛奶加至1000ml。调成流质，适量加盐煮沸后用等量米汤稀释。这种流食每1000ml含热量2200kcal。可满足一般患者的一日需要量，如再加入多种维生素，可长期服用，不会发生营养障碍。

3. 方案3　卧床患者口服膳食：大米粥每100g产生353kcal热量，鸡蛋每

100g产生180kcal热量，可满足一般患者的1日需要量，如再加入多种维生素，可长期服用，不会发生营养障碍。食物中适量加盐，如腹泻、消化不良可用米汤代肉汤。总入量配成800~1200ml，分4次给予。中间给予水、果汁，液体总量在2500~3000ml，有发热应增加水量。

主要参考书目

［1］上海第一医学院华山医院. 实用神经病学［M］. 上海：上海科学技术出版社，1978.

［2］胥少汀，郭世绂. 脊髓损伤基础与临床［M］. 北京：人民卫生出版社，1993.

［3］张兆发，庄鼎. 电针基础与临床［M］. 北京：中国科学技术出版社，1993.

［4］赵钛. 现代偏瘫治疗学［M］. 北京：人民军医出版社，1996.

［5］章中春，周武强. 人体断面解剖学［M］. 南昌：江西科学技术出版社，1997.

［6］王洪忠，许建鹏. 实用中西医结合偏瘫康复学［M］. 北京：中国医药科技出版社，1997.

［7］董厚吉，马云涛. 科学性针刺疗法［M］. 北京：中国医药科技出版社，2000.

［8］杨群，张震宇，于钟毓. 周围神经损伤的电刺激疗法［J］. 现代康复，2000（11）：1613-1615.

［9］徐恩多. 局部解剖学［M］. 4版. 北京：人民卫生出版社，2000.

［10］张长江. 脊柱相关疾病［M］. 北京：人民卫生出版社，1998.

［11］赵性泉，张婧. 脑卒中后吞咽障碍的诊断与治疗［M］. 北京：科学技术文献出版社，2011.

［12］窦祖林. 吞咽障碍评估与治疗［M］. 北京：人民卫生出版社，2017.

［13］伊国胜，魏熙乐，邓斌，等. 神经系统电场调节的理论与分析［M］. 北京：科学出版社，2020.

［14］李忠仁. 实验针灸学［M］. 北京：科学出版社，2003.